专科技能培训教程

妇产科学分册

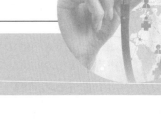

总 主 编　陈　翔　吴　静　陈俊香

主　　编　张　瑜　姚若进　施晓波

副 主 编　胡　蓉　米春梅　邓娅莉　肖斌梅　李玉梅

编者名单（按姓氏笔画排序）

王　前	邓娅莉	田　焱	史达尊	朱　欣	米春梅
江　春	李玉梅	李瑞珍	杨文青	肖松舒	肖斌梅
沈利聪	张　春	张　瑜	张志凌	单年春	胡　蓉
胡　芸	俞亚平	施晓波	姚若进	高　舟	康亚男
彭　梅	裴琛琳	戴芙蓉	蹇文艳		

人民卫生出版社

·北　京·

图书在版编目（CIP）数据

专科技能培训教程．妇产科学分册 / 张瑜，姚若进，施晓波主编 . —北京：人民卫生出版社，2022.11
ISBN 978-7-117-33918-6

Ⅰ.①专… Ⅱ.①张…②姚…③施… Ⅲ.①妇产科学 —技术培训 —教材 Ⅳ.①R

中国版本图书馆 CIP 数据核字（2022）第 201783 号

人卫智网	www.ipmph.com	医学教育、学术、考试、健康，购书智慧智能综合服务平台
人卫官网	www.pmph.com	人卫官方资讯发布平台

专科技能培训教程
妇产科学分册
Zhuanke Jineng Peixun Jiaocheng
Fuchankexue Fence

主　　编：张　瑜　姚若进　施晓波
出版发行：人民卫生出版社（中继线 010-59780011）
地　　址：北京市朝阳区潘家园南里 19 号
邮　　编：100021
E - mail：pmph @ pmph.com
购书热线：010-59787592　010-59787584　010-65264830
印　　刷：廊坊一二〇六印刷厂
经　　销：新华书店
开　　本：787 × 1092　1/16　　印张：15
字　　数：365 千字
版　　次：2022 年 11 月第 1 版
印　　次：2023 年 1 月第 1 次印刷
标准书号：ISBN 978-7-117-33918-6
定　　价：69.00 元

打击盗版举报电话：010-59787491　E-mail：WQ @ pmph.com
质量问题联系电话：010-59787234　E-mail：zhiliang @ pmph.com
数字融合服务电话：4001118166　E-mail：zengzhi @ pmph.com

丛书前言

2020年国务院办公厅《关于加快医学教育创新发展的指导意见》明确提出要"深化住院医师培训和继续医学教育改革"。临床医师在完成住院医师规范化培训后,需要进一步完成专科医师规范化培训,才能成为具有独立从事某一专科临床医疗工作的专科医师。而专科技能作为临床实践能力的一个环节,在专科医师规范化培训及医护人员的继续医学教育中尤为重要。

中南大学湘雅医学院是一所久负盛名的老校,创办于1914年,是我国第一所中外合办的医学院,具备医学本科生、研究生、进修生、住院医师规范化培训等完整的学位教育和继续教育教学体系。中南大学湘雅医学院素来治学严谨,坚持把培养具有扎实的临床实践能力和高尚的职业精神作为教学的根本任务;各附属医院历来重视住院医师规范化培训,尤其在专科医师规范化培训上投入了大量的人力和物力,培养了一大批专科高端人才,积累了丰富的专科培训经验。

目前尚无一套涵盖临床医学各专科的专科技能培训教材,为了更好地帮助医护人员提高专科技能操作水平,中南大学湘雅医学院召集各附属医院的临床专科教师,讨论需要撰写的专科技能培训项目和内容,编写了这套《专科技能培训教程》系列教材。

《专科技能培训教程》系列教材涵盖范围广、系统性强,综合了各专科的临床技能培训内容。丛书包括临床各专科和护理共12分册,是一套系统的临床专科技能培训教材。内容不但包括常见的各专科技能操作的规范流程、评估标准及操作易犯错误分析,还列出了目前常用的训练方法和相关知识测试题。每一个分册均附有操作视频等数字化资源,生动直观地将专科技能操作全方位多角度展示给学员,更增加了学员身临其境的感受。

本丛书汇聚了湘雅医学院各附属医院临床专家的智慧,紧跟各专科新技术的前沿,对提高各专科医师的专业技能水平有很大的帮助。适用于住院医师及专科医师规范化培训,亦可以用作高等医学院校的专科技能教学的指导用书。

本套丛书由于首次编写,难免有遗漏或错误之处,敬请读者及同仁不吝赐教,予以斧正,以资完善。

陈　翔　吴　静　陈俊香

2021年10月

前　言

　　妇产科学是一门临床主干学科,专门研究女性生殖系统的生理、病理变化及生育调控的一门学科,涵盖了产科、妇科和生殖医学的范畴。由于妇产科医疗涉及对象的特殊性,许多技能操作不能在直视下进行。因此,临床医生在实践前的临床技能培训尤为重要。

　　《专科技能培训教程　妇产科学分册》是《专科技能培训教程》系列教材中的一册,本书汇集了妇产科专科医师需掌握的临床技能,从专科技能概述、规范操作流程、常见操作错误分析、相关知识测试题等方面,详细介绍了妇产科各专科技能的操作技术及相关内容,对提高妇产科临床医师的专科技能水平有很大的帮助。

　　本书的编委来自中南大学湘雅医学院各附属医院的妇产科临床专家,具有丰富的临床经验及专科医生规范化培训经验。本书紧扣妇产科临床诊疗需求,根据学科发展规律及专科人才培养规律,共同讨论设置了妇产科专科医生培训目录及内容,涵盖面广,系统性强,图文并茂,并结合数字资源,多视角地阐明专科实践技能。本书适用于妇产科住院医师及专科医师的规范化培训,亦可用作高等医学院校的妇产科技能教学的指导用书。

　　本书由于首次编写,难免有遗漏或错误之处,殷切希望读者及妇产科同道们给予指正,以期改进。

张　瑜　姚若进　施晓波
2022 年 10 月

目 录

第一部分　妇科专科技能操作

第二部分　产科专科技能操作

第三部分　生殖医学专科技能操作

第一部分　妇科专科技能操作

第一章

子宫手术

第一节　子宫肌瘤剔除术（经腹／腹腔镜）

一、概述

子宫肌瘤剔除术是指通过手术切除子宫平滑肌瘤，保留子宫。根据肌瘤部位、大小，手术途径分为经阴道、经宫腔镜、经腹及腹腔镜。腹腔镜下手术可采用辅助小切口或机器人辅助腹腔镜等多种方式。本章节仅叙述经腹子宫肌瘤剔除术及腹腔镜下子宫肌瘤剔除术。

二、子宫肌瘤剔除术操作规范流程

（一）适应证

1. 子宫肌瘤合并月经过多或异常子宫出血，甚至导致贫血。
2. 子宫肌瘤压迫泌尿系统、消化系统、神经系统等出现相关症状，经药物治疗无效。
3. 子宫肌瘤合并不孕。
4. 与既往产科并发症相关的子宫肌瘤。
5. 子宫动脉栓塞术后坏死性平滑肌瘤合并临床症状。

（二）禁忌证

1. 严重内外科疾病或其他不能耐受麻醉及手术者。
2. 生殖道感染急性期。
3. 膈疝、脐疝、腹壁疝患者禁行腹腔镜。
4. 子宫肌瘤生长较快、影像学提示有恶性倾向者不适合行子宫肌瘤剔除术。
5. 合并子宫恶性肿瘤者不宜行子宫肌瘤剔除术。

（三）术前准备

1. 患者准备

（1）术前评估：通过妇科病史、体格检查、妇科检查、超声检查及相关的实验室检查可以初步判定症状的轻重、是否存在贫血、子宫大小、肌瘤数目、肌瘤大小、肌瘤分型及定位、肌瘤血流情况，了解手术的难度及风险。更为精准的评估可以行 MRI 检查，进一步了解肌瘤数

1

目、位置、有无变性和恶变以及与周围器官的关系。

（2）术前的常规检查：包括三大常规、出凝血时间、肝肾功能、血型及电解质、阴道分泌物常规、心电图、胸片等检查。

（3）备血：常规合血，以备术中必要时输血治疗。

（4）子宫颈及内膜病变筛查：行子宫肌瘤剥除术患者，如有性生活史，术前需常规行子宫颈癌筛查，包括宫颈细胞学检查及人乳头瘤病毒（HPV）感染检测，必要时行阴道镜检查及活检排除子宫颈病变。应对所有存在出血症状的女性，特别是月经间期出血、35 岁以上或有子宫内膜癌危险因素的患者进行子宫内膜取样。

（5）阴道准备：术前阴道冲洗上药 2~3 天。如行腹腔镜手术需举宫器举宫，术中穿透子宫内膜风险较大时需进行充分的阴道准备。

（6）腹部皮肤准备：确保术野皮肤清洁。手术当天剪刀备皮，操作轻柔，避免皮肤损伤。如行腹腔镜，需特别注意脐孔清洁。

（7）留置导尿管：术前需留置导尿管。宫颈肌瘤或阔韧带肌瘤压迫输尿管出现肾积水者，可术前可放置输尿管导管或双 J 管。

（8）饮食及肠道准备：麻醉前 6 小时禁食固体食物，麻醉前 2 小时禁透明液体，推荐手术前晚及麻醉前 2 小时分别口服碳水化合物 5ml/kg。有损伤肠道风险或长期便秘患者术前行肠道准备。

（9）术前预处理：①合并贫血时应先纠正贫血并除外其他病因，纠正由于月经过多引起的失血性贫血可静脉补充铁剂，贫血严重短期内无法纠正患者可予以输血治疗至血红蛋白>70g/L，不接受输血治疗患者可予以药物治疗如促性腺激素释放激素激动剂（GnRH-α），术前应用 2~3 针，使患者暂时性闭经以减少失血，待贫血好转后手术。②对于肌瘤体积过大，希望横切口手术，或者合并其他疾病需要缩短手术时间者，可酌情术前先予以 GnRH-α 治疗 3~6 个月，缩小肌瘤体积及减少瘤体血液供应，有利于缩短手术时间，减少手术并发症的发生，但 GnRH-α 使肌瘤与子宫肌层间的界限不清，从而增加了肌瘤切除术的难度，用药后小肌瘤可能会缩小，导致在子宫肌瘤切除术中无法触及，可能增加术后肌瘤残留风险。③合并其他疾病，请相关科室进行评估，明确有无手术禁忌证，并给予围手术期处理的指导。

（10）手术时机：手术时机无特殊要求，以月经周期前半期最为适宜。

2. 手术者准备

（1）手术组成员进行术前讨论，再次核对病史、体格检查及辅助检查等临床资料进行归纳总结，明确手术指征、手术方式、麻醉方式、手术风险及预案。

（2）术前医患沟通，交代手术风险并签署相关文书，如手术同意书、授权委托书、输血同意书等。术前应让患者及家属充分地理解、认知和知情同意手术的风险、手术损伤及术后复发的可能。尤其是对于选择腹腔镜手术或开腹手术的患者，应详细地交代各术式利弊、子宫肌瘤复发的可能性、手术对生育结局的可能影响、妊娠时子宫破裂的风险、盆腔粘连、宫腔粘连等可能性。如选择经腹腔镜手术，需要向患者及家属交代有手术中转开腹手术的可能。

3. 物品及器械的准备　子宫肌瘤术中需使用子宫收缩剂，如缩宫素及垂体后叶素、麦角新碱等。经腹手术备无菌止血带，经腹腔镜子宫肌瘤剥除术，如需使用肌瘤粉碎装置必须备包含组织密闭系统的腹腔镜粉碎器。

(四) 操作步骤

1. 麻醉及体位选择

(1)经腹手术取仰卧位,麻醉选用连续硬膜外麻醉、腰麻或气管插管全身麻醉。

(2)腹腔镜手术取头低脚高,膀胱截石位。选用气管插管全身麻醉。

2. 手术切口选择

(1)开腹手术可选择下腹横切口,也可选择下腹正中纵切口,复杂肌瘤剔除术以下腹正中纵切口为宜。根据子宫大小选择合适的切口长度,如子宫较大必要时可采取绕脐下腹正中切口。

(2)腹腔镜手术于脐上缘或脐下缘取 1cm 横或纵切口,插入气腹针建立 CO_2 气腹,气压为 12~15mmHg,穿刺套管针(trocar),置入腹腔镜观察子宫肌瘤位置、大小。如果肌瘤较大,腹腔镜第一穿刺孔的位置可选择在脐上。有手术史的患者,置镜孔宜选瘢痕上三横指以上,以防损伤肠管及网膜。腹腔镜监视下,于右下腹相当于麦氏点,脐左侧、耻骨联合上 2cm 左旁开 3cm 分别作 5mm、5mm、10mm 穿刺孔。脐左侧切口位置高低可根据子宫大小及术者习惯调整,原则为距左耻骨联合上切口距离 8cm 以上,并保持一定角度,利于缝合。

3. 具体手术步骤

(1)经腹子宫肌瘤剔除术。

1)核对:按照原则预防性使用抗生素,切皮前 30 分钟至 1 小时静脉滴注完毕。

2)常规逐层进腹,保护切口,充分暴露手术视野:首先要辨认盆腔解剖,如有粘连应先行分离粘连,充分显露子宫,如为子宫下段或颈体交界处肌瘤,或有剖宫产史膀胱粘连的患者,应先打开膀胱子宫腹膜返折或子宫直肠腹膜返折,推开膀胱和直肠,以防损伤。

3)将子宫娩出腹部切口,于宫颈内口水平环扎止血带阻断子宫动脉(同时阻断或不阻断卵巢动脉)。因肌瘤位置特殊无法环扎止血带者,可宫体注射垂体后叶素并持续静脉滴注缩宫素以减少术中子宫出血。

4)经腹子宫肌瘤剔除术的子宫切口一般为纵切口,即平行于外层子宫平滑肌走向;如果肌瘤过大,可采用梭形切口。在肌瘤突出的表面切开浆膜及肌层,切口应深达瘤核。前壁肌瘤切口尽量靠前,后壁肌瘤尽量靠近宫底,切口位置不要过低,以利于缝合。切口应与子宫角保持 1cm 以上距离,以免影响输卵管开口。如为多发性肌瘤,相近肌瘤尽可能经同一切口剔除,减少子宫切口数目。如为阔韧带肌瘤,如肌瘤向前突,从阔韧带前叶、圆韧带下方切开前腹膜;如肌瘤向后突,则切开阔韧带后叶腹膜。

5)用组织钳或巾钳夹持肌瘤向外牵引,沿肌瘤假包膜进行钝性和/或锐性分离,完整剥除肌瘤并取出。注意适当牵拉和旋转可有效暴露肌瘤假包膜,有利于分离。如为带蒂浆膜下肌瘤可钳夹蒂部后在钳上切断。剥离肌壁间肌瘤时,如肌瘤大部分凸向宫腔,要沿正确解剖层次进行分离,尽量避免穿透宫腔。

6)相同方法剥除子宫肌层内全部可扪及的肌瘤结节。如子宫肌瘤位置较深且直径较小时可能被忽略导致肌瘤残留,缝合瘤腔前要仔细检查,触及子宫肌层质地不均匀处要仔细分辨,必要时可剖视肌层探查。

7)分层缝合,封闭瘤腔,止血彻底,对合整齐,以利愈合。缝合止血是手术成功的关键。一般根据瘤腔深度分 1~3 层缝合瘤腔及子宫切口浆肌层,瘤腔深度 2cm 以上需分层缝合。可用 2-0 或 1-0 可吸收缝线缝合,间断或连续缝合均可。注意每层缝合均需要达底部,不能残留死腔。如瘤腔较深时可底层先间断缝合,缝合后不打结保持瘤腔底部暴露清晰,缝合完毕后一并打结。缝合子宫切口浆肌层两端要超过切口0.5cm。如术中剥离肌瘤时穿透宫腔者需先缝合宫腔,可用3-0可吸收线间断或连续内翻褥式缝合内膜下层,缝合时应注意避免穿透宫腔。关闭宫腔后用稀释络合碘及生理盐水冲洗残腔,再常规缝合肌瘤残腔,以减少子宫内膜异位及感染风险。

8)松开子宫止血带,可宫体注射垂体后叶素及静脉持续滴注缩宫素促进子宫收缩。检查子宫切口有无活动性出血。缝合针眼处如有活动性出血可予以1号丝线或3-0可吸收线间断缝合止血。

9)冲洗腹腔,吸净腹腔内液体,常规关腹并缝合皮肤切口。

(2)腹腔镜下子宫肌瘤剔除术。

1)腹腔镜下全面探查盆腹腔。

2)于子宫肌层注射子宫收缩剂:垂体后叶素或麦角新碱,同时静脉持续滴注缩宫素。

3)用单极电钩沿切开浆肌层达肌瘤组织。对于有生育要求的患者,尽量使用功率较小的电切模式。腹腔镜下肌瘤剔除术一般选择子宫肌层横切口。前壁肌瘤切口尽量靠前,后壁肌瘤尽量靠近宫底,利于缝合。

4)抓钳钳夹或肌瘤钻牵引瘤体,以另一分离钳贴近肌瘤沿正确解剖间隙分离假包膜,见供血血管可双极电凝后继续剥离,完整剥除肌瘤。相同方法尽可能剔除所有肌瘤。注意腹腔镜镜下器械触感要逊于开腹手术手指触觉,术前需认真影像评估,术中需认真检查,有条件者可使用术中超声检查辅助。剥除的瘤体放置于子宫直肠窝或髂窝,专人记录瘤体个数。如肌瘤个数较多,可在髂窝放置取物袋,剥除一个放入一个,以防遗漏在腹腔内。

5)缝合瘤腔。对有生育要求者,要避免反复电凝残腔止血。减少及避免热损伤对肌层愈合的影响,尽量以缝合为止血的主要方式。用1-0号可吸收线间断缝合或8字缝合残腔基底,再连续扣锁缝合子宫浆肌层。第一针须超过切口顶端0.5cm;肌瘤小,瘤腔浅可连续锁扣缝合;肌瘤大或穿透宫腔,内膜撕裂,创面需分层缝合。内膜层可予以8字缝合,关闭宫腔,再连续锁扣缝合。使用免打结倒刺缝线连续缝合可降低缝合难度,也可采用棒球缝合法。后壁肌瘤缝合相对较难,去除举宫器可能有利于缝合。

6)检查子宫切口有无活动性出血。缝合针眼处如有活动性出血可予以可吸收线间断缝合止血。浅表创面渗血可双极电凝止血,注意避免电凝缝线。

7)延长耻骨联合上切口或打开阴道后穹窿取出全部肌瘤。如使用肌瘤粉碎装置,必须术前详细告知患者风险并在完全封闭的腹腔镜组织粉碎密闭系统内进行。

8)彻底止血,生理盐水冲洗盆腹腔。常规缝合腹壁切口。

4. 术后处理

(1)术后应注意监测患者的体温、阴道流血、腹部体征及排气的情况。

(2)嘱患者术后勤翻身,尽早下床活动,避免下肢深静脉血栓形成。

(3)术后持续予以促子宫收缩药物3~5天。

(4)抗生素预防感染。对于术后发热要注意区别吸收热和感染等因素。如有感染需延长抗生素使用时间,如术中穿透宫腔,感染风险大患者可加用抗厌氧菌药物治疗。

(5)术后尽早拔除留置导尿管。

(6)书写手术记录,应详细描述子宫肌瘤的大小、位置、个数;术中子宫切口的数目、具体位置、方向、长度及剔除术中是否穿透宫腔。

(7) 应根据子宫肌瘤分型指导术后避孕时间，Ⅱ~Ⅵ型及Ⅷ型 6~12 个月，Ⅶ型避孕 3 个月，穿透宫腔者避孕 1 年。

(8) 术后 3 个月常规行超声检查，若发现仍有肌瘤为肌瘤残留；若此后检查出有肌瘤为肌瘤复发。

(五) 常见并发症及处理

1. **术中出血** 研究报道的经腹子宫肌瘤切除术的平均失血量为 200~800ml，术中输血率 2%~28%。肌瘤体积大、数量增加，以及术中进入宫腔，都会增加失血量。预防及处理术中出血的方法包括物理方法(开腹子宫肌瘤使用术子宫止血带)或药物方法(包括垂体加压素、缩宫素、米索前列醇、氨甲环酸等)，对估计出血较多的患者做好备血或自体血回输准备。

2. **术后子宫切口出血** 如止血不严格或子宫切口缝合不紧密，可能造成切口出血或血肿形成。如血肿无进行性增大，患者生命体征平稳可保守治疗，予止血，促宫缩，纠正贫血，预防感染，对症支持治疗，必要时可血管介入治疗止血。如血肿进行性增大，生命体征不平稳，或合并感染形成脓肿需再次手术治疗。

3. **感染** 部分患者子宫肌瘤切除术后 48 小时内出现发热。发热原因包括术后感染及局部血肿或炎症介质释放。可能感染部位包括伤口、泌尿道或呼吸道。预防及处理方案包括严格无菌操作，围术期合理应用抗生素，鼓励患者早期下床活动，腹腔镜手术可不留置导尿管，开腹手术术后尽早拔除导尿管。发生感染时积极查找感染部位及做病原体培养及药敏试验，规范抗生素治疗。

(六) 操作注意事项

1. **阔韧带肌瘤剔除术** 剔除阔韧带肌瘤时需注意同侧输尿管走行，必要时先解剖游离同侧输尿管，再行阔韧带肌瘤剥除手术，亦可术前留置输尿管导管指引。阔韧带肌瘤因组织间隙疏松剥离相对容易，但剥离后创面不易辨认输尿管走行，特别是腹腔镜下可能止血困难。应注意需边剥离边止血。剥离后创面可敷止血材料后关闭腹膜，如创面大可留置引流管。

2. **宫颈肌瘤剔除术** 术前需仔细评估宫颈肌瘤位置大小，选择适宜手术入路，可选择经腹，经腹腔镜或经阴道手术。如为前壁宫颈肌瘤，行经腹手术剥离前需打开膀胱子宫腹膜返折，充分下推膀胱；如为后壁宫颈肌瘤，必要时需打开子宫直肠腹膜返折，下推直肠；如为侧壁宫颈肌瘤，需注意同侧输尿管及子宫动脉走行。缝合残腔时注意避免穿透宫颈管致术后宫颈狭窄或闭锁，必要时可留置宫腔气囊管预防术后宫颈管粘连。

3. **腹腔镜下子宫肌瘤剔除术** 必要时可先阻断子宫动脉，尤其是适用于子宫增大但盆腔内尚有操作空间者。

4. **剔除肌瘤** 需逐个剖视检查，如发现肌瘤质地异常、颜色异常、边界不清晰、剖面未见典型漩涡样结构等，均需送快速病理检查，以指导下一步处理。

5. 美国食品药品管理局(FDA)2020 年 2 月声明因 "子宫肌瘤" 行子宫切除术或肌瘤剔除术时子宫肉瘤的发生率为 0.28%。电动旋切器粉碎肌瘤可能使隐匿的恶变组织播散，降低患者的生存时限。由于术前缺乏有效鉴别子宫肌瘤与肉瘤的方法，FDA 持续推荐将腹腔镜分碎术的使用限制在某些特定的适合接受子宫肌瘤剔除术或子宫切除术患者。若使用只能在完全封闭的腹腔镜组织粉碎密闭系统内进行。

6. 推荐术后子宫创面应用防粘连制剂以减少粘连,有助于降低再次手术难度,但在改善生育及妊娠结局方面尚无足够的数据证实。

（七）相关知识

1. 子宫肌瘤　是起源于子宫平滑肌组织(如子宫肌层)单克隆肿瘤,是女性最常见的良性肿瘤。估计育龄期妇女的患病率可达 25%,根据尸体解剖统计的发病率可达 50% 以上。多数子宫肌瘤患者无任何不适症状,多在例行体检或影像学检查时偶然发现,不需要治疗。其中 20%~50% 患者有明显临床症状,例如,异常子宫出血、缺铁性贫血、压迫症状、生育问题需要采取治疗措施。子宫肌瘤的治疗方案需基于患者的症状、子宫肌瘤的大小、生长位置,患者的年龄、对生育的意愿,医疗机构的治疗方法及经验等采取个体化治疗方案。

2. 子宫肌瘤切除术　适合希望保留子宫或改善生育的妇女,但有子宫肌瘤复发须再次治疗可能,据统计腹腔镜下子宫肌瘤切除术后 5 年累计复发率(包括新发的和术中未切除的):术后有生育者复发率为 42%,没有生育者复发率为 55%。约有 1/3 患者需再次手术。

3. 经腹子宫肌瘤剔除术　适用于有生育要求、期望保留子宫者,具体选择腹腔镜还是开腹手术,取决于术者的手术操作技术和经验,以及患者自身的条件。对于肌瘤数目较多、肌瘤直径大(如>10cm)、特殊部位的肌瘤、盆腔严重粘连手术难度增大或可能增加未来妊娠时子宫破裂风险者宜行开腹手术。此外,对于可能存在不能确定恶性潜能的平滑肌肿瘤甚至平滑肌肉瘤者,肌瘤粉碎过程中可能存在肿瘤播散的风险,应选择开腹手术。腹腔镜手术的术者需要额外训练,相关手术经验及特殊设备。可以经腹腔镜切除的肌瘤大小及数目更多依靠术者的经验及手术技巧。术中小肌瘤的分辨及切除,多层缝合技巧均是对术者的挑战。

4. 腹腔镜手术与开腹手术相比较　腹腔镜手术可以减少出血量,减轻术后疼痛、术后并发症少、术后恢复快、切口美观。与腹腔镜手术相比,经腹行子宫肌瘤剔除术时,感染、出血、血栓并发症发生率增加,同时术后恢复时间延长。但经腹子宫肌瘤切除术可能会降低未确诊子宫平滑肌肉瘤患者瘤细胞扩散的机会。因此,在比较经腹腔镜与经腹子宫或子宫肌瘤切除手术风险时,需综合权衡这两方面的因素。对 1996—2007 年间的 6 个随机对照试验进行 Meta 分析后发现,经腹与经腹腔镜行子宫肌瘤切除术术后主要并发症的发生率、术后妊娠率及妊娠结局、子宫肌瘤的复发率是类似的。关于腹腔镜及开腹行子宫肌瘤切除术后妊娠率的随机对照试验报告,两者分别为 54% 和 57%。经腹腔镜子宫肌瘤切除术后子宫瘢痕完整性的评估及子宫破裂的发生率目前尚无明确研究。子宫肌瘤切除术后妊娠过程中发生子宫破裂的概率极低,也没有依据阻止患者经阴道试产。但是由于缺乏相关证据,所有患者应给予严密随访。据报道,子宫肌瘤切除术后发生妊娠期子宫破裂与位置较深的肌壁间肌瘤切除后子宫肌层分层缝合不严密或术中过度应用电能量有关。MRI 研究剖宫产术后子宫肌层愈合情况的间接证据表明,子宫肌瘤切除术与后续妊娠的最佳间隔时间为 6 个月。

5. 腹腔镜　与传统的开腹手术相比,腹腔镜辅助小切口损伤更小。术后血红蛋白下降、肠梗阻及术后疼痛发生率、住院时间均较少。与腹腔镜子宫肌瘤剔除术相比较,辅助小切口不需要使用腹腔镜肌瘤粉碎装置,减少了肉瘤播散风险且费用减少。

6. 机器人辅助腹腔镜手术　在过去的十年里,机器人辅助妇科手术呈指数增长,越来越普遍。机器人辅助的子宫肌瘤切除术较传统腹腔镜手术相比,术中出血量稍减少,但手术时间延长。因此认为目前机器人在良性妇科手术中无明显优势,且与传统腹腔镜手术相比费用增加了。

三、子宫肌瘤剔除术规范检查表(表 1-1-1~ 表 1-1-2)

表 1-1-1 规范子宫肌瘤剔除术(经腹)核查表

项目	内容	是	部分	否
手术前准备	术前评估			
	完善术前常规实验室检查及影像学检查			
	备血			
	宫颈癌筛查			
	饮食及肠道准备			
	阴道准备			
	腹部皮肤准备			
	术前留置导尿管			
	饮食及肠道准备			
	术前预处理			
	手术时机			
	手术组成员进行术前讨论,再次对病史、体格检查及辅助检查等临床资料进行归纳总结,明确手术指征、手术方式、麻醉方式、手术风险及预案			
	术前医患沟通,交代手术风险并签署相关文书,如手术同意书、授权委托书、输血同意书等			
	物品及器械的准备			
手术过程	麻醉及体位选择			
	取仰卧位			
	麻醉选用连续硬膜外麻醉、腰麻或气管插管全身麻醉			
	手术切口选择:下腹部正中纵切口根据病变的大小决定切口的长度			
	手术步骤			
	核对,按照原则预防性使用抗生素按常规切开腹壁,进入腹腔			
	充分暴露手术视野,探查盆腹腔:探查子宫、两侧附件情况,了解有无粘连及病变			
	将子宫娩出腹部切口,于宫颈内口水平环扎止血带阻断子宫动脉			
	做纵行或梭形子宫切口,在肌瘤突出的表面切开浆膜及肌层达瘤核			
	用组织钳或巾钳夹持肌瘤向外牵引,沿肌瘤假包膜进行钝性和 / 或锐性分离,完整剥除肌瘤并取出送病理检查			
	相同方法剥除子宫肌层内全部可扪及的肌瘤结节			
	分层缝合,封闭瘤腔,止血彻底,对合整齐			
	松开子宫止血带,可宫体注射子宫收缩剂。必要时缝合止血			
	冲洗腹腔,吸净腹腔内积血,常规关腹并缝合皮肤切口			

项目	内容	是	部分	否
手术后处理	术后应注意监测患者的体温、阴道流血、腹部体征及排气的情况			
	嘱患者术后勤翻身,尽早下床活动,避免下肢深静脉血栓形成			
	术后 4~6 小时开始进食			
	非椎管内麻醉可不留置导尿管,留置者尽早拔除			
	术后持续予以促子宫收缩药物 3~5 天			
	予以抗生素预防感染			
	书写手术记录,详细记录肌瘤及子宫切口情况			
	子宫肌瘤分型指导术后避孕时间			
	术后 3 个月常规行超声检查			

表 1-1-2　规范子宫肌瘤剔除术(经腹腔镜)核查表

项目	内容	是	部分	否
手术前准备	术前评估			
	完善术前常规实验室检查及影像学检查			
	备血			
	子宫颈癌筛查			
	饮食及肠道准备			
	阴道准备			
	腹部皮肤准备,注意脐孔清洁			
	术前留置导尿管			
	饮食及肠道准备			
	术前预处理			
	手术时机			
	手术组成员进行术前讨论,再次对病史、体格检查及辅助检查等临床资料进行归纳总结,明确手术指征、手术方式、麻醉方式、手术风险及预案			
	术前医患沟通,交代手术风险并签署相关文书,如手术同意书、授权委托书、输血同意书等			
	物品及器械的准备			
手术过程	麻醉及体位选择			
	头低臀高的膀胱截石位			
	麻醉选用气管插管全身麻醉			

续表

项目	内容	是	部分	否
手术过程	手术步骤			
	建立气腹,选择适宜穿刺孔位置,置入腹腔镜手术操作机械			
	探查盆腹腔:探查子宫、两侧附件情况,了解有无粘连及病变。必要时了解中上腹部情况			
	于子宫肌层注射子宫收缩剂			
	用单极电钩沿子宫肌瘤横行方向切开浆肌层达肌瘤组织			
	抓钳钳夹或肌瘤钻牵引瘤体,以另一分离钳贴近肌瘤组织沿正确解剖间隙分离假包膜,见供血血管可双极电凝后继续剥离,完整剥除肌瘤			
	相同方法尽可能剔除所有肌瘤			
	缝合瘤腔,根据残腔深度单层或分层缝合残腔,穿透宫腔者需先缝合关闭宫腔			
	检查子宫切口有无活动性出血。有活动性出血可予以可吸收线间断缝合止血。浅表创面渗血可双极电凝止血			
	延长耻骨联合上切口或打开阴道后穹窿取出全部肌瘤。如使用肌瘤粉碎装置,必须术前详细告知患者风险并在完全封闭的腹腔镜组织粉碎密闭系统内进行			
	彻底止血,反复冲洗盆腹腔			
	取出腹腔镜套管鞘,缝合关闭腹壁穿刺孔			
手术后处置	术后处理术后应注意监测患者的体温、阴道流血、腹部体征及排气的情况			
	嘱患者术后勤翻身,尽早下床活动,避免下肢深静脉血栓形成			
	术后 4~6 小时开始进食			
	非椎管内麻醉可不留置导尿管,留置者尽早拔除			
	术后持续予以促子宫收缩药物 3~5 天			
	予以抗生素预防感染			
	书写手术记录,详细记录肌瘤及子宫切口情况			
	子宫肌瘤分型指导术后避孕时间			
	术后 3 个月常规行超声检查			

四、目前常用训练方法简介

腹部切开缝合及腹腔镜下基本操作的模型训练器已有成熟产品,但针对子宫肌瘤剔除术的模型训练器处于待开发阶段。

五、相关知识测试题

1. 患者,女,45 岁,因月经增多 3 个月,发现子宫增大 1 个月要求行子宫肌瘤剥除术,下

一步检查**不恰当**的是

　　A. 血常规检查　　　　　　　　　B. 心电图检查

　　C. 阴道分泌物常规检查　　　　　D. 胸腹盆 CT 检查

　　E. 宫颈细胞学涂片和 HPV 检测

2. 腹腔镜下子宫肌瘤剥除术,下列方式可减少出血的是

　　A. 静脉注射缩宫素

　　B. 止血带捆扎宫颈内口水平

　　C. 静脉注射垂体后叶素

　　D. 肌瘤内注射垂体后叶素

3. 子宫肌瘤剔除术中子宫切口的选择,下列选项**错误**的是

　　A. 开腹子宫肌瘤剔除术的子宫切口一般为纵切口,即平行于外层子宫平滑肌走向

　　B. 前壁肌瘤切口尽量靠前,后壁肌瘤切口尽量靠近宫底

　　C. 在肌瘤突出的表面切开浆膜及肌层,切口尽量短,宁浅勿深,减少子宫损伤及失血

　　D. 切口应与子宫角保持 1cm 以上距离,以免影响输卵管开口

4. 下列患者**不适宜**行子宫肌瘤剔除术的是

　　A. 27 岁,未避孕 1 年不孕,发现子宫肌瘤,直径 6cm

　　B. 54 岁,发现子宫肌瘤 10 年,增大半年,绝经 3 年

　　C. 35 岁,月经增多半年,子宫肌瘤 4cm,血红蛋白 75g/L

　　D. 40 岁,尿频半年,经量正常,子宫前壁肌瘤 8cm

5. 腹腔镜下子宫肌瘤残腔处理,下列选项**不恰当**的是

　　A. 剥离肌瘤后残腔双极电凝彻底止血后缝合

　　B. 用可吸收线间断缝合或 8 字缝合残腔基底,再连续扣锁缝合子宫浆肌层

　　C. 肌瘤大或穿透宫腔,内膜撕裂,创面分层缝合,内膜层可予以 8 字缝合,关闭宫腔,再连续锁扣缝合

　　D. 第一针须超过切口顶端 0.5cm;肌瘤小,瘤腔浅可连续锁扣缝合

　　E. 使用免打结倒刺缝线连续缝合可降低缝合难度,也可采用棒球缝合法

参考答案:1. D;2. A;3. C;4. B;5. A。

（朱　欣）

参考文献

［1］子宫肌瘤的诊治中国专家共识专家组 . 子宫肌瘤的诊治中国专家共识 . 中华妇产科杂志 , 2017, 52 (12): 793-800.

［2］梁静 , 凌斌 . 腹腔镜下子宫肌瘤剔除术质量控制 . 中国实用妇科与产科杂志 , 2022, 38 (1) 32-36.

［3］BERGHELLA V, SACCONE G. ACOG Practice Bulletin No. 228: Management of symptomatic uterine leiomyomas. Obstetrics & Gynecology, 2021, 137 (4): 1131-1133.

［4］MYNBAEV A, RADMILA S, MICHAEL S, et al. The medical device applied to uterine fibroids morcellation: Analysis of critical biological issues and drawbacks from a medical-legal prospective. Curr Pharm Des Actions. 2020, 26 (3): 318-325.

第二节 子宫切除术

子宫切除术于19世纪经阴道或经腹部切口首次成功实施,随着技术创新,国外首例经腹腔镜子宫切除术于1989年实施,1996年国内成功开展首例经腹腔镜子宫切除术。腹腔镜手术因其创伤小,恢复快,受到越来越多妇科医生和患者的认同。腹腔镜手术可通过常规腹腔镜设备进行,也可在计算机协助下使用机器人器械和设备完成。子宫切除术根据是否保留宫颈分为子宫全切除术和子宫次全切除术。本章节分两部分分别叙述子宫全切除术(经腹和腹腔镜手术)及子宫次全切除术(经腹和腹腔镜手术)。

【子宫全切除术】

一、概述

子宫全切除术是将子宫体和宫颈一并切除的术式。本部分叙述经腹子宫全切除术及腹腔镜下子宫全切除术。

二、子宫全切除术操作规范流程

(一) 适应证

1. 子宫良性疾病 子宫肌瘤、子宫腺肌病等要求行子宫全切除;子宫内膜异位症根治性手术切除子宫及双附件。

2. 早期子宫恶性肿瘤,如子宫内膜癌、子宫肉瘤等,极早期宫颈癌及部分滋养细胞疾病。

3. 子宫颈高级别癌前病变或子宫内膜癌前病变,无生育要求,要求行子宫切除者。

4. 卵巢良恶性肿瘤需同时切除子宫者。

5. 年龄大、双侧附件脓肿屡次发作,切除双附件的同时患者要求切除子宫者。

6. 异常子宫出血,经药物和保守手术治疗无效者。

7. 其他 子宫破裂、子宫脱垂、生殖道畸形致生殖道积血无法排出等可考虑子宫切除。

(二) 禁忌证

1. 有明确生育要求,拒绝子宫切除的患者。

2. 生殖道或全身感染的急性期。

3. 严重内科疾患,如心、肝、肾功能衰竭的急性期;严重的凝血功能障碍及血液病;存在其他不能耐受麻醉及手术的情况。

4. 膈疝患者禁行腹腔镜。

(三) 手术前准备

1. 患者准备(患者的评估和术前准备及宣教)

(1)详细询问患者现病史及既往史,包括内外科病史、手术史,重要脏器有无疾病,有无出血倾向及炎症史,以及长期服用药物情况。术前优化措施包括术前4周戒烟、戒酒,营养状况筛查。

(2)常规完善血尿常规、肝肾功能、凝血功能、血型、输血前检查、心电图、胸片、白带常规、宫颈癌筛查、子宫及附件超声检查等,必要时查盆腔 CT、盆腔磁共振,并对有异常子宫出血或者疑子宫内膜癌或子宫肉瘤的患者先行分段诊刮术以便协助诊断。详细评估患者心、肺、肝、肾等脏器功能,合并内外科疾病者请相关科室进行评估,明确有无手术禁忌证,并指导围手术期管理。术前血红蛋白水平低于 70g/L,应考虑术前纠正贫血,同时积极纠正低蛋白血症、控制血压及血糖、纠正水电解质紊乱。

(3)术前讨论和医患沟通:手术组成员进行术前讨论,再次核对病史、体格检查及辅助检查等临床资料并进行归纳总结,明确手术指征、手术方式、麻醉方式、手术风险,并且制订相关的风险预案。选择安静的环境下,与患者及其家属交代病情及手术相关风险,包括麻醉意外、心脑血管意外、出血、周围脏器损伤、手术途径改变、伤口愈合不良、术后感染等风险,并签订授权委托书、手术知情同意书、输血知情同意书等。术前宣教包括术前准备、手术及麻醉过程、术后康复、出院标准等。

(4)用药管理:高血压患者入院后监测血压,如无需调整则手术当天晨起或麻醉前 2 小时口服常规降压药物,特殊用药必要时与麻醉医师协商。糖尿病患者入院后监测血糖,手术当天停止使用口服降糖药和皮下胰岛素,改静脉胰岛素控制,根据血糖水平进行调整。长期口服抗凝药的患者需要权衡出血风险和缺血性事件风险之间的利弊,请专科医师协助制订围手术期用药方案。长期使用糖皮质激素的患者也需请专科医师制订围手术期用药方案。

(5)血栓风险评估及预防:术前根据美国胸科医师学会发布的围手术期血栓预防指南评估术后 VTE 的风险,将患者分为极低危、低危、中危或高危组,以便选择恰当的预防措施,包括早期下床活动、间歇性充气加压装置和足底静脉泵、逐级加压弹力袜、低分子肝素等多种预防策略。

(6)预防性抗生素的使用:手术操作部位涉及生殖道,可能导致腹膜腔被阴道细菌污染,手术切口属于Ⅱ类切口,术前应给予一次静脉预防性抗生素,提前做好抗生素药敏试验,所有类型的子宫切除术都需要抗生素预防性治疗。

(7)阴道准备和皮肤准备:术前 3 日予以稀释络合碘冲洗阴道,每日一次,有特殊炎症者应予以针对性治疗。必要时备皮,建议用剪刀剪除局部毛发,操作轻柔,避免皮肤损伤。腹部手术野准备同一般腹部手术常规。如行腹腔镜,需特别注意脐孔清洁。

(8)麻醉前 6 小时禁固体食物,术前 2 小时禁透明液体,推荐术前晚及术前 2 小时分别口服碳水化合物 5ml/kg。有损伤肠道风险或长期便秘患者术前行肠道准备。备血。如经腹手术,术前放置导尿管。腹腔镜下子宫全切除术不必常规进行机械性肠道准备。

2. 手术者准备(手术计划及讨论)

(1)切口选择:手术前应告知患者计划的腹部切口类型,包括这一计划可能根据术中情况或其他临床因素发生改变。若患者具有既往腹部手术纵向瘢痕,则优先选用原切口。若计划的手术可以通过横切口完成,可询问患者是否偏好横切口。

(2)切除双侧输卵管:对于卵巢癌风险处于平均水平的女性,也应与其讨论并考虑在实施子宫切除术的同时进行预防性输卵管切除术,因为其可能降低患者罹患卵巢癌的风险。如患者拒绝应签字证明。

(3)子宫全切除术与子宫次全切除术:术前应该与患者讨论是保留还是切除宫颈。如果宫颈可以很容易地与子宫体一起切除,进行子宫次全切除术并没有可以证实的内科或外科益处。保留宫颈的患者需要继续进行规范宫颈癌筛查,并可能导致子宫切除术后持续出血。

子宫次全切除术唯一的绝对禁忌证是,宫颈或子宫体存在恶性肿瘤或癌前病变。

(4)手术途径:阴式、腹腔镜、开腹等手术途径的选择主要根据妇科病变的范围,子宫切除术手术途径的相对风险和获益,是否还需行其他手术,患者偏好及外科医生的能力、偏好和现有支持的设备来共同决定。

(四)操作步骤

1. 麻醉及体位选择 经腹或阴式手术可选择持续硬膜外麻醉、腰硬联合麻醉或气管插管全身麻醉。腹腔镜手术选择全身麻醉气管插管。开腹手术患者体位选择仰卧位,阴式手术患者体位选择膀胱截石位。腹腔镜手术患者应该选择仰卧截石位,大腿稍曲与腹部水平面成10°~15°,臀部下缘超出手术床缘约10cm,通过手术台调整成头低脚高位,方便暴露手术视野,有利于手术者操作、避免神经损伤、保证器械充分进入盆腔。这对肥胖女性尤其有用。

2. 具体手术步骤(经腹子宫全切除术)

(1)三方核对:管床医师、麻醉医师、手术室护士共同核对患者姓名、年龄、手术名称。按照原则预防性使用抗生素,切皮前30分钟至1小时静脉滴注完毕。

(2)进腹:一般均采用腹部纵切口,从脐下至耻骨联合上缘,大子宫必要时可经左绕脐延长,依次切开腹壁各层。亦可采取下腹部横切口,但延长切口受限,且手术野的暴露较纵切口差。

(3)探查:进入腹腔后,先探查子宫大小,形状,质地,活动度,两侧附件有无粘连及病变,明确肿瘤大小、部位及与周围脏器的关系。怀疑肿瘤恶变时,还应探查整个盆腹腔,包括横膈、肝脾肾、胃肠、大网膜以及淋巴结转移等。如果疑似恶性肿瘤,则收集腹腔冲洗液进行细胞学分析。探查完毕,用两把长弯血管钳沿宫角直达卵巢固有韧带下方夹持子宫两侧以做牵引。用大盐水垫将肠管排垫开,使手术野得以充分暴露。

(4)处理圆韧带:钳夹圆韧带,在距子宫附着点3cm处切断,用7号丝线缝扎圆韧带远侧断端。如保留附件,切断点可靠近宫体,如切除附件,切断点可稍远离宫体。

(5)处理附件:如果不保留附件,将子宫及输卵管卵巢向上侧方提拉,三把粗弯血管钳由外向内并排钳夹住骨盆漏斗韧带,于第2、3把钳子之间切断骨盆漏斗韧带,7号丝线贯穿缝扎远侧残端两次,对侧同法处理。如果保留附件,则用长直钳钳夹住输卵管峡部及卵巢固有韧带,切断,7号丝线贯穿缝扎远侧残端两次,对侧同法处理。如切除输卵管保留卵巢,沿输卵管系膜由伞端向峡部端分次钳夹,切断,缝扎或能量器械切断,长直钳钳夹卵巢固有韧带,切断,7号丝线贯穿缝扎两次,对侧同法处理。

(6)打开膀胱腹膜返折,推开膀胱:由一侧子宫侧圆韧带断端处,在阔韧带两叶之间,分离并剪开阔韧带前叶及膀胱腹膜返折,直达对侧圆韧带断端下方。提起膀胱腹膜返折边缘,钝性分离膀胱筋膜与子宫颈筋膜间的疏松结缔组织,向下推开膀胱达宫颈外口水平以下。侧边达宫颈旁1cm(图1-1-1)。

(7)暴露子宫血管:助手将子宫向前牵拉,贴近子宫剪开阔韧带后叶达子宫骶骨韧带附近,轻轻推开阔韧带内疏松组织,即可暴露出子宫动静脉。

(8)处理子宫血管:将子宫向上向一侧提拉,以三把粗弯血管钳于子宫峡部水平,与子宫侧缘呈垂直方向,并排钳夹,此处输尿管距离子宫较近,故钳夹不可过外,以免损伤输尿管。在第一和第二两把血管钳之间切断,断端以7号丝线缝扎两次,对侧同法处理(图1-1-2)。

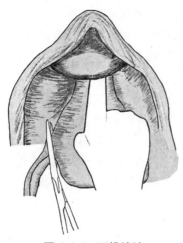

图 1-1-1　下推膀胱

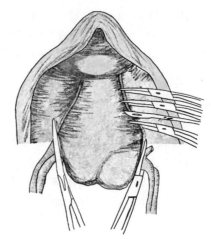

图 1-1-2　处理子宫血管

（9）处理子宫骶骨韧带：助手将子宫向前提拉，即可见到八字形的子宫骶骨韧带，钳夹切断后断端 7 号丝线缝扎，在两断端之间打开腹膜，推开直肠，一部分患者骶韧带窄薄可不必单独处理而与主韧带一起处理。

（10）处理子宫主韧带：将膀胱直肠充分推开后，将子宫向上向侧牵拉，以长直钳由宫颈前后向两侧旁滑下，紧贴宫颈进行钳夹，贴近宫颈切断，断端 7 号丝线缝扎，视主韧带厚度及宫颈长度，可分多次钳夹切断，对侧同法处理。

（11）切除子宫：将子宫上提暴露出子宫颈与阴道连接区域，将膀胱向下牵拉，再次检查确认子宫周围组织已完全剥离（图 1-1-3），以小纱布垫围绕阴道四周以防宫腔内及阴道内分泌物流入腹腔，粗弯血管钳对夹阴道，于钳上方沿阴道穹窿切断阴道，子宫随之切除。用四把组织钳钳夹牵引阴道断端（图 1-1-4）。

（12）缝合阴道断端：络合碘棉签消毒阴道断端两遍后，盐水棉签消毒一遍，凡与阴道接触过的器械，用后立即置于污染盆内。用 1-0 可吸收线连续扣锁缝合关闭阴道断端，注意断端两角的缝合要彻底（图 1-1-4）。

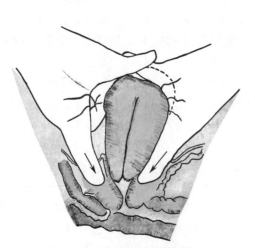

图 1-1-3　确认子宫韧带处理完成

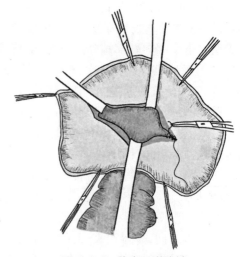

图 1-1-4　缝合阴道残端

（13）缝合盆腔腹膜和关腹：缝合前检查手术野，有无出血，如有出血必须彻底止血；注意检查输尿管、膀胱、直肠有无损伤；用 4 号丝线或者可吸收线连续或间断缝合关闭盆腔腹膜。清洗盆腹腔，清点盐水垫、器械对数后，按层缝合腹壁切口。

（14）标本剖视送检：子宫全切标本按规定测量并剖视，从子宫前壁正中至双侧宫角做 Y 字形剖开肌层至宫腔，向下打开宫颈，完全暴露宫腔及双宫角内膜、颈管黏膜。将病灶逐一剖视，作详细记录，送病理检查。

3. 具体手术步骤（腹腔镜下子宫全切除术）

（1）三方核对及预防性抗生素的使用：同开腹子宫全切除手术。

（2）消毒铺单：应常规对腹部皮肤、会阴部及阴道进行消毒、铺单。

（3）留置导尿管：常规消毒后留置导尿管。

（4）放置举宫器：举宫器通常在手术开始时放置，以协助移动子宫和更好暴露手术野。

（5）腹腔镜穿刺器的放置：对于多孔腹腔镜子宫切除术，腹孔通常包括脐部的主孔和双侧下腹部的 2~3 个辅助孔。为避免损伤腹壁神经或血管，特别是髂腹股沟神经和髂腹下神经、腹壁浅动脉和腹壁下动脉，左、右下腹孔道的位置应距离髂前上棘内侧 2cm 左右且与髂前上棘高度平行或更高，同时保持始终在腹直肌边缘外侧。在子宫扩大且宫底接近脐水平的病例中，需要将腹孔建立在腹壁的更高处，以确保视野和器械操作的距离足够。还可以采用单孔腹腔镜穿刺器，腹孔通常选择在脐部。

（6）粘连松解和探查：若存在盆腔或腹腔内粘连，则进行粘连松解术。恢复正常的解剖结构后可显示出重要的盆腔结构，如子宫、附件、血管等，探查内容同开腹手术。

（7）切断圆韧带：用能量器械离断圆韧带，注意避开可能位于输卵管系膜和卵巢系膜的宫旁组织血管。通过分离该处腹膜的前、后叶来打开阔韧带。

（8）附件处理：附件的手术治疗取决于是否保留卵巢和输卵管，应用电外科器械烧灼和切割来离断血管及韧带，也可以采用可吸收性生物夹来闭合血管。具体步骤同开腹手术，操作过程中应透过腹膜或者在腹膜后进行分离来识别输尿管，以防止损伤输尿管。

（9）打开膀胱腹膜返折，推开膀胱：用腹腔镜器械联合锐性和钝性分离，使膀胱与子宫下段分离，切开阔韧带的前叶，继续沿着膀胱子宫腹膜折返线切开。切开阔韧带后腹膜和剥离周围被膜，可识别子宫血管并将其"骨骼化"。

（10）处理子宫血管：使用举宫器或腹腔镜器械向头侧方向提升子宫很重要，以便增加电外科器械与膀胱输尿管之间的距离，凝闭、切断干燥的子宫血管。

（11）切除子宫：进行子宫全切除术时，应以环周的方式沿宫颈切开阴道，当使用带有宫颈杯的举宫器时，宫颈杯的边缘则是断开阴道壁的标记。用举宫器向头侧提升子宫有助于显示阴道穹隆并使膀胱输尿管远离阴道切开部位。通常使用超声刀或单极器械，沿宫颈杯的边缘切开阴道壁一周。应谨慎避免对周边脏器造成热损伤。经阴道移出子宫标本。在阴道腔内放置空气封堵器（例如，无菌手套内填满手术纱布或无菌生理盐水）以防止气腹漏气。如果标本太大而无法从阴道取出，可进行手术刀分碎术（通过阴道切口），或者标本袋内电动分碎术。

（12）缝合阴道断端：随后缝合关闭阴道断端，可采用带倒刺的可吸收缝线通过腹腔镜进行连续缝合，该方法可提高效率且可能有利于组织愈合。缝合时要确保缝合范围内有充足的组织边缘，以避免阴道断端裂开。也应该注意避免缝线穿过膀胱导致损伤。也可以考虑经阴道入路进行阴道残端的缝合。

（13）最终检查和关腹：检查术野，彻底止血。腹腔镜手术中在腹膜内压力较低的情况下进行观察可能有助于消除高腹腔内压力的止血作用，腹壁筋膜缺陷超过 10mm 通常要进行缝合关闭，以避免腹孔疝。闭合皮肤切口。

（14）标本剖视送检：同经腹子宫全切除手术。

4. 术后处理

（1）生命体征监测：观察血压、脉搏、呼吸、血氧饱和度。特别在术后 12 小时内尤应重视。如有休克等并发症，可以早期发现，及时处理。

（2）记录出入量，并维持电解质及酸碱平衡。

（3）术后尽早活动，手术当天禁食，术后第一天进流质，待肛门排气后改半流质。

（4）预防感染治疗、补液等支持对症治疗。

（5）尿管：留置尿管期间观察尿量及颜色，术后 1~2 天内尽早拔除导尿管。

（6）引流管：尽量减少引流管使用，并尽早拔除。局部应注意护理。

（7）切口：术后注意切口的清洁与监测，及时发现切口感染、血肿等异常并予以处理。

5. 术后宣教

（1）避免性生活及盆浴 3 个月，术后 1 个月门诊复查。

（2）术后避免剧烈运动、提重物 3~6 个月，积极防治上呼吸道感染、便秘等。患者可能需要 2~4 周的恢复期才能恢复大部分日常活动。

（3）术后 2~3 周部分患者可能有少量阴道血性分泌物，这是由于阴道残端可吸收缝线脱落所致。不需要特殊治疗，也不需要服用药物，这种情况下请注意严格休息，避免过多活动，一般一周左右阴道血性分泌物会减少、消失。

（4）极少数患者如果出现阴道出血大于或等于月经量，需急诊就诊。

（五）常见并发症及处理

1. 膀胱及输尿管损伤　以膀胱阴道瘘及输尿管阴道瘘为主，发生的原因有直接损伤和缺血性损伤两类。直接损伤是由于不熟悉解剖位置或解剖有变异造成的误伤。缺血性损伤则由于局部血液循环受阻，造成缺血性坏死所致。膀胱损伤可能发生于打开腹膜时，但更常发生于将膀胱与子宫下段、宫颈和阴道上段进行分离时。处理方法可采取导尿管引流保守治疗或者早期手术修复。术后保留导尿管 3 周。输尿管损伤常见于切断骨盆漏斗韧带和处理子宫血管时，若术中明确看到清亮液体流出，可诊断输尿管损伤并明确损伤部位，如需修补可术中进行（上段和中段损伤）直接缝合或者输尿管端端吻合术，或者（下段损伤）输尿管近端重新植入膀胱。如术后怀疑输尿管损伤，诊断方法通常为静脉肾盂造影或增强腹部/盆腔 CT，如 CT 扫描无法明确证实，则使用膀胱镜下逆行肾盂造影可有助于评估，根据评估情况，可选择输尿管支架植入、经皮肾造瘘等治疗方案。

2. 出血　术后 24 小时内出血多由于止血不彻底或结扎线头松脱所致。如在术后数日发生，多因继发感染所致，也可以因血管电损伤后所致。不同出血部位采用不同的评估和治疗，首先应迅速稳定生命体征；实验室评估血红蛋白、血细胞比容、血小板和凝血指标，补充液体和血液制品；持续地监测患者的病情。检查手术部位、腹部和阴道断端。如在阴道可钳夹、缝扎止血，如在盆腔且出血多，应立即手术止血。对于病情稳定的患者，腹腔内血肿可以采取期待疗法或者手术探查。对于进行补液和补充血液制品但不能快速稳定的患者，需要手术探查。对于部分患者,可尝试在手术的基础上行髂内血管栓塞术,或者以此来替代手术。

3. **感染** 发生原因是术前有潜在感染或合并感染,或手术时不慎污染,或术后继发感染。为预防感染应做好术前准备(如上述),围手术期无菌操作,导尿管或者腹腔引流管尽早拔除等。一旦出现应检查可能的感染部位(如肺部、腹部、伤口、阴道和泌尿道)并采用适当的实验室评估。首先根据经验使用广谱抗生素治疗,72 小时症状无明显改善的患者,根据药敏试验结果升级抗生素,如有盆腔脓肿宜及时引流。

4. **阴道断端裂开** 阴道断端裂开后,腹腔或盆腔内容物可能会从阴道裂口处脱出。肠管脱出可导致严重的结果,包括腹膜炎、肠道损伤和坏死,以及脓毒症。对于没有器官脱出的阴道断端裂开患者,根据阴道断端分离的大小,可以采取期待治疗或手术治疗。对于较小裂开(即不到 25% 的断端分离),采用期待治疗。如果选择手术闭合,生命体征稳定且没有肠管脱出的阴道断端裂开患者可接受经阴道修补术,无需接受腹部手术。有肠管脱出的患者需急诊手术治疗。手术前,视诊检查可见到的肠管是否存在损伤,随后轻柔地还纳脱垂的肠管或其他脏器。如果脱出物还纳成功,则在为患者作术前准备时,将患者置于头低脚高仰卧位,并填塞阴道以防止肠管再次脱出。如果肠管不可还纳,则应用温热的生理盐水冲洗脱垂部分脏器,并用无菌湿纱垫包裹。

5. **肠道损伤** 肠道损伤主要发生在涉及肠的粘连松解或分离直肠子宫陷凹期间。术中操作轻柔,注意解剖层次分明,如出现浆膜擦伤无需修复,但应修复肌层和 / 或黏膜层的损伤。对于大的肠损伤,缺乏术前肠道准备本身并不是结肠造口术的指征。除非肠损伤和修复涉及较大的面积,否则不需要行术后饮食限制。

(六) 操作注意事项

1. **出血的处理** 子宫切除术容易出血的部位是处理骨盆漏斗韧带、子宫血管和下推膀胱时。肌瘤过大、过宽,特别位置较低时,往往容易出血,增加手术难度。此种情况首先要辨认好解剖关系,确切处理好重要血管,钳夹完全,结扎牢靠,对于卵巢动静脉和子宫动静脉等重要血管建议双重缝扎为妥,以防因组织张力减少后线结松弛而出血。切断韧带要留有足够的组织,以免滑脱。阴道断端止血要彻底,以免术后形成血肿或感染。

2. **粘连的分离** 子宫肌瘤合并子宫内膜异位症或合并盆腔炎性疾病者,可有不同程度的粘连,常造成手术困难。致密粘连,特别是广泛或位于直肠窝或宫旁等处的粘连,处理不妥易造成出血和损伤脏器,操作应格外小心,尽量在直视下锐性分离,不可强行钝性分离。

3. **防止器官损伤** 子宫邻近膀胱、直肠和输尿管等,在粘连严重或肿瘤较大改变解剖部位时,操作不注意则容易造成器官损伤。一般容易发生的损伤有膀胱损伤、输尿管损伤和直肠损伤等。膀胱损伤多发生在切开腹膜时、下推膀胱时,一旦损伤应立即修补。输尿管损伤多发生在较大的子宫肌瘤,特别是阔韧带或宫颈肌瘤,输尿管往往发生移位,容易误伤。广泛粘连或出血的患者,亦容易造成输尿管损伤,需辨清解剖,忌盲目钳夹。直肠损伤多发生在子宫直肠窝粘连的患者,操作中应轻巧细致,遇有致密粘连,不可强行钝性分离。

(七) 相关知识

1. **术式选择原则** 腹腔镜和阴式子宫全切除术具有微创的特点,比开腹子宫全切除术恢复快,而术后恢复情况在腹腔镜手术与阴式手术之间没有差别。阴式手术成功的前提是阴道的条件、子宫的大小及活动度,当耻骨弓较宽或超过 90° 且阴道顶端的宽度 ≥3cm 时,前后空间充足,血管的侧面视野好,有利于行阴道入路切除子宫。尽管如此,腹腔镜子宫全切除仍具有阴式子宫切除无法比拟的优势,主要是对盆腔情况可清楚了解,术野清晰,可同时处理并存于盆腔的病变。对于复杂病例,选择腹腔镜手术要比阴式手术更安全。因此,对简单子宫全切除,阴式手术或腹腔镜手术均可作为首选术式。而合并盆腔粘连、子宫内膜异位症等病变而需切除子宫时,腹腔镜子宫全切除则应作为首选术式。腹腔镜辅助阴式子宫全切除术结合了上述两者的优势,可根据患者情况和医生经验灵活选择。然而,腹腔镜及阴式子宫切除这两种术式仍有其局限性,即不能完成巨大子宫或盆腔严重粘连者的子宫切除,对这类患者,应术前充分评估,选择开腹手术,或术中遇到困难而中转开腹。

2. 困难子宫切除　对于合并巨大宫颈肌瘤、阔韧带肌瘤或者粘连致密严重的内膜异位症等的子宫切除术,属于非常规操作的困难子宫切除,可酌情采取先挖除瘤体再切子宫的方式,并建议于术前行膀胱镜下输尿管逆行插管以做指引,降低损伤输尿管的概率。

3. 阴道断端的处理　关于阴道断端的处理,已报道了多种技术。除了上述的连续扣锁缝合,还可以采用 8 字形缝合或者 U 形缝合,关键之处在于缝合结扎残端两角,沿着断端关闭缝隙和确保止血。

4. 预防顶端脱垂　关于子宫切除术和后续的盆腔器官脱垂之间的关系尚存争议。阴道顶端悬吊常用的技术包括:筋膜内子宫切除术(保留宫骶韧带 - 主韧带复合体),以及在关闭阴道断端时将宫骶韧带缝入阴道断端。然而,由于缺乏高质量的资料评估这些方法,实际的临床决策往往基于各外科医生的经验。

5. 预防性输卵管切除术降低罹患卵巢癌的风险可能是通过下列机制。①消除可能源于输卵管的病变;②减小致癌物质经阴道、宫颈和输卵管上行进入腹膜腔的可能;③起到癌症筛查的效果。

三、子宫切除规范检查表(表 1-2-1~ 表 1-2-2)

表 1-2-1　经腹子宫全 / 次全切除规范检查核查表

项目	内容	是	部分	否
操作前准备	病史采集:包括现病史、既往史、个人史			
	核对术前化验			
	核对手术指征,查看有无子宫切除禁忌证			
	用药管理			
	交代病情及知情告知			
	阴道准备			
	肠道准备			
	预防性抗生素使用规范			
操作过程	三方核对			
	体位,切口选择			
	消毒铺单			
	皮肤切口			

项目	内容	是	部分	否
操作过程	处理圆韧带			
	处理附件			
	打开膀胱腹壁返折,下推膀胱			
	处理子宫血管			
	处理主韧带和骶韧带			
	切除子宫 / 子宫体			
	缝合阴道断端 / 宫颈断端			
	探查关腹			
	恢复患者体位,等待患者苏醒			
	标本送检			
操作后处置	向患者简要介绍手术情况			
	术后治疗			
	交代患者术后注意事项			

表 1-2-2 经腹腔镜子宫全 / 次全切除规范检查核查表

项目	内容	是	部分	否
操作前准备	病史采集:包括现病史、既往史、个人史			
	核对术前化验			
	核对手术指征,查看有无子宫切除禁忌证			
	用药管理			
	交代病情及知情告知			
	阴道准备			
	肠道准备			
	预防性抗生素使用规范			
操作过程	三方核对			
	体位,切口选择			
	消毒铺单			
	套管针放置,举宫器放置			
	处理圆韧带			
	处理附件			
	打开膀胱腹壁返折,下推膀胱			
	处理子宫血管			
	切除子宫 / 子宫体			

续表

项目	内容	是	部分	否
操作过程	取出子宫/子宫体			
	缝合阴道断端/处理宫颈断端			
	探查关腹			
	恢复患者体位,等待患者苏醒			
	标本送检			
操作后处置	向患者简要介绍手术情况			
	术后治疗			
	交代患者术后注意事项			

四、常见操作错误及分析

1. 切断圆韧带时距离子宫太近 限制了阔韧带的暴露,并使在阔韧带上切开腹膜更加困难。最好是在圆韧带的中段部分或更外侧处将其断离,随后可以很容易地提起韧带,使阔韧带上的腹膜更加容易与盆腔其他结构分开,以便更加容易地切开。

2. 切除双附件时未充分上提骨盆漏斗韧带 骨盆漏斗韧带在越过输尿管时没有间隙,向下钳夹卵巢血管可产生损伤输尿管的风险,在切断前上提骨盆漏斗韧带,以在输尿管和卵巢血管间形成间隙,从而确保不会损伤输尿管。

3. 离断子宫血管和主骶韧带时未注意远离膀胱输尿管 术中应识别出膀胱和输尿管,并在子宫切除术的关键操作过程中始终注意防止损伤输尿管。沿着盆腔侧壁就可能识别出腹膜后的输尿管。如果不能看见输尿管,则在骨盆缘水平上平行骨盆漏斗韧带切开腹膜,在腹膜后分离识别出输尿管。联合锐性和钝性分离直至看到输尿管,根据需要可能会继续向下朝着坐骨棘进行分离。术中应识别输尿管,并确保输尿管远离烧灼或分离的部位,这在切断骨盆漏斗韧带和子宫血管以及处理主骶韧带时尤为关键。

【子宫次全切除术】

一、概述

子宫次全切除术又称部分子宫切除术或宫颈上子宫切除术,手术切除子宫体,保留子宫颈。本章节叙述经腹子宫次全切除术及腹腔镜下子宫次全切除术。

二、子宫次全切除术操作规范流程

(一) 适应证

1. 子宫肌瘤或其他子宫良性疾病,如功能性子宫出血、子宫腺肌病/瘤等,需要切除子宫而子宫颈正常、可保留子宫颈的年轻妇女。

2. 子宫颈无严重病变且患者一般情况欠佳,或有全身性严重并发症,不能耐受较复杂的子宫全切除手术者,或有广泛粘连,行全子宫手术有困难者。

（二）禁忌证

1. 有明确生育要求,拒绝子宫切除患者。

2. 子宫、内膜或者附件有恶性病变者。

3. 生殖道或全身感染的急性期。

4. 严重内科疾患如心、肝、肾功能衰竭的急性期;严重的凝血功能障碍及血液病;存在其他不能耐受麻醉及手术的情况。

5. 膈疝患者禁行腹腔镜。

（三）手术前准备

见前述"子宫全切除术"部分。

（四）操作步骤

1. 麻醉及体位选择　见前述"子宫全切除术"部分。

2. 具体手术步骤(经腹子宫次全切除术)

(1)从 1~8 步骤同经腹子宫全切除术。

(2)切除子宫体:子宫体切除的多少根据具体情况而定。一般于宫颈内外口水平之间的中间位置切除子宫。将子宫提起暴露切开部位,周围垫好湿纱垫,以免颈管内分泌物污染手术野,手术刀或电刀楔形切断宫颈,助手以组织钳将宫颈残端提起。如子宫血管缝扎完全,则宫颈断端呈白色,有活动性出血应缝扎止血,络合碘棉签消毒断端两遍后,盐水棉签消毒一遍,凡与污染物接触过的器械,用后立即置于污染盆内。然后用 1-0 可吸收线连续缝合或间断缝合宫颈断端,注意缝好断端的两角。如年轻患者需要保持月经来潮,切除范围可在子宫内口以上(病灶位置低,手术不可能者除外)。

(3)缝合盆腔腹膜和关腹:同"经腹子宫全切除术"的步骤。

(4)标本剖视送检:子宫全切标本按规定测量并剖视,从子宫前壁正中至双侧宫角做 Y 字形剖开肌层至宫腔,完全暴露宫腔及双宫角内膜并将肌壁上瘤体、病灶逐一剖视,作详细记录,送病理检查。

3. 具体手术步骤(腹腔镜下子宫次全切除术)

(1)步骤 1~9 见"经腹子宫全切除术"。

(2)切除子宫体:子宫次全切除术是在宫颈内口水平切断宫颈。可用于该步骤的腹腔镜器械包括超声刀、单极钩或圈套器,然后探查残留的宫颈残端。许多外科医生会烧灼子宫颈管,以减少术后周期性出血的可能,但该技术的效果尚未得到证实。宫颈残端电凝止血,或者用 1-0 可吸收线 8 字缝合或间断缝合宫颈断端。

(3)取出切下的子宫体标本:可采用电动分碎器分碎子宫(切成小块),再经腹腔镜切口取出。或作微型剖腹手术切口,完整取出子宫标本或通过手术刀分碎术来取出子宫。切口大小取决于子宫标本的大小。电动分碎术的风险在于,若存在未知的恶性肿瘤,可播散恶性细胞,而且少数的子宫肌瘤分碎后也导致子宫肌瘤的播散种植,可选择将子宫标本置入标本袋,而后进行分碎,以便减少分碎后种植的风险。

(4)其余步骤参见"经腹子宫次全切除术"。

(5)最终检查和关腹:检查术野,彻底止血。腹腔镜手术中在腹膜内压力较低的情况下进行观察可能有助于消除高腹腔内压力的止血作用,腹壁筋膜缺陷超过 10mm 通常要进行缝合关闭,以避免腹孔疝。闭合皮肤切口。

（6）标本剖视送检：同开腹子宫次全切除手术。

三、其余术中术后相关事项及规范检查表

见前述"子宫全切除术"部分。

四、相关知识测试题（多选题）

1. 以下不是子宫全／次全切除术适应证的是
   A. 子宫良性肿瘤
   B. 子宫内膜异位症及子宫腺肌病
   C. 宫颈癌 Ib2 期
   D. 子宫积脓、子宫脱垂、生殖道畸形致生殖道积血无法排出等可考虑子宫切除
   E. 子宫正常，因需绝经后激素替代治疗，患者本人要求

2. 子宫切除时，易损伤输尿管的步骤是
   A. 处理骨盆漏斗韧带
   B. 处理子宫阔韧带
   C. 处理子宫血管及子宫主骶韧带
   D. 缝合后腹膜
   E. 缝合阴道两侧角

3. 切除子宫时保留双侧附件，下列说法**不正确**的是
   A. 打开卵巢子宫韧带和输卵管下的阔韧带后叶
   B. 钳夹、切断并采用方结结扎子宫卵巢韧带
   C. 放置一根缝线穿过子宫卵巢韧带的残端，然后使用可吸收缝线将此残端缝合至腰肌或圆韧带残端
   D. 切断每根骨盆漏斗韧带，并采用方结进行结扎
   E. 两侧子宫卵巢韧带残端于中线处缝合在一起

4. 子宫全切除术后，以下**不是**术后注意事项的是
   A. 术后全休 3 个月，免性生活及盆浴 3 个月
   B. 术后 1 个月门诊随诊
   C. 术后避免剧烈运动、提重物 3~6 个月，积极防治上呼吸道感染、便秘等
   D. 极少数患者阴道出血大于或等于月经量，这种情况下，观察即可
   E. 术后不要做阴道冲洗，可用温开水冲洗外阴

参考答案：1. CE；2. ACE；3. BDE；4. D。

（张　瑜　王　前）

参考文献

［1］傅才英，吴佩煜，翁霞云，等 . 妇产科手术学 . 2 版 . 北京：人民军医出版社，2013.
［2］李光仪 . 实用妇科腹腔镜手术学 . 北京：人民卫生出版社，2007.
［3］OCCHINO JA, GEBHART JB. Difficult vaginal hysterectomy. Clin Obstet Gynecol, 2010, 53 (1): 40-50.
［4］THAKAR R, SULTAN AH. Hysterectomy and pelvic organ dysfunction. Best Pract Res Clin Obstet

Gynaecol, 2005, 19: 403.

[5] BERGSTROM JE, SCOTT ME, ALIMI Y, et al. Narcotics reduction, quality and safety in gynecologic oncology surgery in the first years of enhanced recovery after surgery protocol implementation. Gynecol Oncol, 2018, 149: 554-559.

第三节　宫颈锥形切除术（LEEP 或冷刀锥形切除术）

一、概述

宫颈锥形切除术是指在宫颈上切除一个环绕子宫颈管并包含整个移行带的锥形部分。切除的方式有冷刀切除（手术刀）、激光切除或电切除术（环形电切术，LEEP）。由于鳞状上皮病变通常起自移行带，因此宫颈锥切术施行过程中需要切除包括病变在内的宫颈外口、转化区、鳞柱状上皮交界及宫颈管内组织，以便病理科医生能够对上皮内或浅表浸润性病变进行全面检查。

二、操作规范流程

（一）适应证

1. 阴道镜明确诊断的高级别鳞状上皮内病变（HSIL）、不典型腺细胞（AGC）倾向瘤变或原位腺癌（AIS）。

2. 不满意的阴道镜检查，指移行带不能完全暴露，多见于年龄较大患者；或病变位于颈管内，阴道镜难以明确诊断的患者。

3. TCT 结果与阴道镜下活检病理不符，如 TCT 多次结果都是 HSIL，但阴道镜活检不能支持相应级别或者更高级别的诊断。

4. 宫颈管诊刮阳性提示病变可能位于颈管内。

5. 阴道镜活检病理检查可疑浸润癌可明确病变深度及广度。

6. 病理检查提示微灶浸润癌（Ia1 期宫颈癌）或宫颈原位腺癌，需要保留生育功能的患者。

7. 宫颈 HSIL、宫颈原位腺癌、早期宫颈鳞状细胞浸润癌锥切治疗后病变持续存在、残留或复发的患者。

（二）禁忌证

1. 严重内科疾患如心、肝、肾功能衰竭的急性期；严重的凝血功能障碍及血液病；存在其他不能耐受麻醉及手术的情况。

2. 有严重的阴道狭窄、宫颈萎缩或生殖道畸形，无法经阴道进行宫颈手术者。

3. 生殖道或全身感染的急性期、月经期、产褥期患者为避免围术期感染，不建议手术。

（三）操作前准备

1. 患者准备

（1）全面详细询问病史：术前应对患者的病史进行全面采集，特别是增加围手术期并发症风险的疾病及危险因素，全面体格检查、实验室检查。其中重要的辅助检查包括宫颈细胞学、HPV 检测以及阴道镜检查。值得注意的是，宫颈锥形切除术术前需要经过高质量的阴道镜评估,充分评估宫颈病变的范围及阴道上皮是否同时存在病变,这对手术的范围具有重要的指导作用。

(2)术前宣教:包括术前准备、手术及麻醉过程、术后康复、出院标准等。

(3)术前优化措施:一般选择月经前半周期进行手术,若患者为绝经期,则不需要根据月经周期选择手术时机。

(4)术前按照常规麻醉要求进行禁食禁饮。

(5)术前按照常规给予一次预防性抗生素。

2. 操作者准备

(1)三方核对患者信息:包括患者姓名、性别、年龄、主诉。

(2)手术采用全身麻醉的患者需确认禁食禁饮时间。

(3)询问患者既往有无高血压、心、肺、脑疾病等病史,有无服用抗血小板药物、抗凝药物如阿司匹林、氯吡格雷等的情况,有无出凝血异常的疾病史。

(4)手术采取全身麻醉,应患者询问有无麻醉药物过敏史。

(5)检查患者的血常规、凝血功能、心电图及既往其他结果,了解患者有无手术禁忌。

(6)确定患者已签署手术同意书。

3. 物品准备　冷刀锥形切除术需要准备的重要物品包括阴道窥器或拉钩、装有 11 号刀片的长柄手术刀、电凝刀以及 2-0 可吸收缝线、复方碘溶液或 3%~5% 的醋酸溶液及血管收缩剂。LEEP 的主要设备为绝缘材质的阴道窥器、可切除不同大小组织的电切环、球形电极或常规电刀,原则上尽量选择足够大的电切环一次性切除病变,如一次不能够完成可采用不同尺寸电极进行补切。而高频电刀的能量设置建议与病理科医生充分沟通后固定,保证在不影响手术操作的前提下,选用较低的能量,避免组织过度烧灼,影响病理科医生对切缘的判断。

(四) 操作步骤

1. 冷刀锥形切除术

(1)患者取膀胱截石位。

(2)操作前可一次性导尿以免膀胱受损,亦可嘱患者术前自行排空膀胱,避免术中插入导管增加术后泌尿道感染的风险。

(3)术前不要进行指诊,而且需要轻柔地进行阴道准备,以免损伤宫颈,导致标本的组织学解读出现困难。术中放置长度适当的阴道窥器或阴道拉钩以便暴露宫颈。

(4)术中可使用复方碘溶液或 3%~5% 的醋酸溶液帮助标记确定移行带的外部边界。这些操作可帮助外科医生确定锥形切除术的大小和形状。对于接受锥形切除术的绝经后女性,其切除范围需更深(≥ 2cm),因为这些患者的鳞状 - 柱状上皮接合处往往向头侧移至宫颈内管。若术中使用复方碘溶液或 3%~5% 的醋酸溶液标定,应同时对阴道上皮进行处理,观察是否同时存在可疑的阴道病变,术中应同时切除进行病理诊断。

(5)如果没有内科禁忌证(如高血压),宫颈切开前可向宫颈内注射血管收缩剂(例如垂体后叶素或肾上腺素)减少术中出血,从而改善术野暴露。通常将 6U 的垂体后叶素稀释至 50ml 的生理盐水中,在计划的切除线稍外侧将 20~30ml 环周注入宫颈间质。

(6)使用装有 11 号刀片的长柄手术刀,在移行带外缘稍外侧进行环形切开。采用非常轻的锯木头动作,尽量使刀片保持在同一深度和角度,完成预期的锥形切除。

(7)若需要切除较多宫颈内管时,子宫探子有助于引导切口的路径;应注意不要切得过宽过深,避免损伤子宫动脉分支,导致术中出血过多。

(8)无需进行常规诊断性刮宫,但下列情况除外:绝经过渡期和绝经后女性,子宫内膜腺体细胞学异常的女性,以及具有子宫内膜病变危险因素的女性。首先进行锥形切除术,来确保宫颈结构完整。

(9)对于宫颈不大,出血不多的锥切后创面,可考虑通过单极电凝止血。止血时,注意应充分暴露创面,从上至下止血;对于宫颈较大,锥形切除术创面有大量活动性出血,建议缝合止血,缝合方法有多种,包括改良的 Sturmdorf 缝合法及缝扎子宫动脉下行支的两点缝扎法,或根据术中出血位置,酌情缝扎止血。

(10)外科医生应在手术室测量锥形切除术标本的宽度和垂直深度,并在手术记录中记下这些测量值,同时对锥形切除组织进行标记,如缝线标记宫颈 12 点,便于病理科医生对于病变位置进行描述。

(11)如果宫颈锥切范围较大,术后检查发现有宫颈有较大缺损,须注意手术刀是否进入腹膜腔。如果进入腹膜腔,可能需使用腹腔镜检查盆腔。如果宫颈前唇缺失较大,且感觉进刀过深,术中需使用膀胱镜检查膀胱。

2. LEEP

(1)手术可考虑使用局部麻醉药物和血管收缩剂溶液(如,5~10ml 的 1% 利多卡因联合 1:100 000 肾上腺素)镇痛,在 3、6、9 和 12 点的位置注射入宫颈(宫颈阴道部)表面的黏膜下。或使用表面麻醉喷雾剂以及利多卡因软膏。因为该手术时间短,出血少,部分操作熟练的医生,也选择不使用局部麻醉药物,具体由操作医生根据经验决策。

(2)暴露宫颈后,可使用复方碘溶液或 3%~5% 的醋酸溶液帮助标定移行带的外部边界。

(3)使环形线圈环绕移行带于宫颈下方开始进行切割,线圈从宫颈下方滑至上方,使切割电流能分离组织,一次性完整切除,切除过程建议速度适中。如果试图使线圈快速拉过宫颈,线圈被牵拉、弯曲或黏附到组织上,可能导致比预计的切割深度浅,或者线圈拉断的情况。然而,如果线圈移动过慢,会对标本造成过度的热损伤。

(4)原则上应一次性完整切除病变,但少数情况下,病变范围较大或为确保完全切除宫颈管内病变,有必要再进行再次切割。若术前评估显示病灶延伸至宫颈内管,超出了线圈可及的范围,可能需使用直径更小的方形线圈切除该区域的其他组织。

(5)在切除完成后使用球形电极或常规尖头电刀止血。

(6)术后对锥形切除组织进行标记,便于病理科医生对于病变位置进行描述。

(7)通常 LEEP 不采用缝合止血,因此宫颈创面处于开放状态,建议术后阴道留置纱布团或纱布条紧紧填塞覆盖创面,纱布条末端或纱布团留有长棉线置于阴道外口,便于患者术后 24 小时自行取出。

3. 手术记录　手术记录应包括手术切除前宫颈的形态、大小及糜烂程度的描述;若进行复方碘溶液或 3%~5% 的醋酸溶液帮助标定移行带的外部边界,手术记录中应进行描述。手术的切除范围,术后止血的方式,锥切组织的大小及深度,以及锥切组织的标记方式均应在手术记录中体现,便于病理医师诊断时查阅。

（五）手术常见并发症及处理

1. 术中出血　在锥切过程中,很少发生重大的术中并发症。术后不久发生出血可能是由于术中止血不充分,或是血管收缩剂效果消退后血管舒张的结果。延迟性出血可能发生于术后 1~2 周,这和愈合过程中脱痂血管暴露,缝线溶解或侵蚀血管有关。冷刀锥形切除术后,出血的发生率为 5%~15%。经门诊保守处理后,如缝合、填塞或创面局部敷止血药物,早期或延迟性出血常可消失。偶尔需在麻醉下行手术止血。如果出血仍然严重,应充分探查是否有其他周围脏器或重要血管的损伤后(例如子宫动脉,穿透阴道穹窿等),采取宫颈环扎缝合、髂内动脉栓塞或结扎,或者子宫切除术。

2. 子宫穿孔　穿孔虽不常见,但当子宫极度前屈或萎缩(绝经后女性)时较容易发生。子宫侧面穿孔可能导致子宫动脉撕裂、阔韧带血肿、膀胱和直肠撕裂等。为了处理这些问题,可能需行腹腔镜手术,甚至是开腹手术。

3. 感染　冷刀锥形切除术后,感染的发生率为 0.2%~6.8%。感染可能有多种表现形式,包括局部宫颈炎症、子宫内膜炎、宫旁组织炎、输卵管炎或盆腔脓肿。因此术前应严格评估患者是否合并有盆腔及生殖道的感染,若处于急性感染期,应抗感染治疗后再行手术治疗。同时手术时间临近月经期也可以增加术后感染的风险,因此,手术时机的选择应尽量延长至下一次月经期。

4. 锥形切除术的晚期并发症　包括宫颈功能不全及宫颈狭窄,宫颈狭窄的危险因素主要是被切除组织的量和绝经后状态。因此,术前必须对患者进行阴道镜的评估,阴道镜的报告应包括充分暴露的宫颈图片,便于手术医生对于疾病范围的确定;手术医生术中可以应用复方碘溶液或 3%~5% 的醋酸溶液再次确认病变范围,避免病变残留的情况下,尽量保留较多的宫颈组织。

（六）操作注意事项

1. 绝经后的女性或再次锥切的患者　术前应充分评估锥形切除的可行性,必要时经阴道 B 超评估患者宫颈的大小,若宫颈锥形切除术较为困难,术中损伤风险大,可与患者充分沟通后,直接行子宫全切除术。

2. 术后随访　应告知患者术后 1~2 周有阴道流血风险,若阴道流血多于平常月经量,及时就诊处理。患者术后 3 个月要避免阴道性交,且不能在阴道放置任何异物。术后 1 个月时进行第一次复诊,以确保宫颈正在愈合且宫颈内管通畅。术后 3~4 个月时进行宫颈细胞学评估和阴道镜检查。不应在 3 个月之前获取标本,因为这时的标本常常被碎屑、化生的细胞和白细胞污染,使结果难以判读。

3. 需要再次手术的处理　宫颈锥形切除术并不总是切除整个移行带。在某些情况下,不太可能完全切除,如妊娠、移行带较大、移行带在宫颈内管较高的位置,或病变延伸至阴道穹窿。锥形切除术切缘阳性的宫颈上皮内瘤变(CIN)女性可能需要后续的干预,根据综合情况判断是再次行宫颈锥形切除还是行子宫切除。宫颈锥形切除术后,炎症组织反应可影响后续手术的时机。如果需行子宫切除术,可在宫颈锥形切除术后即刻至炎症反应开始(通常在术后 1~2 天)前这一期间进行。如果认为患者有行子宫切除术的指征,但无法在锥形切除术后 48 小时内进行,推荐患者等待约 4 周,宫旁炎症消退后再进行。

三、手术规范检查表(表 1-3-1~ 表 1-3-2)

表 1-3-1　宫颈冷刀锥形切除术检查表

项目	内容	是	部分	否
操作前准备	核对患者信息:包括患者姓名、性别、年龄、主诉			
	询问患者病史、查看细胞学、HPV 及阴道镜相关检查结果			
	询问患者既往有无高血压、心、肺、脑疾病等病史			
	询问有无服用抗血小板药物、抗凝药物如阿司匹林、氯吡格雷等的情况及有无出凝血异常疾病史。全身麻醉需询问有无麻醉药物过敏史			
	查看患者血常规、凝血功能、心电图及既往结果			
	明确患者有无手术禁忌证			
	确定患者已签署手术同意书			
	再次查看阴道镜结果,了解病变范围			
操作过程	体位准备			
	嘱患者术前排空膀胱			
	嘱患者取膀胱截石位			
	患者会阴部消毒及阴道消毒			
	手术步骤			
	阴道窥器或阴道拉钩充分暴露宫颈			
	描述宫颈的大小及糜烂程度			
	复方碘溶液或 3%~5% 的醋酸溶液标定移行带的外部边界,同时观察是否存在可疑阴道上皮病变			
	必要时宫颈组织注射血管收缩剂(如垂体后叶素或肾上腺素)减少术中出血			
	使用装有 11 号刀片的长柄手术刀,在移行带外缘稍外侧进行环形切开			
	采用非常轻的锯木头动作,尽量使刀片保持在同一深度和角度,完成预期的环形切除			
	根据术中情况选择合适的止血方式:电凝法或缝合法			
	测量锥形切除术标本的宽度和垂直深度,并在手术记录中记下这些测量值			
	同时对锥形切除组织进行标记,便于病理科医生对于病变位置进行描述			
操作后处置	向患者简要介绍术中情况			
	交代患者术后注意事项,包括术后可能的病检结果及处理方式,术后随访时间及禁止性生活的时间。若留置阴道填塞物应告知患者移除填塞物的时间			

表 1-3-2　LEEP 检查表

项目	内容	是	部分	否
操作前准备	核对患者信息：包括患者姓名、性别、年龄、主诉			
	询问患者病史、查看细胞学、HPV 及阴道镜相关检查结果			
	询问患者既往有无高血压、心、肺、脑疾病等病史			
	询问有无服用抗血小板药物、抗凝药物如阿司匹林、氯吡格雷等的情况及有无出凝血异常疾病史。全身麻醉需询问有无麻醉药物过敏史			
	查看患者血常规、凝血功能、心电图及既往结果			
	明确患者有无手术禁忌证			
	确定患者已签署手术同意书			
	再次查看阴道镜结果，了解病变范围			
操作过程	体位准备			
	嘱患者术前排空膀胱			
	嘱患者膀胱截石位			
	患者会阴部消毒及阴道消毒			
	手术步骤			
	阴道窥器或阴道拉钩充分暴露宫颈			
	描述宫颈的大小及糜烂程度			
	复方碘溶液或 3%~5% 的醋酸溶液标定移行带的外部边界			
	使环形线圈环绕移行带于宫颈下方开始进行切割			
	线圈从宫颈下方滑至上方，使切割电流能分离组织，一次性完整切除			
	切割速度适中，锥形切除标本完整，边缘未见过度烧灼			
	观察锥形切除术标本的宽度和垂直深度，根据术前评估的病变位置，评估是否需要补切			
	使用球形电极或常规尖头电刀止血			
	同时对锥形切除组织进行标记，便于病理科医生对于病变位置的描述			
	术后阴道留置纱布团或纱布条紧紧填塞覆盖创面，纱布条末端或纱布团留有长棉线置于阴道外口			
操作后处置	向患者简要介绍术中情况			
	交代患者术后注意事项，包括术后可能的病检结果及处理方式，术后随访时间及禁止性生活的时间。告知患者移除填塞物的时间			

四、常见操作错误及分析

分块进行宫颈组织的切除：宫颈锥形切除术的目的是完整切除宫颈移行区，达到诊断及治疗宫颈病变的手术方式。因此，手术强调一次性完整切下锥形组织，便于病理科医生后续的诊断，指导患者后续的随访及治疗。术中无视病变范围及宫颈移行区的结构，随意的多次分步切除会导致病理科医生在诊断时无法辨别病变位置,不利于诊断。因此冷刀锥形切除术时,在移行带外缘稍外侧进行锥形切开,尽量使刀片保持在同一深度和角度,完成预期的环形切除。而 LEEP 时,环形电刀线圈从宫颈下方滑至上方,一次性完整切除。少数情况下,因为病变位置较深,应重复上述步骤,再次补切。

五、相关知识测试题

1. 患者,62 岁,宫颈细胞学 HSIL,宫颈阴道镜下活检阴性时,因首先选择的处理方式是

A. 宫颈冷刀锥形切除术　　　B. 宫颈管搔刮　　　C. 诊断性刮宫

D. 继续随访　　　E. HPV 检测

2. 关于 LEEP 术,以下说法正确的是

A. 是首选的宫颈锥形切除术的手术方式

B. 因为手术时间短,术中出血少,无需全身麻醉,因此无绝对的手术禁忌证

C. 术前可使用复方碘溶液或 3%~5% 的醋酸溶液标定移行带的外部边界

D. 手术切除方式根据手术医生的偏好决定,可以多次小块切除病变

E. 使环形线圈环切除宫颈移行区时,为了避免线圈会被牵拉、弯曲或黏附到组织上,应越慢越好

3. 关于宫颈冷刀锥形切除术,以下说法正确的是

A. 冷刀锥切切除术优于 LEEP

B. 为了避免术后病变残留,术中应尽可能地切除较大的宫颈组织

C. 如果没有内科禁忌证(如高血压),宫颈切开前可向宫颈组织内注射血管收缩剂(例如垂体后叶素或肾上腺素)减少术中出血,从而改善术野暴露

D. 冷刀锥形切除术可以根据术中情况完整的切除宫颈移行区,因此术前也可以不进行阴道镜评估

E. 术后应在标本固定后,由病理科医生测量锥切组织的大小

4. 王某某,女,33 岁,孕 2 产 1,妊娠 4 个月,因阴道出血发现宫颈中度糜烂,接触性出血,宫颈刮片示 HISL,阴道镜下活检示 CIN Ⅲ,治疗方案最佳的是

A. 立即终止妊娠,流产后行子宫全切除术

B. 严密随访直到足月,剖宫产结束分娩,产后 4~6 个月行宫颈刮片和阴道镜,明确病变后再次决定手术方式

C. 妊娠和分娩可使病变迅速进展,应立即剖宫取胎,同时行子宫全切除术

D. 妊娠和分娩可使癌症扩散,增加宫颈癌期别,应直接行广泛子宫切除术 + 盆腔淋巴结清扫术

E. 严密随访直到足月,剖宫产同时行子宫全切除术

5. 刘某,58 岁,因绝经后阴道流血就诊,宫颈细胞学检查示 HISL,阴道镜下活检示 CIN Ⅱ,妇科 B 超示子宫内膜增厚。以下处理方案最佳的是

A. 仅进行宫颈锥形切除术,术后根据患者的临床症状再做决策

B. 先行诊断性刮宫,病检结果无异常,再行宫颈锥形切除术

C. 直接行子宫全切除术

D. 同时进行宫颈锥形切除术及诊断性刮宫术,根据术后病检再决定后续治疗方案

E. 仅需要密切随访即可

参考答案：1. A；2. C；3. C；4. B；5. D。

（田　焱　杨文青）

第四节　宫腔镜下子宫内膜息肉切除术

一、概述

子宫内膜息肉是子宫内膜腺体和基质的增生性过度生长，从子宫内膜表面向宫腔内形成突起，是异常子宫出血最常见的病因之一。子宫内膜息肉由子宫内膜腺体、间质和血管组成，可以是单一性病灶或多发性病灶，直径大小不一，从数毫米到数厘米不等。多数子宫内膜息肉是良性的，少数可能出现恶变。部分子宫内膜息肉的患者可能没有异常阴道流血等症状，仅在超声检查或宫腔镜检查时偶然发现。一般来说，症状性子宫内膜息肉均应予以手术切除，非症状性子宫内膜息肉的治疗时机则取决于患者是否合并不孕或是否有恶变可能等因素。在宫腔镜下进行息肉切除术是多数子宫内膜息肉首选的治疗方法，借助宫腔镜对宫腔内病变进行直视下精准处理。

二、宫腔镜下子宫内膜息肉切除术操作规范流程

（一）适应证

有临床症状的女性，无论绝经与否，均应切除症状性息肉。

无临床症状的女性，对于绝经前女性，如存在子宫内膜增生症或子宫内膜癌危险因素的女性，建议切除无症状性息肉。对于其他无症状的女性，如有如下特点，建议进行息肉切除术：①息肉直径>1.5cm；②多发息肉；③息肉从宫颈脱出；④不孕。对于绝经后女性，推荐切除所有子宫内膜息肉。

（二）禁忌证

1. 严重内外科疾病或其他疾病不能耐受麻醉及手术者。

2. 生殖道感染急性期。

（三）操作前的准备

1. 患者准备

（1）全面病情评估：详细询问病史，特别是增加围手术期并发症风险的疾病及危险因素，全面体格检查、实验室检查，全面筛查营养状况及合并症。

（2）术前宣教：包括术前准备、手术及麻醉过程、术后康复、出院标准等。

（3）术前优化措施：术前 4 周戒烟、戒酒，营养状况筛查；识别贫血及其原因，予以纠正。

（4）术前禁食禁饮要求：禁食 6 小时，禁饮 2 小时以上。

（5）术前静脉血栓风险评估及必要时抗凝治疗。

（6）宫颈准备：根据患者术前评估情况，如估计息肉较大或宫颈条件差者可于手术前 8 小时阴道内进放置米索前列醇 200~400μg。或使用间苯三酚 80mg 于手术开始前 30 分钟静滴。

（7）签署宫腔镜子宫内膜息肉切除术知情同意书。

(8)术前应向患者做好解释工作,消除患者的恐惧感,对于精神紧张的患者,必要时可给镇静或安眠药,如安定等。

2. 操作者准备

(1)明确患者有无宫腔镜手术禁忌证。

(2)确定患者已签署宫腔镜手术同意书。

3. 物品(器械)的准备

(1)术中需使用的仪器、设备检查是否可正常运行。

(2)监护设备、氧气及急救药品准备妥当。

(3)宫腔镜下使用的剪刀、活检钳、环状电极、针状电极、抓钳、宫内刨削吸引装置、宫内组织切除系统等器械。

(四)操作步骤

1. 麻醉及体位选择

(1)麻醉方式:一般选择全身麻醉或腰椎管内麻醉、联合硬膜外麻醉,全麻药物的选择根据患者一般情况来决定。

(2)体位选择:一般选择膀胱截石位。

2. 手术步骤

(1)一般采用膀胱截石位,充分暴露会阴部手术视野,有髋关节手术史或下肢活动障碍患者体位可适当调整。

(2)麻醉后行会阴部消毒,铺无菌巾,会阴部贴无菌切口保护膜。

(3)剪开切口保护膜暴露阴道口,严格消毒尿道外口行导尿术,留置导尿管持续开放,手术结束后可选择即时拔除导尿管。

(4)组装宫腔检查镜,连接摄像头、光源线并套好无菌保护套,连接膨宫管并调节膨宫压力,排尽灌流液中的空气,固定台上设备连线,防止掉落污染。

(5)置入阴道窥器后消毒阴道及宫颈,宫颈管内用络合碘棉签进行消毒。

(6)术前再次行妇科检查(双合诊),明确子宫位置、大小、质地等。再次放置阴道窥器,打开固定以完整暴露宫颈,使用宫颈钳钳夹宫颈固定,探针探查宫颈内口长度、宫腔深度并记录。探针进入宫腔方向应与子宫位置一致,避免暴力操作损伤子宫肌层。

(7)置入宫腔检查镜,通过宫颈内口进入宫腔后,膨宫满意的状态下依次检查子宫前壁、子宫后壁、宫底部、双层子宫侧壁、双侧宫角、输卵管子宫开口,检查内膜厚度。明确内膜息肉的数量、大小、部位、形态、色泽、质地,观察其是否为带蒂息肉、蒂部形态、是否合并出血、占据宫腔体积程度。退镜时观察宫颈管形态、宫颈内膜厚度等。将以上检查内容采图并详细记录。

(8)退出宫腔检查镜,需扩张宫颈的患者在宫颈管中放入扩宫棒,根据患者宫颈外口松弛情况,一般从5号扩宫棒开始,依次扩宫至相应器械直径大小,避免暴力操作以致宫颈撕裂。

(9)置入宫腔镜及操作器械,辨认清楚宫腔内解剖结构,紧贴息肉进行电切、钳夹、旋切等操作。完成切除后检查息肉蒂部是否有残留、息肉周边内膜是否损伤等,检查创面是否有活动性出血,必要时电凝止血。

(10)退出宫腔操作镜后再次放入检查镜,依次序检查宫腔前后壁、宫底、双侧宫角、双侧输卵管开口、宫颈管,采图并详细记录变化。

(11)退出检查镜,以络合碘消毒阴道,松开宫颈钳,退出阴道窥器,清点器械敷料。

(12)完成手术记录,详细记录手术中情况包括术中药品使用、膨宫灌流液体使用量、尿量、生命体征变化情况。

3. 术后处理

(1)术后生命体征检测:观察血压、呼吸、脉搏、血氧饱和度。

(2)术后尽早活动,尽早恢复经口进食。

(3)不推荐常规使用抗生素,如术后阴道流血较多或时间超过5天可酌情使用口服抗生素或静脉抗生素。

(五)常见并发症及处理

(1)心脑血管意外:包括心脏意外如心绞痛、心肌梗死、心律失常和心脏骤停,肺部并发症如低氧血症、呼吸困难及脑血管意外等,尤其是老年人或原有心、脑、肺疾病的患者容易出现。由于手术时间过长,患者耐受度降低等可能引起心电图异常、血压升高等,术前应询问病史,老年人或原有心、脑、肺疾患的患者术前检查血压、完善心电图及肺功能检查。

(2)麻醉意外:麻醉过程中出现误吸、过敏反应、呼吸困难、苏醒延迟等,甚至出现意识障碍乃至死亡。因此手术过程中必须由专职麻醉医师进行麻醉,避免严重并发症,术前应询问病史,了解既往病史及药物使用情况。

(3)静脉空气栓塞:手术中患者采取头低臀高位时,心脏低于子宫水平,致使静脉压降低,如果此时子宫肌层大静脉窦开放与外界相通,外界的空气可进入静脉循环。其临床表现为术中血氧饱和度、血压突然下降,呼吸急促、心脏骤停等。出现此情况时应立即停止手术操作,紧急加压给氧,立即心肺复苏施救。预防措施为严禁使用头低臀高体位,严格防止空气进入膨宫灌流液体中,宫颈操作时轻柔,防止局部血管撕裂致空气进入血液循环。

(4)体液超负荷综合征(TURP综合征):是指宫腔手术中膨宫液经手术创面,大量快速吸收并在体内潴留,以血液渗透压下降、水电解质平衡紊乱及血容量过多为主要特征的临床综合征。其主要临床表现包括:①肺水肿,表现为胸闷、气促、咳嗽、咯粉红泡沫痰,肺部可闻湿啰音等;②脑水肿,表现为烦躁、恶心、头痛、视力模糊、意识障碍等;③若有肾功能不全,则可引起少尿或无尿;④血钠降低;⑤血糖升高(膨宫液选用5%葡萄糖)。术中应加强心电监护,密切监测膨宫压力和液体进出量,减少子宫肌壁的破坏,控制手术时间,控制宫内压,同时结合术中血气分析对患者体内水电解质平衡进行评估。一旦考虑急性水中毒,需要即刻采取抢救措施,包括立即停止宫腔操作,面罩给氧或呼气末正压通气(PEEP),保持呼吸道通畅,静脉注射利尿剂,根据复查血气分析纠正水电解质紊乱、酸碱平衡失调,做好保温、脑保护措施,密切监测生命体征等。

(5)子宫损伤:宫颈手术史、宫腔狭小、子宫位置过屈、暴力操作等均是引起子宫损伤的高危因素,主要损伤类型是宫颈撕裂及子宫穿孔。

临床上可有如下表现:①宫腔塌陷,手术视野不清;②宫腔镜可见肠管、大网膜等腹腔内脏器;③超声提示子宫周围大量游离液体或大量灌流液进入腹腔;④如有腹腔镜监视的情况下可见子宫浆膜层局部透亮、水疱、出血或见穿孔创面。处理方法是立即停止操作,寻找穿孔部位,了解是否有其他脏器损伤;如穿孔创面小、无活动性出血及周围脏器损伤时则可使用缩宫素促进子宫收缩,密切关注阴道流血、腹痛等症状;穿孔范围大、有可能损伤血管或周围脏器时,应立即腹腔镜或开腹手术探查并修补。

(6)术中、术后子宫出血:出血是宫腔镜手术中常见的并发症,其原因多与子宫肌层损伤有关,如出血量较大可以使用缩宫素或垂体后叶素促进子宫收缩止血,宫腔内球囊压迫止血也是常用的有效方法。如上述止血方法均无效,则必要时可行腹腔镜或开腹探查手术。

(7)术后感染:接受宫腔操作的患者术后感染的风险升高,可表现为术后腹痛、阴道流血时间长、盆腔脓肿、腹膜炎体征甚至全身感染可能。应严格掌握手术适应证及排除急性生殖道炎症,围术期应规范抗感染治疗。

(8)远期并发症:包括宫腔粘连、继发感染、月经异常甚至闭经。

(六) 操作注意事项

1. 学习宫腔镜手术的相关理论 包括手术适应证、禁忌证;熟悉女性生殖道及邻近脏器的解剖结构,轻柔操作,避免暴力进镜。

2. 手术过程中严密观察患者生命体征变化 注意手术时间以及膨宫液体使用量,注意患者尿量。膨宫压力设置为 80~100mmHg 为宜,流速设定为 200~300ml/min,膨宫灌流液体选择 0.9% 的生理盐水或 5% 葡萄糖,根据宫腔镜能量平台的要求而定。膨宫液体用量超过 2 000ml 可预防性使用呋塞米利尿,动态观察血气分析,及时纠正过度水化保持水电解质平衡。

3. 手术切除息肉时应将电切环尽量远离正常子宫内膜,既能保护内膜也能预防子宫肌层损伤。处理息肉蒂部时要尽量完整地切除,但同时注意深度不超过 2~3mm,降低损伤肌层血管风险。

4. 调整合适的手术视野,保证局部解剖结构的视野清晰。

5. 对于有生育要求的患者在进行宫腔镜下息肉切除时应尽量选择宫腔镜下冷刀切除,如切除后无明显活动性出血,尽量不用能量器械电凝。

(七) 相关知识

1. 子宫内膜息肉的鉴别

(1)功能性子宫内膜息肉:子宫内膜息肉分为功能性与非功能性,功能性子宫内膜息肉是由于受卵巢激素水平影响,在子宫内膜上隆起形成的赘生物,其特点是一般没有临床症状,会随着月经来潮剥脱,所以一般月经过后复查 B 超会消失不见,对于此类息肉一般不需要通过手术治疗。而非功能性息肉则在月经期后依然存在于宫腔内,且可能引起相关症状,是需要治疗的。临床上应注意鉴别,把握手术指征。

(2)子宫黏膜下肌瘤:0 型、I型子宫黏膜下肌瘤由于其向宫腔内凸起,表面覆盖子宫内膜,引起患者的临床症状与子宫内膜息肉相似,故通常在鉴别上有一定难度。通过 B 超观察肌瘤形态、血流信号、包膜情况等可以提供一定的鉴别诊断帮助。宫腔镜手术过程中如发现赘生物质地较硬、活动度较差、出血较多时应考虑此诊断,同时子宫肌瘤血供较丰富,应注意器械的选择及缩宫素的使用。

(3)子宫内膜癌:子宫内膜癌在宫腔镜直视下可表现为赘生物表面凹凸不平、呈菜花样组织、血管增生紊乱、伴出血坏死等,一般较容易鉴别。如术中发现赘生物组织恶性可能性大时,建议在完整摘除的同时行诊断性刮宫术。

2. 不同器械选择的区别 宫腔镜手术器械可大致分为能量器械和冷刀器械两种。其中能量器械的优点是切割效率高,止血效果好,而冷刀器械的优点主要是可以避免热能对周围正常子宫内膜的损伤。进行宫腔镜息肉切除手术时,应根据患者的不同情况及需求制订个体化方案:无生育要求患者、赘生物质地较硬、赘生物血供丰富者推荐使用能量器械进行手术;赘生物体积小、质地软、年轻有生育要求的患者则推荐使用冷刀手术器械。

3. 手术技巧总结

(1)子宫内膜息肉体积较小、蒂部狭长,则可在蒂根部与正常子宫内膜连接处进行电切,组织完全游离后关闭膨宫液体,将息肉顺着电切环带出宫腔。未能顺利带出宫腔者,可用卵圆钳进入宫腔内钳夹。

(2)子宫内膜息肉体积较大、未见明显蒂部,则应在息肉体部进行分次切除,将息肉分解为体积较小的组织碎片分次取出。

(3)多发息肉的处理过程中,首先应辨认清楚宫腔内解剖结构,处理体积最大的息肉,以获得清晰的手术视野。根据镜下对宫腔检查的顺序以及病变部位的辨认,依次切除息肉,防止遗漏。

(4)使用宫腔组织切除系统或宫腔镜刨削装置进行切除时,应紧贴息肉进行操作,便于切割下来的组织碎片吸引出宫腔外,保持清晰术野。使用电切环进行操作时,注意在息肉与环状电极之间留少许空隙,便于观察电切环的做功轨迹,避免出现周围组织损伤。

(八)宫腔镜下子宫内膜息肉切除术规范检查表(表 1-4-1~ 表 1-4-2)

表 1-4-1 宫腔镜下子宫内膜息肉切除术规范检查核查表

项目	内容	是	部分	否
操作前准备	核对患者信息:包括患者姓名、性别、年龄、主诉			
	询问禁食禁饮情况			
	询问患者既往有无高血压、心、肺、脑疾病等病史			
	询问有无服用抗血小板药物、抗凝药物如阿司匹林、氯吡格雷等的情况及有无出凝血异常疾病史,有无麻醉药物过敏史			
	查看患者血常规、凝血功能、心电图及既往结果			
	明确患者有宫腔镜手术禁忌证			
	确定患者已签署手术同意书			
	物品(器械)准备:宫腔镜手术器械			
	体位:膀胱截石位			
	消毒范围:上缘至耻骨联合,两侧至大腿上 1/3 内侧,下缘至肛门周围及臀,依次消毒小阴唇、大阴唇、阴阜、大腿上 1/3 内侧、肛门周围。消毒三次,每次消毒与前次重叠 1/3,消毒不留空隙,每次范围小于前一次			
	铺无菌巾,贴切口膜			
	麻醉方式:硬脊膜外阻滞麻醉或全麻			
	术者准备:戴口罩帽子、洗手、穿手术衣			
	清点器械物品、组装宫腔检查镜			

续表

项目	内容	是	部分	否
操作前准备	阴道消毒、妇科检查、探宫腔深度			
	宫腔镜下探查报告：宫腔前壁、子宫后壁、宫底、左/右侧子宫侧壁、左/右侧宫角、左/右侧输卵管开口、宫颈管情况			
	子宫内膜息肉的数量、大小、位置、色泽、质地、表面血供、蒂部情况			
	宫腔镜下是否完整切除息肉			
	手术后规范阴道消毒			
操作后处置	手术过程中应该注意观察患者的生命体征			
	交代患者术后注意事项，如饮食、活动建议，观察术后生命体征情况			

表 1-4-2　宫腔镜下子宫内膜息肉切除术规范检查评估表

项目	好(5分)	一般(3分)	差(1分)
操作过程流畅度			
操作检查熟练度			
人文关怀			

三、相关知识测试题

1. 宫腔镜手术的常见并发症包括
   A. 子宫穿孔　　　　　　B. 宫颈撕裂　　　　　　C. 水中毒
   D. 术后出血　　　　　　E. 以上全都是
2. 进行宫腔镜下内膜息肉电切时，手术时间较长，以下做法**不正确**的是
   A. 观察膨宫液使用量及尿量　　　B. 立即查血气分析
   C. 增加膨宫压力，增加电切功率　　D. 观察心电监护
   E. 以上全都是
3. 宫腔镜手术出血时，可以采用以下的方法有
   A. 缩宫素静滴　　　　　　　　B. 垂体后叶素肌内注射
   C. 宫腔内球囊压迫　　　　　　D. 腔镜下探查止血
   E. 以上全都是
   参考答案：1. E；2. C；3. E。

（史达尊）

参考文献

[1] 曹泽毅. 中华妇产科学. 北京：人民卫生出版社, 1999.
[2] 刘新民. 妇科阴道手术学. 北京：人民卫生出版社, 2008.
[3] JAMES A G. the greenberg hysteroscopy speculum: a new instrument for hysteroscopy. JSLS, 2006, 10 (1): 129-130.

［4］SUNG-TACK OH, HYUN K R. two-step office-based hysteroscopic operation for submucosal myoma. JSLS, 2019, 23 (3): e2019. 00028.

［5］WALKER SH, GOKHALE L. Safety aspects of hysteroscopy, specifically in relation to entry and specimen retrieval: A UK survey of practice. Gynecol Surg, 2018, 15 (1): 2.

［6］FRANCHINI M, CECI O, CASADIO P, et al. Mechanical hysteroscopic tissue removal or hysteroscopic morcellator: understanding the past to predict the future. A narrative review, Facts Views Vis Obgyn, 2021, 13 (3): 193–201.

第五节　宫腔镜下困难宫内节育器取出术

一、概述

宫内节育器在可能出现的异常可有嵌顿、移位、断裂、残存、迷失及取出困难等。患者出现异常阴道流血、阴道排液、腹痛及不孕症等症状,需手术治疗。困难宫内节育器取出术是针对既往放置的宫内节育器取出失败者,宫内节育器嵌顿或断裂常规方法无法取出者,节育器的弹簧及尾丝嵌顿于子宫角内、尾丝拉断取出困难者等节育器异常的治疗。宫腔镜宫内异物取出术(TCRF)是用宫腔电切镜电切取出宫内残留节育环的手术。宫腔镜可直视宫腔,发现宫内残留的节育环,精确定位,分离周围粘连异物,电切并取出残留环。操作安全,成功率高,是宫内取出困难宫内节育器的标准方法。宫腔镜宫内节育器取出术方法简单、安全、有效,是宫腔内节育器异常的首选治疗方法。此外累及子宫壁全层甚至盆腔脏器的异位或迷失节育器可行腹腔镜联合检查或手术取出;累及膀胱的异位节育器还应行膀胱镜辅助治疗。

二、宫腔镜下困难宫内节育器取出术操作规范流程

(一) 手术适应证及禁忌证

1. 适应证　宫内节育器迷失、嵌顿、移位、残存及取出困难等,无论有无症状。

2. 禁忌证

(1)严重内外科疾病或其他不能耐受麻醉及手术者;严重内科疾患如心、肝、肾功能衰竭的急性期。

(2)生殖道或全身感染的急性期;生殖道结核未经治疗。

(3)严重的凝血功能障碍及血液病;存在其他不能耐受麻醉及手术的情况。

(4)近期(3 个月内)有子宫穿孔史或子宫壁手术史者。

3. 患者准备

(1)实施宫腔镜术前检查需对受术者进行全面的评估和准备,包括详细询问病史、常规身体检查和妇科检查、完善术前常规实验室及影像学检查。术前实验室检查及影像学检查包括血尿常规、肝肾功能、凝血功能、血型、输血前检查、白带检查、宫颈癌筛查、心电图、子宫及附件超声检查等。

(2)在行节育器取出术之前,应该进行必要的检查明确诊断,包括妇科超声、宫腔镜检、盆腹腔 CT、腹部平片(KUB)等了解节育器的位置。

(3)签署手术知情同意书及授权委托书、输血同意书等相关术前文书。

(4)对合并症进行术前的评估及处理,如积极纠正贫血、低蛋白血症、控制高血压及血糖、纠正水电解质紊乱。合并其他系统疾病,请相关科室进行评估,明确无手术禁忌证,并给予围手术期处理的指导。

(5)备血(预计手术困难,术中出血多时);预计术中不需用血,也可以不备。

(6)术前宫颈预处理:术前头一天晚上予以阴道上药,软化宫颈,以利宫颈扩张。

(二)子宫颈预处理方案与选择

子宫颈预处理方法分为药物预处理和机械预处理。

1. 药物预处理 临床常用的子宫颈预处理药物包括前列腺素(prostaglandin,PG)衍生物、非罂粟碱类平滑肌解痉药等。

(1)PG 衍生物:如米索前列醇,可以口服、舌下含服或宫腔镜手术前 200μg 或 400μg(常用)阴道后穹窿用药。推荐手术前至少 4 小时用药。

(2)非罂粟碱类平滑肌解痉药:非罂粟碱类平滑肌解痉药以间苯三酚注射液为代表,是 1 种亲肌性、非阿托品平滑肌解痉药,选择性直接作用于泌尿生殖道及胃肠道平滑肌,可使子宫颈组织软化松弛,同时抑制痉挛的子宫平滑肌收缩。

用药方法:间苯三酚注射液可以静脉或肌肉给药,常用静脉滴注,剂量为 40~80mg;对于子宫颈组织极度坚韧的患者也可选择子宫颈多点注射。

注意事项:间苯三酚注射液静脉滴注 3~10 分钟起效,15 分钟后血药浓度最高。对于存在 PG 类药物禁忌证的患者,具有良好的子宫颈软化效果。

2. 机械预处理 通过物理方法促使子宫颈软化,实现子宫颈顺利扩张并保障手术实施。由于机械预处理需要经阴道进行,对于无性生活史、严重子宫颈萎缩的绝经期患者不建议使用。临床常用的机械预处理方法如下。

(1)亲水性子宫颈扩张棒:包括天然海藻棒和人造聚乙烯乙醇整合海绵棒等,其依靠吸收子宫颈分泌物中的水分使自身膨胀,刺激改变子宫颈管的理化性能,使子宫颈软化,属于一次性子宫颈扩张用品。主要适用于有性生活史、子宫颈萎缩不严重的绝经期患者。一般天然海藻棒的直径较人造聚乙烯乙醇整合海绵棒小 2~3mm,绝经期女性酌情选择使用。

1)应用方法:嘱患者排空膀胱,常规消毒外阴、阴道,用子宫颈钳固定子宫,顺宫腔方向置入一次性亲水性子宫颈扩张棒,放入深度应超过子宫颈内口,在阴道填塞无菌纱布防止扩张棒脱落。放置时间根据扩张棒种类及使用要求而不同,建议按说明书要求操作。施术前取出扩张棒并核对其完整性。

2)注意事项:亲水性子宫颈扩张棒行子宫颈预处理后,可以无阻力通过,扩宫棒的扩宫作用优于米索前列醇,阴道流血等不良反应少见(Ⅰ级证据)。对于阴道分泌物极少的患者,可用无菌纱布蘸取生理盐水填塞阴道顶部,使亲水性扩张棒吸水分发挥作用。亲水性子宫颈扩张棒放置时间越长,子宫颈软化效果越好。

(2)简易子宫颈扩张棒:临床最常用的为一次性导尿管,其自身不会变化,而是通过机械性挤压实现子宫颈软化效果。主要适用于有性生活史、子宫颈萎缩不严重的绝经期患者。

应用方法:通常将一次性导尿管(14~16Fr)截成 6~10cm 长,无菌消毒,于宫腔镜手术前晚置入子宫颈管内口,阴道填塞纱布防止脱落;次日术前取出并核对其完整性。

注意事项:简易子宫颈扩张棒虽然避免了亲水性子宫颈扩张棒易断裂的弊端,且材料来源广,费用低廉(不需额外费用),基层医院多用,但是使用简易子宫颈扩张棒失败率高,存在放置不到位或易脱落,致子宫颈软化效果差,需联合其他宫颈软化措施的概率增加。

(3)饮食及肠道准备:麻醉前6小时禁固体食物,术前2小时禁透明液体。若宫腔镜手术同时可能行腹腔镜手术者,需行肠道准备,有损伤肠道风险者或长期便秘患者术前行充分肠道准备。术前一天晚上予以泻药(如磷酸钠盐、复方电解质散等)清洁肠道。

3. 手术时间　月经后子宫内膜增殖早期。不规则出血的患者、绝经后妇女不受时间限制。

4. 物品(器械)的准备

(1)相关宫腔镜设备正常;备好膨宫液(通常为0.9%生理盐水,3 000ml/袋)。

(2)图像采集系统及图文报告系统操作正常。

(3)环形电极或者针状电极。

(4)监护设备(B超,腹腔镜等)、氧气及急救药品准备妥当。

5. 操作者准备

(1)核对患者信息:包括患者姓名、性别、年龄、主诉。

(2)确认术前禁食禁饮时间。

(3)肠道准备问题(除非累及肠道,一般不需要)。

(4)阴道准备(一般不需要)。

(5)静脉血栓风险评估及术前抗凝治疗,询问患者既往有无高血压、心、肺、脑疾病等病史、有无服用抗血小板药物、抗凝药物如阿司匹林、氯吡格雷等的情况及有无出凝血异常疾病史;查看患者凝血功能结果。

(6)需询问有无麻醉药物过敏史。

(7)查看患者血常规、凝血功能、心电图及既往结果。

(8)明确患者有无宫腔镜检查或手术禁忌证。

(9)术前医患沟通,交代手术风险并签署相关文书,如手术同意书、授权委托书、输血同意书等。因节育器嵌顿或断裂,若术中手术困难或寻找迷失的节育器,可能需加做腹腔镜手术,同时也需向患者及家属交代手术中转开腹手术的可能。

(10)手术组成员进行术前讨论,再次核对病史、体格检查及辅助检查等临床资料进行归纳总结,明确手术指征、手术方式、麻醉方式、手术风险及预案。

(三) 手术步骤

1. 麻醉及体位选择

(1)麻醉:全身麻醉或硬膜外麻醉。

(2)体位:膀胱截石位。

2. 手术切口选择　单纯宫腔镜手术无切口,如术中加做腹腔镜,按常规腹腔镜切口。

3. 手术步骤

(1)首先行宫腔镜检查术,明确宫内节育器的位置和完整性。

1)术前排空膀胱,双合诊。患者取膀胱截石位,常规消毒外阴及阴道。准备并安装宫腔镜设备和器械,置镜前排空膨宫泵管内的空气,需行B超检查可保持膀胱适度充盈。手术开始前15~30分钟静脉滴注间苯三酚注射液(适宜高血压、青光眼等内科合并症患者)40~80mg以利宫颈扩张,5分钟左右滴完,作用持续时间45分钟。预防性使用抗生素,切皮前30分钟~1小时静脉滴注完毕。

2）设置液体膨宫压力为 10~15kPa,流速 200~300m/min。以探针探明宫腔深度和方向,根据鞘套外径扩张宫颈,使用硬镜一般需截石位,常规消毒外阴阴道,宫颈钳夹持宫颈前唇扩张至 6.5~7.0 号。若宫颈内口紧,适当扩宫,宫颈扩张棒逐号扩张宫颈至 8~10 号。

3）常用 5% 葡萄糖溶液或生理盐水膨宫,置镜前务必排空注水管和镜鞘与光学视管间的空气,缓慢置入宫腔镜,打开光源。

4）液体膨宫压力为 13~15kPa(1kPa=7.5mmHg,相当于 80~120mmHg),流速 200~300ml/min。

5）待宫腔充盈后,视野明亮,可转动镜体并按顺序全面观察,然后在直视下将硬性宫腔镜前端沿宫颈管继续推行进入宫腔,到达宫底部。转动镜体,调整视野,按顺序观察子宫腔。如首先观察子宫底,然后观察左侧子宫角、左侧输卵管开口,然后转动镜体观察右侧子宫角、右侧输卵管开口,此后观察子宫右侧壁、子宫前壁、子宫左侧壁及子宫后壁,了解节育器位置和完整性。

6）检查完,将视野置于宫腔正中,缓慢退出镜体,再次详细地检查宫腔及宫颈管。

(2)若节育器残片嵌顿于子宫肌壁内,需行超声监护明确节育器的位置。

(3)行宫腔镜手术取出节育器。

1）部分嵌顿于子宫肌壁的节育器可用宫腔镜针状电极打开节育器表面的肌层,暴露节育器。

2）埋植于子宫肌壁的节育器残片需在腹部超声的定位下用宫腔镜针状电极划开节育器表面的肌层,暴露节育器残片。

3）有时宫腔内节育器合并黏膜下肌瘤、子宫内膜息肉等其他病变,在宫腔镜下取出节育器的同时切除宫腔内病变。

4）用宫腔镜环形电极、异物钳或取环钩取出节育器。若手术过程中节育器断裂,需多次重复分离粘连、取出异物的操作。

5）节育器取出后结合腹部超声,在宫腔镜下仔细检查宫腔,确认无节育器残留。

(4)宫腹腔镜联合手术取出节育器:如术前评估异位或迷失的节育器累及子宫壁全层或盆腔脏器,需行宫腹腔镜联合检查或手术取出。

1）首先行宫腔镜检查术,观察宫腔形态,确定宫腔内有无节育器。

2）行腹腔镜检查术,观察盆腔脏器的形态,确定节育器的位置、形状及与周围脏器的关系。

3）腹腔镜下分离节育器周围的组织,游离并取出节育器。检查盆腔创面,必要时进行手术修补。

4）若节育器贯穿子宫肌壁全层,宫腔镜下观察宫内明显可见节育器,也可同时在腹腔镜和宫腔镜下取出节育器,经腹腔镜观察子宫浆膜层创面,必要时电凝止血或在镜下修补。

(5)取出节育器的其他方法:若节育器贯穿子宫肌壁,并穿透膀胱壁,可行膀胱镜检查膀胱内的创面,经膀胱镜或宫腔镜取出节育器。取出节育环后需台下拼接了解取出环是否完整。

4. 术后处理

(1)生命体征监测:观察血压、脉搏、呼吸、血氧饱和度。必要时监测电解质变化。

(2)术后尽早活动。术后尽快恢复经口进食,建议术后 4~6 小时开始进食。

(3)尿管:留置尿管期间观察尿量及颜色,术后 1~2 天内尽早拔除导尿管。

(4)预防感染治疗、补液等支持对症治疗。

(5)引流管管理:尽量减少引流管使用,并尽早拔除。

(6)切口管理:如果联合腹腔镜,术后注意切口的清洁与监测,及时发现切口感染、血肿等异常并予以处理。

(四)宫腔镜手术并发症及处理

1. 子宫壁损伤 是宫腔镜检查或手术操作过程中发生的子宫壁全层或部分损伤,是宫腔镜手术最常见的并发症。子宫壁损伤可发生于使用探针探测宫腔、使用扩张棒扩张宫颈内口、使用宫腔镜的各种能源进行宫腔操作、使用卵圆钳钳夹、使用刮匙搔刮等操作时。引起子宫壁损伤的手术器械有探针、宫颈扩张棒、宫腔镜镜体、宫腔镜手术电极、剪刀、卵圆钳和刮匙等。子宫壁损伤主要是子宫壁透壁损伤,即子宫穿孔。子宫穿孔如未及时发现,常规器械或带有能源的器械可通过穿孔部位伤及邻近器官,如消化道、泌尿道损伤和大血管破裂,引起腹膜炎、瘘管形成、大量出血和空气栓塞等致命的并发症。穿孔与既往子宫创伤史、术者经验、解剖学位置(峡部、宫角)等有关。可在腹腔镜及超声监测下见腹腔内液体增多,腹腔镜见浆膜透亮、起泡,出血、血肿或穿孔的创面,或宫腔镜下见到肠管、大网膜等。

一旦穿孔,立即停止手术操作,小穿孔予以宫缩剂密切观察,较大的穿孔需在腹腔镜下或开腹行修补术。腹部超声监护和腹腔镜监护宫腔镜手术可预防和及时发现子宫穿孔和子宫壁损伤。

2. 体液超负荷(水中毒) 在宫腔内手术的操作过程中,需要使用液体介质膨胀宫腔,这类介质可以是电解质或非电解质液体。宫腔镜手术中子宫壁开放的内膜和肌层血管长时间地暴露在膨宫介质中,可造成大量低黏度液体的吸收而出现体液超负荷现象。使用不含钠离子的液体还可引起低钠血症性脑病。

体液超负荷的患者主要出现肺水肿、脑水肿和肾水肿的症状。主要表现为呼吸困难、呼吸急促、发绀、烦躁不安、恶心呕吐、头痛、视力模糊、意识障碍、少尿或无尿等。治疗上应马上停止手术操作,密切监护生命体征变化、治疗低钠血症和肺水肿或脑水肿、抗心衰、纠正电解质及酸碱平衡紊乱。

体液超负荷的预防主要是避免液体吸收过量:手术时间尽量不超过1小时;宫腔内压力应控制在13.3kPa(100mmHg)以下;使用收缩子宫肌壁血管及增加尿量的药物等。此外,还应准确监控、测量膨宫液的吸收量,及时发现并处理体液超负荷。一旦发生体液超负荷的先兆,要早期诊断及时治疗,避免造成严重的后果。

3. 术中及术后出血 子宫肌壁富含血管,宫腔镜手术术中若电切肌壁过深,损伤血管层或较大血管时可导致出血;若手术损伤子宫动静脉瘘可引起较多量的出血。宫腔镜手术出血分为术中、术后近期及术后远期出血。术中出血过多可致手术术野不清晰,宫腔镜操作困难,手术时间延长,发生穿孔及水中毒等并发症。

术中和术后出血的防治包括:术前药物预处理、术中切割时注意层次、避免切割过深、术中电凝创面止血、提高膨宫压力、治疗内科原发病、使用宫腔球囊压迫止血、宫颈缝扎止血、预防性子宫动脉阻断术等处理方法。

4. 静脉气体栓塞 是手术中罕见但严重且致命的并发症。栓塞气体的来源包括气体膨宫的CO_2、注水管中的空气及术中组织汽化产生的气泡。气体进入的途径为子宫创面断裂的静脉血管和静脉窦。空气栓塞的症状如呼气末CO_2压力突然下降,心动过缓,血氧饱和度下降,心前区听诊闻及大水轮音、咔嗒声和汩汩声等,此为空气进入心脏的典型征象。当更多气体进入时,血流阻力增加,导致低氧、发绀、心排出量减少、低血压、呼吸急促等,迅速发展为心肺衰竭、心搏骤停而死亡。

空气栓塞的急救处理包括立即停止使用任何注入气体的方法、倒转头低臀高位并转为左侧卧位、给予 100% 氧气正压吸入、气管插管、放置中心静脉压导管等。空气栓塞的预防主要是针对病因,如阻断宫腔内的空气来源、减少血管创面的暴露、尽量降低宫腔内的压力及加强监护等。

5. 感染　发病率较低。引起宫腔镜术后感染的因素包括反复的宫腔操作、生殖道内环境的改变、宫腔镜器械消毒不彻底等。主要临床表现有体温升高、下腹疼痛、阴道有血性或脓性分泌物等。盆腔感染的防治包括预防性应用抗生素、严格消毒器械、严格遵守无菌操作、改善患者一般状况等。

6. 宫腔粘连　当宫腔内手术操作破坏了大面积的内膜基底层,同时又合并宫腔感染时,则可能继发术后宫腔粘连。轻度粘连多无症状,有症状者主要表现为周期性下腹痛,根据子宫内膜破坏的程度可出现闭经或极少量月经。对于宫腔镜手术后有症状的宫腔粘连,可在超声的引导下用探针探扩宫腔,或者行宫腔镜手术分离粘连。对于上述治疗方法无效或子宫体部粘连面致密广泛、输卵管开口区域有积血且患者痛经症状严重者,可考虑行子宫切除术。

7. 宫腔积血　宫腔镜术后形成粘连可导致宫腔狭窄或缩短。宫腔下段粘连闭锁,其上段尚存有活性的子宫内膜时,月经血积存,可导致宫腔积血,患者主要表现为腹痛。术后定期扩宫腔或行宫腔镜检查,排出积血,保持宫腔引流通畅,可预防、及时发现并有效地治疗此症。也可在超声监护下切除宫腔粘连和残留的子宫内膜,以预防复发。

8. 腹痛　宫腔镜手术后可发生严重的下腹痛,经常为周期性,但患者仅有少量月经,甚至无月经。腹痛的病因可能是医源性子宫腺肌病、盆腔子宫内膜异位症、宫腔粘连、宫腔积血或者子宫内膜去除 - 输卵管绝育术综合征等。

9. 其他少见的并发症　子宫坏死、一过性失明、神经损伤及电意外损伤等。

(五) 操作注意事项

1. 在学习宫腔镜操作前　需学习有关宫腔镜检查及手术的相关理论,包括宫腔镜操作的适应证、禁忌证;熟悉子宫的解剖结构,掌握正常宫腔镜镜下表现及常见宫腔疾病的内镜表现及处理原则,轻柔操作,避免暴力进镜。

2. 加强术中监测

(1) 生命体征:包括呼吸、脉搏、血压、血氧饱和度及心电监护等。

(2) 灌流介质:计算灌流液入量和出量的差值(进入患者体内的灌流液量),如该差值 ≥ 1 000ml,应严密观察生命体征改变,警惕灌流液过量吸收综合征发生;当灌流液入量和出量差值达到 2 000ml 时,应注意生命体征变化,尽快结束手术。

(3) 血清电解质:灌流液出入量差值 ≥ 1 000ml 时,酌情测定血清电解质变化。

(4) 超声监护:可提示宫腔手术切割范围及深度,防止子宫穿孔。

3. 宫腔镜检查操作困难时的处理

(1) 宫腔镜插入困难:宫腔镜外径在 3~5.5mm 之间,对未婚、未育或绝经后妇女及宫颈狭窄者,可在适当麻醉,在超声引导下用 Hegar 扩宫器扩张宫颈管。

（2）宫腔内有气泡：膨宫泵管或镜鞘内有未排净的气体，可进入宫腔，聚集于子宫前壁或底部，影响宫腔镜的视野。

处理方法：可快速旋转或前后移动镜体，使宫腔内膨宫液灌注的压力发生变化，将气泡赶出。

（3）宫腔内有凝血块或出血：行宫腔镜检查的患者宫腔内常有凝血块或出血，阻碍检查地进行。少量凝血块可用膨宫液灌注冲出，出血较多者亦可加大膨宫液的压力和／或流速，将血块及血液冲出。

（4）膨宫困难：宫腔膨胀困难多为宫口太松，膨宫液外漏，导致子宫膨胀不全，可更换为大号宫腔镜，钳闭宫颈外口，加大膨宫液的压力和流速。

（5）图像模糊：一般为宫腔镜目镜端镜片上沾有水渍，用无菌干纱布擦净液体即可解决。或摄像头处的细调节旋钮没有很好的调节，可以在操作前拿一块纱布对着镜头调节至很清楚再开始操作。

（6）图像发暗：操作前在光源机箱有白平衡调节，如果光线打到纱布上发黄绿色或发暗，可以按此按钮调节，光线会变白、变亮。

（六）相关知识

宫腔镜检查术的器械主要为宫腔检查镜，包括纤维（软性）宫腔镜和硬性宫腔镜。

1. 纤维（软性）宫腔镜 纤维（软性）宫腔镜的镜体是全软性或半软性，且自带有导光光缆。宫腔镜影像及导光束全由玻璃纤维束来传导。镜体物镜端左右两侧装置钢线，调节目镜端操纵杆可控制物镜端镜头的方向。目镜端有绝缘托以连接适配器。物镜端外径较细，可为 3.1mm、3.6mm，视野偏小，适用于宫腔较小、宫颈管较细、置镜困难的患者。

2. 硬性宫腔镜 由外鞘及光学视管组成，其镜体尤其是物镜端为硬性，不可弯曲。光学视管的外径有 2mm、3mm、4mm 数种，其配合使用的外鞘直径为 3.1mm、4.5mm、55mm。视野方向有 0° 和 30°。30° 斜面的宫腔镜最适合用于观察子宫腔。硬性宫腔镜外径稍粗，视野更大、更清晰，适于宫腔内病变需要做详细观察及宫腔较大、宫内病变较大或较复杂的患者。

三、宫腔镜规范检查考核表（表 1-5-1）

表 1-5-1 宫腔镜规范检查考核表

科室：　　　　　　　　　　　姓名：　　　　　　　　　　　得分：

项目	分值	评分细则	评分等级						得分
			6	5	4	3	2	1	
操作前准备	25	1. 服装整洁，戴好口罩、帽子	6	5	4	3	2	1	
		2. 仪器设备整洁，定位合理，便于操作	6	5	4	3	2	1	
		3. 宫腔镜操作系统一套、手术器械	6	5	4	3	2	1	
		4. 核对患者，选择合适的膨宫压力	6	5	4	3	2	1	
		5. 告知患者操作目的，方法及配合要点，取得合作	6	5	4	3	2	1	
		6. 体位安置舒适	6	5	4	3	2	1	

项目	分值	评分细则	评分等级						得分
			6	5	4	3	2	1	
操作过程	65	1. 连接电源	6	5	4	3	2	1	
		2. 打开电脑,进入宫腔镜工作站	6	5	4	3	2	1	
		3. 打开摄像系统、冷光源、膨宫机的电源开关	6	5	4	3	2	1	
		4. 先按膨宫机上的"开始"按钮,将长针冲洗管末端与膨宫机相连接,再把长针端插入冲洗液中	6	5	4	3	2	1	
		5. 配合医师连接摄像系统、冷光源,再将短针冲洗管针头端插入另一袋冲洗液,末端与镜鞘连接	6	5	4	3	2	1	
		6. 冷光源机按"开始",亮度一般选择20~30	6	5	4	3	2	1	
		7. 协助医师对白屏并排尽短针内的空气,方可操作	6	5	4	3	2	1	
		8. 检查开始后点击工作站的开始录像,检查过程中如需要保存图像,点击"采集图像"	6	5	4	3	2	1	
		9. 检查结束后,先停止录像,将冲洗液从输液架取下,再将冲洗管与膨宫机分离,在关膨宫机、冷光源、摄像系统	6	5	4	3	2	1	
评价	10	1. 操作是否熟练、轻稳,程序是否正确	6	5	4	3	2	1	
		2. 各连接线是否正确无误	6	5	4	3	2	1	
		3. 严格执行无菌操作原则	6	5	4	3	2	1	
总分	100								

四、宫腔镜常见操作错误及分析

1. 子宫穿孔　穿孔与患者自身因如既往子宫创伤史(剖宫产史、宫颈手术史等)、解剖学位置(峡部、宫角)、子宫显著后倾后屈、小宫腔(绝经后)、宫颈狭窄及术者经验、操作等有关。在术者探针探测宫腔、使用扩张棒扩张宫颈内口、使用宫腔镜的各种能源进行宫腔操作、使用卵圆钳钳夹、使用刮匙搔刮等操作时,由于术者不熟悉手术器械或手术经验不足(术中探测子宫方向错误等)或暴力操作(存在扩宫或器械进出宫腔困难但强行操作),均可因探针、宫颈扩张棒、宫腔镜镜体、宫腔镜手术电极、剪刀、卵圆钳和刮匙等手术器械导致子宫穿孔。子宫穿孔如未能及时发现,常规器械或带有能源的器械可通过穿孔部位损伤邻近器官,如消化道、泌尿道损伤和大血管破裂,引起腹膜炎、瘘管形成、大量出血和空气栓塞等致命的并发症。若在术中腹腔镜及超声监测下见腹腔内液体增多,或宫腔镜下见到肠管、大网膜等现象提示有子宫穿孔。一旦穿孔,立即停止手术操作,小穿孔予以宫缩剂并密切观察,较大的穿孔需腹腔镜下或开腹行修补术。腹部超声监护和腹腔镜监护宫腔镜手术可预防和及时发现子宫穿孔。

2. 体液超负荷(水中毒)　主要是在宫腔镜手术操作过程中,由于手术困难、术者经验不足及或操作不熟练等原因导致手术时间过长(超过1小时以上)、膨宫液用量过多(超过

6 000ml 以上)、膨宫压力过高(超过 120mmHg)等,宫壁开放的内膜和肌层血管长时间地暴露在膨宫介质中,造成大量低黏度液体的吸收而出现体液超负荷现象。使用不含钠离子的液体还可引起低钠血症性脑病。若宫腔镜操作时间超过 1 小时或术中膨宫液用量较多等情况下,患者在术中突发呼吸困难、呼吸急促、发绀、烦躁不安、恶心呕吐、头痛、视力模糊、意识障碍、少尿或无尿等肺水肿、脑水肿和肾水肿的症状,提示水中毒可能。应马上停止手术操作,密切监护生命体征变化、利尿、监测电解质变化、治疗低钠血症和肺水肿或脑水肿、抗心衰治疗、纠正电解质及酸碱平衡紊乱等治疗。

体液超负荷的预防主要是避免液体吸收过量,需注意如下几点:手术时间尽量不超过 1 小时;宫腔内压力应控制在 13.3kPa(100mmHg)以下;使用收缩子宫肌壁血管及增加尿量的药物等。此外,还应准确监控、测量膨宫液的吸收量,及时发现并处理体液超负荷,一旦发生体液超负荷的先兆,要早期诊断及时治疗,避免造成严重的后果。

3. 术中出血 主要是由于宫腔镜手术中电切肌壁过深,损伤血管层或较大血管时所致。术中出血过多可导致手术术野不清晰、宫腔镜操作困难、手术时间延长,易发生穿孔及水中毒等并发症。

术中出血的防治包括术前药物预处理、术中切割时注意层次、避免切割过深、术中电凝创面止血、提高膨宫压力、治疗内科原发病、使用宫腔球囊压迫止血等处理方法。

4. 静脉气体栓塞 是宫腔镜手术中罕见、严重且致命的并发症。在手术过程中由于气体膨宫的 CO_2、注水管中的空气及术中组织汽化产生的气泡通过子宫创面断裂的静脉血管和静脉窦进入血液循环所致。若术中发现患者出现如呼气末 CO_2 压力突然下降、心动过缓、血氧饱和度下降、心前区听诊闻及大水轮音、咔嗒声和汩汩声等空气进入心脏的典型征象,提示存在空气栓塞可能。若未能及时发现,患者将出现低氧、发绀、心排出量减少、低血压、呼吸急促等,迅速发展为心肺衰竭、心搏骤停而死亡。

空气栓塞的急救处理包括:立即停止使用任何注入气体的方法、倒转头低臀高位并转为左侧卧位、给予 100% 氧气正压吸入、气管插管、放置中心静脉压导管等。空气栓塞的预防主要是针对病因,如阻断宫腔内的空气来源、减少血管创面的暴露、尽量降低宫腔内的压力及加强监护等。

五、目前常用训练方法简介

(一)宫腔镜模拟器及模型训练

利用宫腔镜模拟器进行宫腔镜检查及手术操作的培训。通过包含各种不同的技能练习,如进入宫颈(前倾子宫,后倾子宫),学习子宫扩张操作、宫腔内导向,使用抓钳或剪刀去除用于活检的息肉并治疗粘连和轻度 Asherman(子宫粘连)综合征、放置宫内节育器等,适配真实的诊断性宫腔镜及其操作通道,安全和逼真的虚拟环境,提供定制的反馈评分和报告。在专家团队设计的安全操作指导下,使得学员学会在子宫内(前倾,后倾子宫及未生育过的子宫)使用探针正确测量子宫尺寸,并且正确放置节育环,这些指导会帮助学员在手术中学会主要的操作规范。

在操作中系统会适时给出提示及技巧来帮助学员提高,透视图会展示正确的操作,视频也会提供相应的指导,还有不同的手术视野图,如外部视图及侧位图可以帮助建立方向感。操作中还有病患舒适度量表,提醒学员在练习中学会顾及患者的舒适体验(图 1-5-1)。

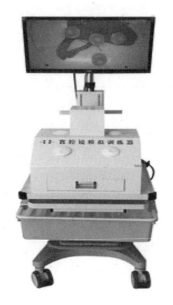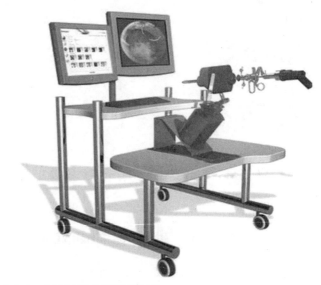

图 1-5-1　宫腔镜手术模拟训练器

(二) 其他

利用自制简易模型,如用纸箱自制模型,宫腔镜培训模拟动物实验,以有腔脏器(猪心)为主。主要操作包括有腔(猪心)脏器检查、探查"腔隙"、环状电极切割肌性组织、针状电极分离肌性组织、定位组织切除、模拟子宫内膜切除(长度、面积)等。

(三) 观摩手术及观看手术视频

一般选择已成熟的宫腔镜手术进行演示,配备专人讲解,学员与施术者可以问答互动。宫腔镜培训观摩术式主要有宫腔镜定位活检、子宫内膜息肉切除、宫腔镜子宫肌瘤切除、宫腔镜子宫内膜切除、宫腔镜子宫中隔切除、宫腔镜宫腔粘连分离、宫腔镜宫内异物取出等。

六、相关知识测试题

1. 宫腔镜取环术的适应证。

2. 宫腔镜取环术的适宜手术时机。

参考答案:1. 答:宫内节育器迷失、嵌顿、移位、残存及取出困难。

2. 答:月经后子宫内膜增殖早期;不规则出血的患者;绝经后妇女不受时间限制。

(张志凌)

参考文献

[1] 夏恩兰.宫腔镜学及图谱.3 版.郑州:河南科学技术出版社,2016.

[2] 夏恩兰.宫腔镜手术操作及精选实例.沈阳:辽宁科学技术出版社,2018.

[3] 中华医学会妇产科学分会妇科内镜学组.宫腔镜手术子宫颈预处理临床实践指南,中华妇产科杂志,2020,55 (12): 6.

第二章

附件手术

第一节　卵巢囊肿剥除术（经腹／腹腔镜）

一、概述

卵巢囊肿是指卵巢内有囊性肿物形成的疾病,和卵巢肿瘤是有区别的。平常所说的卵巢囊肿通常是指良性或功能性的,或子宫内膜异位囊肿。而卵巢肿瘤包括卵巢良性肿瘤和卵巢恶性肿瘤,可以是囊性、实性或囊实性。卵巢囊肿剥除术主要适用于卵巢良性疾病,对于要求保留卵巢功能者将从卵巢中剔除囊肿壁,保留正常卵巢组织及其功能。目前卵巢囊肿剥除术可采用经腹或经腹腔镜两种方式进行手术。

二、卵巢囊肿剥除术操作规范流程

（一）适应证

（1）卵巢良性肿瘤。

（2）卵巢型子宫内膜异位症。

（3）持续存在或增大的卵巢瘤样病变。

（二）禁忌证

1. 绝对禁忌证

（1）严重内科疾患如心、肝、肾功能衰竭的急性期。

（2）严重凝血功能异常不能耐受手术者。

（3）存在其他不能耐受麻醉及手术的情况。

2. 腹腔镜卵巢囊肿剥除术相对禁忌证

（1）多次手术史导致腹壁广泛瘢痕形成或盆腹腔广泛粘连。

（2）脐疝、膈疝或腹壁疝等。

（三）操作前准备

1. 患者准备

（1）详细询问病史及全面体格检查。

（2）完善常规检验及检查:包括血、尿、便常规、血型、血小板、出凝血时间、肝功能、肾功能、输血前检查、空腹血糖、白带检查,已婚妇女完善宫颈细胞学检查、胸片、心电图、盆腔超声、盆腔 CT 或 MRI 等。

(3)可疑恶性肿瘤行肿瘤标志物检查;了解患者卵巢储备功能情况可行血清性激素水平检测。

(4)饮食及肠道准备:为防止术中或术后引起呕吐、肠胀气,甚至呕吐物吸入气管导致肺炎或窒息,患者术前 6 小时禁食固体食物,术前 2 小时禁食清流质。囊肿剥除术通常不需肠道准备,但如有多次盆腔手术史,术前估计盆腔粘连者,肠道损伤风险较大者,可给予较严格的肠道准备。

(5)术前备血:签署卵巢囊肿剥除手术知情同意书。

(6)术前应向患者做好解释工作,消除患者的恐惧感,对于精神紧张的患者,必要时可给镇静或安眠药。

(7)对合并症进行术前评估及处理:积极纠正贫血,低蛋白血症,控制高血压及血糖,纠正水电解质紊乱。合并其他系统疾病者,请相关科室会诊评估,明确无手术禁忌证,并给予围手术期处理的指导。

(8)腹部皮肤准备:手术当天备皮,避免皮肤损伤。如行腹腔镜,需注意脐孔清洁。

2. 手术者准备

(1)核对患者信息:包括患者姓名、性别、年龄、主诉、病史、体格检查、辅助检查等,手术组成员进行术前讨论,明确手术指征、手术方式、麻醉方式、手术风险及预案。

(2)核对患者术前检查结果,如血常规、凝血功能、心电图、胸片及肿瘤标志物等,明确患者有无手术禁忌证。

(3)术前医患沟通,交代手术风险,确定患者已签署手术同意书、授权委托书、输血同意书等。如选择腹腔镜手术,需要向患者及家属交代有手术中转开腹手术的可能。

囊肿剥除术通常不需要预防性应用抗菌药物,但存在感染风险者如合并糖尿病、免疫功能低下、营养不良等情况,可酌情考虑围术期预防性应用抗菌药,用药时间在手术前后不超过 24 小时。

(四) 操作步骤

1. 麻醉

(1)根据患者的心理状态及并发疾病等选择是否进行麻醉前用药及用药类型。对于巨大卵巢囊肿患者,阿片类镇痛药一般不宜采用,以免加重呼吸抑制。

(2)全身麻醉适用于腹腔镜操作或巨大卵巢囊肿及麻醉处理比较困难的患者,全麻药物的选择根据患者心肺情况决定。硬脊膜外腔阻滞麻醉适用于开腹手术剥离切口在脐以下的囊肿。

(3)术后预防性镇痛治疗使得患者使用最少的药物获得最好的镇痛效果,减少不良反应的发生。一般术后镇痛采用持续静脉注射给药,推荐使用患者自控镇痛方法,达到持续镇痛和迅速抑制暴发痛的目的。

(4)术后监测中心静脉压、血压、血氧饱和度,维持循环呼吸的稳定,早期下床活动,防止肺部并发症的发生。

2. 手术步骤(以腹腔镜下囊肿剥除术为例阐述)

(1)体位选择:取头低臀高膀胱截石位。

(2)常规腹部消毒。

（3）于脐轮上缘弧形切开约 1cm，气腹针穿刺进腹，充 CO_2，制造气腹，至腹压达 12mmHg，Trocar 穿刺进腹置入镜体，双下腹常规做第二、三穿刺口置入操作器械。

（4）腹腔镜下探查盆腔，观察囊肿部位、大小、性质及肿物与周围邻近器官的解剖关系，有无粘连；如有粘连，将粘连分离，看清解剖关系。

（5）镜下切开囊肿包膜，弯钳自切开处钝性剥离囊肿包膜，注意把握层次深度，不切开囊肿壁。

（6）将标本袋从 Trocar 送入，将剥离的囊肿装入袋内，穿刺吸引囊肿内液体，抓钳夹住袋口从腹壁切口提出。如可疑恶变取组织标本行术中快速病检，根据结果进一步处理。

（7）剥离面止血后，如正常卵巢边缘不规整，可适当修整后进行缝合，先在正常卵巢组织的剥离面用可吸收线做荷包或间断褥式缝合，再连续褥式缝合卵巢表面。

（8）术毕用生理盐水冲洗盆腔术野，检查出血，透明质酸钠预防肠粘连。放尽余气，拔出置入器械，缝合腹壁切口。

3. 术后处理

（1）腰麻或硬膜外麻醉术后去枕平卧 6~8 小时。全麻患者防呕吐物呛入气管，卧床患者清醒后均应鼓励多翻身，多活动下肢。

（2）术后常规吸氧 2 小时。监测患者血压、脉搏、呼吸，异常应考虑到有无血容量不足、继发出血等情况，并及时纠正。

（3）因手术吸收热，术后 3 天内体温可能升高，但不超过 38℃。如体温持续升高，应注意有无感染，包括盆腔、伤口、呼吸系统、泌尿系统等，也可能为脱水、输液反应，检查后做相应处理。

（五）常见并发症及处理

1. 脏器损伤 剥离粘连不慎或粘连严重，解剖不清晰时容易发生。常见的脏器损伤为肠管、膀胱和输尿管。

预防措施：术者熟悉解剖关系，按解剖层次操作。

2. 囊肿内容物污染盆腔 剥离层次不清晰，或者器械使用不当，或囊肿与周围组织粘连较致密或囊壁太薄，易导致术中囊壁破裂，囊内容物流出污染盆腔甚至整个腹腔。

预防措施：剥离过程中认清解剖关系，操作轻柔，将囊肿剥离后及时装袋取出。对于不易剥离或体积巨大的囊肿，可先穿刺抽吸囊内容物，缝合或套扎穿刺口，再行剥离。

3. 卵巢功能损伤 手术中切除正常卵巢组织过多则容易造成术后卵巢功能损伤。

预防措施：在剥离囊肿时要注意区分卵巢正常组织与囊肿组织的分界，尽可能多的保留卵巢组织。减少或避免卵巢创面电凝尤其是卵巢门处组织。

（六）操作注意事项

1. 卵巢囊肿剥除取出标本后，应立即检视标本，如可疑恶性，应行快速病理检查，根据结果决定手术切除范围。

2. 在剥离卵巢囊肿时，剥离层次不清，过浅则会导致出血和切除过多的正常卵巢组织，过深可致肿物穿破而污染术野，因此应沿肿物包膜分离。若发生剥破，应小心剥净残留于正常卵巢组织的囊壁，以免复发；及时冲洗，减少囊内容物污染术野。

3. 缝合卵巢创面时，如留有死腔或止血不彻底可形成血肿，应立即清除血块，并贯穿缝合止血。

（七）相关知识

卵巢囊肿是卵巢表面或内部生成的囊状结构,可分为肿瘤性和非肿瘤性两类,囊内可含有液体和固态物质,是育龄期女性常见的卵巢病理改变。

1. 卵巢瘤样病变　滤泡囊肿或黄体囊肿最常见。发生在排卵周期的育龄妇女,异常量的液体聚集在滤泡内或黄体内形成。多为单侧,壁薄,直径≤8cm,这种功能性囊肿通常会在3个月内自行消失。若肿块持续存在或增大,卵巢肿瘤的可能性较大。

2. 输卵管卵巢囊肿　非肿瘤性病变,为炎性积液,常有盆腔炎病史。两侧附件区有不规则条形囊性包块,边界较清,活动受限。

3. 巧克力囊肿　指异位内膜定植于卵巢,在卵巢内形成大量黏稠的咖啡色巧克力状的液体。这种子宫内膜异位囊肿会随时间增加而变大,渐渐侵蚀正常组织,造成卵巢组织不可逆的损害。评估病情后可能需要手术治疗。

4. 畸胎瘤　由于胚胎时期的细胞分化障碍,经过较长时间这些细胞在卵巢内分化成毛发、牙齿还有一些油脂类的组织。其本身不会自行消失,且具有不断生长的特性,可能造成卵巢扭转,所以最好尽快手术。

三、卵巢囊肿剥除术规范检查表(表2-1-1)

表2-1-1　规范卵巢囊肿剥除术(经腹腔镜)核查表

项目	内容	是	部分	否
操作前准备	核对患者信息:包括患者姓名、性别、年龄、主诉			
	询问禁食禁饮情况			
	询问患者既往有无高血压、心、肺、脑等病史			
	询问有无服用抗血小板药物、抗凝药物如阿司匹林、氯吡格雷等的情况,有无出凝血异常疾病史,有无麻醉药物过敏史			
	查看患者血常规、凝血功能、心电图及既往结果			
	明确患者有无卵巢剥离手术禁忌证			
	确定患者已签署手术相关文书			
	物品(器械)准备:妇科腹腔镜手术器械全套			
操作中	体位:膀胱截石位			
	消毒范围:上缘达剑突下,下界达耻骨联合和大腿上三分之一,左右侧达腋中线。消毒三次,每次消毒与前次重叠1/3,消毒不留空隙,每次范围小于前一次			
	切口选择:脐轮上缘弧形切开1~2cm,双下腹常规做第二、三穿刺口置入操作器械			
	麻醉方式:全麻			
	术者准备:戴口罩帽子、洗手、穿手术衣			
	清点器械物品、上刀片、铺消毒单			

续表

项目	内容	是	部分	否
操作中	气腹针穿刺进腹，充 CO_2，制造气腹，至腹压达 12mmHg，Trocar 穿刺进腹置入镜体，双下腹常规做第二、三穿刺口置入操作器械			
	盆腔探查：明确囊肿部位、大小、性质及肿物与周围邻近器官的解剖关系及有无粘连			
	分离囊肿与正常卵巢组织			
	标本送病检			
	缝合残留卵巢组织：在正常卵巢组织的剥离面用细肠线做荷包或间断褥式缝合，再连续褥式缝合卵巢表面			
	放尽余气，拔出置入器械，缝合腹壁切口			
	留置引流管引流			
操作后处置	手术过程中应该注意观察患者的生命体征			
	交代患者术后注意事项，如饮食、活动建议，观察术后生命体征情况			

四、相关知识测试题

1. 关于卵巢肿瘤的处理，下列选项**不正确**的是

    A. 年轻单侧良性肿瘤应行患侧附件切除或卵巢肿瘤剥除术

    B. 绝经后妇女良性肿瘤应行全子宫及双附件

    C. 恶性生殖细胞肿瘤 I 期希望生育的年轻患者可行患侧附件切除

    D. 卵巢上皮性恶性肿瘤 I a 期肿瘤分化好，对侧剖视未发现肿瘤，可考虑保留对侧卵巢，术后严密随访

    E. 对卵巢上皮性恶性肿瘤晚期者以化疗为宜，一般不主张手术治疗

2. 卵巢囊肿蒂扭转多见于

    A. 少见于妊娠期及产褥期

    B. 肿瘤中等大小，其重心偏向一侧

    C. 肿瘤蒂短，活动度小

    D. 常与体位改变无关

    E. 少见于畸胎瘤

3. 刘某，女性，35 岁，发现盆腔肿块 1 年，突发右下腹剧痛 6 小时入院。一年前发现盆腔肿块约 5cm×4cm×5cm 大小肿块。查体：体温 37.5℃，双肺（－），妇科查体：外阴阴道（－），宫颈光滑，大小、质地正常，宫体前位。双穹右（－），左侧可扪及一约孕 3 个月大小肿块，压痛明显。超声：左附件区有囊实性肿块，腹腔积液 15mm。其最有可能的诊断是

    A. 卵巢肿瘤并感染　　　　　　　　B. 子宫肌瘤变性

    C. 卵巢肿瘤蒂扭转　　　　　　　　D. 卵巢囊肿破裂

    E. 卵巢囊肿囊内出血

参考答案：1. E；2. B；3. C。

（肖松舒）

参考文献

[1] 谢幸,孔北华,段涛.妇产科学.9版.北京:人民卫生出版社,2018.

[2] 薛敏,肖松舒.妇科腔镜操作手册.北京:人民卫生出版社,2015.

[3] 苏应宽.妇产科手术学.北京:人民卫生出版社,1993.

[4] 糜若然.实用妇产科手术技巧.天津:天津科学技术出版社,2001.

[5] 王雅洁.腹部妇科围手术期监测及处理.北京:中医古籍出版社,2004.

[6] 梁志清.妇科肿瘤腹腔镜手术学.北京:人民军医出版社,2012.

第二节　附件切除术

一、概述

附件是输卵管与卵巢的合称。附件切除术是妇产科基本手术,即切除一侧或双侧输卵管及卵巢的手术。本节叙述经腹附件及经腹腔镜附件切除术。

二、附件切除术操作规范流程

(一) 适应证

1. 绝经后女性患良性卵巢肿瘤。

2. 经卵巢囊肿剥除术、卵巢部分切除术无法治疗的良性卵巢肿瘤。

3. 抗生素治疗无效的输卵管卵巢脓肿。

4. 子宫内膜异位症的根治性手术。

5. 输卵管良性病变,患者年龄大无需保留生育功能。

6. 选择性或预防性附件切除术。

7. 男性假两性畸形患者的性腺切除术。

8. 附件扭转伴坏死。

(二) 禁忌证

严重的心、肝、肾等脏器疾病不能耐受手术者。

(三) 手术前准备

1. 患者的评估和准备

(1)完善术前常规实验室检查及影像学检查(包括血尿常规、肝肾功能、凝血功能、血型、输血前检查、白带检查、宫颈癌筛查、心电图、子宫及附件超声检查,盆腔 CT、盆腔 MRI 等)。

(2)有盆腔感染者控制感染治疗。

(3)对营养状况进行筛查,对合并疾病进行术前的评估及处理,如积极纠正贫血、低蛋白血症、控制高血压及血糖、纠正水电解质紊乱。合并其他系统疾病,请相关科室进行评估,明确无手术禁忌证,并给予围手术期处理的指导。

(4)备血:如果可能会大量失血,应在术前做好自体输血的准备。

(5)饮食及肠道准备:无胃肠动力障碍患者麻醉前 6 小时禁固体食物,术前 2 小时禁食清流质食物,若患者无糖尿病,推荐术前晚及术前 2 小时分别口服碳水化合物 5ml/kg。肠道准备并不是妇科手术前必需的,有损伤肠道风险者或长期便秘患者术前行充分肠道准备。

(6)阴道准备:有特殊炎症者应予以针对性治疗。

(7)血栓预防:妇科手术患者中,可能增加血栓栓塞风险的情况包括妊娠、使用激素类避孕药或绝经后激素治疗和妇科恶性肿瘤。血栓预防可降低症状性深静脉血栓或肺栓塞的发病率。权衡患者血栓形成风险与围手术期出血风险,采用适宜的预防血栓形成方法、药物剂量及使用时间。

(8)腹部皮肤准备:确保术野皮肤清洁。手术当天备皮,操作轻柔,避免皮肤损伤。如行腹腔镜,需特别注意脐孔清洁。

(9)如经腹手术,术前留置导尿管;腹腔镜手术开始之前,必须排空膀胱。

(10)预防性应用抗菌药物:按照原则预防性使用抗生素,切皮前 30 分钟 ~1 小时静脉滴注完毕。手术时间超过 3 小时或超过抗生素半衰期的 2 倍或术中出血量超过 1 500ml 时,应重复给药。

2. 手术者准备

(1)手术组成员进行术前讨论,再次核对病史、体格检查及辅助检查等临床资料,进行归纳总结,明确手术指征、手术方式、麻醉方式、手术风险及预案。

(2)术前医患沟通,就其他治疗选择(包括期待治疗)、手术利弊及风险进行沟通,签署相关文书,如手术同意书、授权委托书、输血同意书等。如选择经腹腔镜手术,需要向患者及家属交代有手术中转开腹手术的可能。就术前准备、手术及麻醉过程、术后康复、出院标准等内容进行患者教育。

(四)操作步骤

1. 麻醉及体位选择

(1)经腹手术取仰卧位,麻醉选用连续硬膜外麻醉、腰麻或气管插管全身麻醉。

(2)腹腔镜手术取膀胱截石位。麻醉选用气管插管全身麻醉。

2. 手术切口选择

(1)开腹手术选择下腹部正中纵切口或横切口,根据病变的大小决定切口的长度。

(2)经腹腔镜手术按照常规选择穿刺孔位置,可根据具体情况调整穿刺孔位置。

3. 具体手术步骤

(1)经腹附件切除术

1)核对患者身份信息及拟实施手术名称。按照原则预防性使用抗生素,切皮前 30 分钟 ~1 小时静脉滴注完毕。

2)选择切口,按常规下腹部手术区域消毒、铺单,切开腹壁,进入腹腔。

3)探查盆腹腔:探查子宫、两侧附件情况,了解有无粘连及病变。必要时了解中上腹部情况。如有粘连,应先行分离。如附件病变不大,可将患侧附件娩出至腹腔外再操作。巨大良性囊性病变可穿刺放液,待其体积缩小后再娩出腹腔外。

4)处理骨盆漏斗韧带:提拉输卵管,使骨盆漏斗韧带伸展,以两把血管钳钳夹骨盆漏斗韧带,于两钳间切断,7 号丝线双重贯穿缝合、结扎。

5)切断卵巢固有韧带及输卵管:以两把血管钳钳夹卵巢固有韧带及输卵管峡部,于两钳间切断,7 号丝线双重贯穿缝合、结扎。

6)断端包埋:4 号丝线间断或连续缝合断端周围腹膜,包埋断端;或用圆韧带包埋断端,即将圆韧带缝合至阔韧带后叶,使断端包埋。

7)缝合腹壁:清洗腹腔,检查无出血后逐层缝合关闭腹壁。

(2)经腹腔镜附件切除术

1)核对患者身份信息及拟实施手术名称,按照原则预防性使用抗生素,切皮前30分钟~1小时静脉滴注完毕。

2)建立气腹:选择适宜穿刺孔位置,置入腹腔镜手术操作器械。

3)探查盆腹腔:探查顺序及内容同经腹手术。

4)分离盆腹腔粘连。

5)处理骨盆漏斗韧带:提拉患侧附件,使用能量器械(如双极、超声切割或凝固器械、双极血管闭合器械等)分次凝固骨盆漏斗韧带,之后切断骨盆漏斗韧带。

6)使用能量器械分次凝固、切断阔韧带前后叶达近子宫角部;凝固卵巢固有韧带及输卵管峡部,之后切断。

7)标本取出:将取物袋置入盆腔,将标本置入袋中,收紧牵引线后提拉至腹腔外,标本取出后送病检。

8)腹腔镜手术通常无需包埋断端。

9)清洗腹腔,取出腹腔镜穿刺套管鞘,关闭腹壁穿刺孔。

4. 术后处理

(1)生命体征监测:观察血压、脉搏、呼吸、血氧饱和度。

(2)术后尽早活动。

(3)术后尽快恢复经口进食,建议术后4~6小时开始进食。

(4)尿管:留置尿管期间观察尿量及颜色,无特殊情况,术后尽早拔除导尿管。

(5)预防感染、补液等支持及对症治疗。

(6)引流管管理:尽量减少引流管使用,并尽早拔除。

(7)切口管理:术后注意切口的清洁与监测,及时发现切口感染、血肿等异常并予以处理。

(五) 常见并发症及处理

1. 损伤 可能损伤肠管、输尿管等周围脏器。多由于操作时解剖结构分辨不清、能量器械的热传导作用所致。手术结束前仔细检查,一旦发现及时处理。

2. 出血 多由于术中止血不彻底、血管断端缝扎不牢固导致结扎线滑脱、电凝止血后脱痂致血管重新开放所致。

处理:少量出血,如生命体征平稳,可予以密切观察、止血药物治疗;如出血量多,应立即开腹或腹腔镜下止血处理。

3. 感染 多发生于盆腔炎性疾病手术患者,应根据术中情况,留置腹腔引流管并保持通畅,术后酌情延长抗生素使用时间。

(六) 操作注意事项

1. 无论是经腹或腹腔镜手术,在进入腹腔后,如卵巢恶性肿瘤不能排除,先获取盆腔和腹腔冲洗液,并保留这些冲洗液;如果之后诊断为恶性肿瘤,可将其用于分期。

2. 探查盆腹腔时应注意粘连分离策略。应从粘连少、疏松、易分离部位开始,钝性分离及锐性分离相结合、灵活运用,找准解剖层次,尽量做到直视下分离。

3. 尽量将病变完整切除,避免病变内容物污染腹腔。如巨大良性囊性病变可予以穿刺,缩小体积后进行后续操作。穿刺前注意保护周围组织,避免囊内容物外漏污染盆腹腔。放液速度宜慢,避免腹压骤降导致休克。

4. 注意能量器械的特性,避免使用时因热效应导致损伤。

5. 处理骨盆漏斗韧带时,如粘连严重,为避免损伤输尿管,应分离粘连,尽量恢复正常解剖走行,之后再处理骨盆漏斗韧带。必要时可打开阔韧带前后叶腹膜,游离出骨盆漏斗韧带内的卵巢动静脉,直视下单独处理(予以两把血管钳钳夹、切断,断端结扎后,再双重缝合、结扎)。

6. 血管蒂部结扎牢靠,避免脱落。蒂部留取适宜长度,避免蒂部过短导致结扎线滑落。

7 如因卵巢肿瘤蒂扭转切除附件,直接在扭转部位下方蒂的部位进行切断,注意勿损伤输尿管。

8. 当对怀疑有恶性肿瘤的女性进行附件切除术时,应避免卵巢囊肿破裂以防肿瘤播散。

(七) 相关知识

1. 卵巢肿瘤发生蒂扭转,其蒂部组成为骨盆漏斗韧带、卵巢固有韧带及输卵管。如卵巢组织已坏死,应予以切除。但如术中发现尚存局部未坏死的卵巢组织,且病变考虑为良性,应改行卵巢肿瘤剥除术,切忌贸然切除该侧附件。

2. 卵巢残留物综合征(ovarian remnant syndrome,ORS) 盆腔严重粘连、肿瘤性疾病、盆腔血供增多时可导致骨盆漏斗韧带游离充分较为困难,钳夹骨盆漏斗韧带时距离卵巢过近,造成结扎部分卵巢组织残留,引起盆腔痛、无症状性盆腔包块等临床表现。

三、附件切除术规范检查表(表 2-2-1~ 表 2-2-2)

表 2-2-1 规范附件切除术(经腹)核查表

项目	内容	是	部分	否
手术前准备	完善术前常规实验室检查及影像学检查等辅助检查			
	盆腔感染者控制感染治疗			
	对合并症进行术前的评估及处理			
	备血			
	饮食及肠道准备			
	阴道准备			
	腹部皮肤准备			
	血栓预防			
	手术组成员进行术前讨论,再次核对病史、体格检查及辅助检查等临床资料,进行归纳总结,明确手术指征、手术方式、麻醉方式、手术风险及预案			
	术前医患沟通,交代手术风险并签署相关文书,如手术同意书、授权委托书、输血同意书等			
	就术前准备、手术及麻醉过程、术后康复、出院标准等内容进行患者教育			
	术前留置导尿管			

续表

项目	内容	是	部分	否
手术过程	核对患者身份信息及拟实施手术名称			
	按照原则预防性使用抗生素,切皮前30分钟~1小时静脉滴注完毕			
	麻醉及体位选择			
	取仰卧位			
	麻醉选用连续硬膜外麻醉、腰麻或气管插管全身麻醉			
	手术切口选择:下腹部正中纵切口或横切口,根据病变的大小决定切口的长度			
	手术步骤			
	按常规切开腹壁,进入腹腔			
	探查盆腹腔:探查子宫、两侧附件情况,了解有无粘连及病变。必要时了解中上腹部情况			
	如有粘连,应先行分离			
	处理骨盆漏斗韧带:提拉输卵管,使骨盆漏斗韧带伸展,以两把血管钳钳夹骨盆漏斗韧带,于两钳间切断,7号丝线双重贯穿缝合、结扎			
	切断卵巢固有韧带及输卵管:以两把血管钳钳夹卵巢固有韧带及输卵管峡部,于两钳间切断,7号丝线双重贯穿缝合、结扎			
	断端包埋:4号丝线间断或连续缝合断端周围腹膜,包埋断端;或用圆韧带包埋断端,即将圆韧带缝合至阔韧带后叶,使断端包埋			
	缝合腹壁:清洗腹腔,检查无出血后逐层缝合关闭腹壁			
手术后处置	生命体征监测:观察血压、脉搏、呼吸、血氧饱和度			
	术后尽早活动;尽早恢复经口进食			
	预防感染治疗、补液等支持对症治疗			
	尿管:留置尿管期间观察尿量及颜色,术后尽早拔除导尿管			
	引流管管理:尽量减少引流管使用,并尽早拔除			
	切口管理:术后注意切口的清洁与监测,及时发现切口感染、血肿等异常并予以处理			

表 2-2-1　规范附件切除术(经腹腔镜)核查表

项目	内容	是	部分	否
手术前准备	完善术前常规实验室检查及影像学检查等辅助检查			
	盆腔感染者控制感染治疗			
	对合并症进行术前的评估及处理			
	备血			
	饮食及肠道准备			

续表

项目	内容	是	部分	否
手术前准备	阴道准备			
	腹部皮肤准备,注意脐孔清洁			
	手术组成员进行术前讨论,再次对病史、体格检查及辅助检查等临床资料进行归纳总结,明确手术指征、手术方式、麻醉方式、手术风险及预案			
	术前医患沟通,交代手术风险并签署相关文书,如手术同意书、授权委托书、输血同意书等			
手术过程	核对患者身份信息及拟实施手术名称			
	按照原则预防性使用抗生素,切皮前30分钟~1小时静脉滴注完毕			
	麻醉及体位选择			
	取膀胱截石位			
	麻醉选用气管插管全身麻醉			
	手术步骤			
	一次性导尿;建立气腹,选择适宜穿刺孔位置,置入腹腔镜手术操作器械			
	探查盆腹腔:探查子宫、两侧附件情况,了解有无粘连及病变,必要时了解中上腹部情况			
	如有粘连,应先行分离			
	处理骨盆漏斗韧带:提拉患侧附件,使用能量器械分次凝固骨盆漏斗韧带,之后切断骨盆漏斗韧带			
	使用能量器械分次凝固、切断阔韧带前后叶达近子宫角部;凝固卵巢固有韧带及输卵管峡部,之后切断			
	标本取出:将取物袋置入盆腔,将标本置入袋中,收紧牵引线后提拉至腹腔外,标本取出后送病理检查			
	清理腹腔,取出腹腔镜套管鞘,关闭腹壁穿刺孔			
手术后处置	生命体征监测:观察血压、脉搏、呼吸、血氧饱和度			
	术后尽早活动			
	尽快恢复经口进食			
	预防感染治疗、补液等支持对症治疗			
	引流管管理:尽量减少引流管使用,并尽早拔除			
	切口管理:术后注意切口的清洁与监测,及时发现切口感染、血肿等异常并予以处理			

四、相关知识测试题

1. 卵巢肿瘤发生蒂扭转,其蒂部组成为

    A. 骨盆漏斗韧带、卵巢固有韧带及输卵管

    B. 骨盆漏斗韧带

    C. 卵巢固有韧带

    D. 骨盆漏斗韧带及卵巢固有韧带

    E. 卵巢组织

2. 附件切除术的手术指征**不包括**

    A. 卵巢良性肿瘤,患者年龄大

    B. 预防性附件切除术

    C. 子宫内膜异位症根治术

    D. 卵巢成熟性畸胎瘤发生蒂扭转,但有小部分卵巢组织未坏死

    E. 希望保留生育功能的恶性生殖细胞肿瘤

3. 关于附件切除术过程中的注意事项,以下说法**错误**的是

    A. 如卵巢肿瘤与周围组织有粘连,应先分离粘连

    B. 分离附件与周围脏器粘连时,应先从粘连严重的部位开始进行

    C. 分离附件与周围脏器粘连时,要注意钝性分离与锐性分离相结合

    D. 如卵巢囊肿巨大,考虑为良性病变时,可先进行穿刺,缩小体积后

    E. 巨大卵巢囊肿穿刺放液时,应缓慢放液,避免速度过快致腹压急剧下降

参考答案:1. A;2. D;3. B。

(胡　蓉　沈利聪)

参考文献

[1] 谢幸,孔北华,段涛. 妇产科学. 9 版. 北京:人民卫生出版社,2018.

[2] 中华医学会妇产科学分会加速康复外科协作组. 妇科手术加速康复的中国专家共识. 中华妇产科杂志,2019,54 (2): 7.

[3] CLARKE-PEARSON D L, ABAID L N. Prevention of venous thromboembolic events after gynecologic surgery. Obstetrics & Gynecology, 2012, 119 (1): 155-167.

第三节　输卵管切除术

一、概述

输卵管位于子宫两侧,左右各一条,每条输卵管由子宫侧向外侧分为间质部、峡部、壶腹部和伞部共四个部分,其中间质部为输卵管潜行于子宫壁内的部分。输卵管切除术指切除全部或部分输卵管,手术途径有经腹及腹腔镜两种,经腹腔镜输卵管切除术创伤小、操作时间短,患者恢复快,已成为输卵管切除术的主要方式。本节对经腹腔镜输卵管切除术及经腹输卵管切除术进行详细叙述。

二、输卵管切除术规范操作流程

(一) 适应证

1. 输卵管妊娠患者无再生育要求或输卵管破损严重、无法修复或修复后无法恢复功能、再次输卵管妊娠可能性大者。

2. 输卵管积脓或输卵管卵巢脓肿经保守治疗无效者。

3. 输卵管系膜囊肿致输卵管扭转坏死,卵巢囊肿蒂扭转伴输卵管扭转坏死。

4. 预防性输卵管切除术或机会性输卵管切除术。

(二) 禁忌证

严重的心、肝、肾等脏器疾病不能耐受麻醉或手术者。

(三) 手术前的准备

1. 患者准备

(1) 详细询问病史及全面查体,明确诊断。

(2) 完善术前常规实验室检查及影像学检查,包括血尿常规、肝肾功能、凝血功能、血型、输血前检查、白带检查、宫颈癌筛查、心电图、胸片、子宫及附件超声检查等。

(3) 对合并症进行术前的评估及处理:如积极纠正贫血、低蛋白血症、控制高血压及血糖、纠正水电解质紊乱。合并其他系统疾病,请相关科室进行评估,明确无手术禁忌证,并给予围手术期处理的指导。

(4) 饮食及肠道准备:全身麻醉前应禁固体食物 ≥ 6 小时,禁透明液体 > 2 小时,估计可能有胃排空延缓、梗阻或者不全梗阻症状者,需禁食禁饮更长时间。推荐术前晚及术前 2 小时分别口服碳水化合物 5ml/kg。紧急手术禁食禁饮时间未达要求者,必要时插胃管手术,或行局麻手术。快速康复(ERAS)的患者无需肠道准备,既往手术史或腹膜炎可能盆腔粘连涉及分离肠管粘连者,术前一天需予口服泻药并灌肠进行肠道准备。有损伤肠道风险者或长期便秘患者术前行充分肠道准备。

(5) 阴道准备:有特殊炎症者应予以针对性治疗。

(6) 腹部皮肤准备:确保术野皮肤清洁。手术当天备皮,操作轻柔,避免皮肤损伤。如行腹腔镜,需特别注意脐孔清洁。

(7) 如经腹手术,术前留置导尿管。腹腔镜手术开始之前,需排空膀胱。

2. 手术者准备

(1) 手术组成员进行术前讨论,再次核对病史、体格检查及辅助检查等临床资料,进行归纳总结,明确手术指征、手术方式、麻醉方式、手术风险及预案。

(2) 术前医患沟通,交代手术风险、替代治疗方案等,签署手术同意书、授权委托书、输血同意书等相关文书。如选择腹腔镜手术,需要向患者及家属交代有手术中转开腹手术的可能。

(四) 操作步骤

1. 麻醉及体位选择

(1) 腹腔镜手术取膀胱截石位,麻醉选用气管插管全身麻醉。

(2) 经腹手术取仰卧位,麻醉选用连续硬膜外麻醉、腰麻或气管插管全身麻醉。

2. 手术切口选择

(1) 腹腔镜手术:按照常规选择穿刺孔位置,可根据具体情况调整穿刺孔位置。

（2）开腹手术选择取脐耻之间腹中线纵切口或横切口。

3. 具体操作步骤

（1）经腹腔镜输卵管切除术

1）核对患者信息：包括患者姓名、性别、出生年月日、主诉、诊断、拟施手术；按照原则预防性使用抗生素，切皮前30分钟~1小时静脉滴注完毕。

2）行一次性导尿后，常规穿刺，形成气腹。

3）采用单极、双极电凝或组织剪，沿输卵管系膜紧贴输卵管下缘，边凝固边切断系膜，直至近宫角处，在靠近子宫角电凝输卵管峡部，切除全部输卵管。若行部分输卵管切除术，输卵管钳提拉输卵管远端，使输卵管系膜展平，用双极电凝由远端到近端凝切输卵管系膜，沿输卵管系膜向妊娠近端部位电凝组织，切除部分输卵管。

4）标本取出：从10mm Trocar置入标本袋，将切除的输卵管装袋后取出。

5）冲洗盆腔，检测断端是否出血，必要时再次双极电凝处理。

6）吸出积液、排气，取出套管及镜头，缝合穿刺孔。

（2）经腹输卵管切除术

1）核对患者信息：包括患者姓名、性别、出生日期、主诉、诊断、拟施手术；按照原则预防性使用抗生素，切皮前30分钟~1小时静脉滴注完毕。

2）予以留置导尿管，切开腹壁，进入腹腔，检查盆腔情况，如有粘连先分粘连，排垫肠管，暴露手术视野。

3）提拉输卵管伞端，弯钳紧贴输卵管下缘钳夹系膜，组织剪或电刀沿着弯钳自远端离断系膜，逐步切除输卵管至近宫角处，切除全部输卵管，取出标本。若行部分输卵管切除，提拉妊娠部位的输卵管，使输卵管系膜展平，弯钳钳夹两端，剪刀剪断，双极电凝由远端沿输卵管系膜向近端方向电切离断系膜，切除部分输卵管。

4）双重缝扎残端止血。

5）检查残端无出血，冲洗盆腔。

6）清点器械，逐层关闭腹壁切口。

（五）术后处理

1. 生命体征监测　观察血压、脉搏、呼吸、血氧饱和度。

2. 预防感染治疗不超过48小时，适当补液治疗。

3. 术后麻醉苏醒后可饮水，尽早活动，盆腔无明显粘连者术后第一天可正常饮食，盆腔粘连重者术后排气后可逐渐从半流质过度至普食。

4. 追踪病检结果，根据病检结果酌情处理。

（六）常见并发症及处理

1. 发热　异位妊娠破裂的患者若腹腔积血清除不彻底，术后可有低热，无需特殊处理。

2. 出血　输卵管切除术后出血常见于离断输卵管近端时过于贴近或切除部分宫角，导致宫角出血，因此，操作时应避免切到宫角。另外，离断输卵管系膜时应避免损伤骨盆漏斗韧带内的卵巢血管，以免引起大出血。

3. 感染　输卵管切除术后感染主要表现为发热，甚至盆腔包块形成，主要原因有手术操作过程中未注意无菌操作，或盆腔脓肿清除不彻底导致。

预防措施：操作轻柔，适时抽吸，严格器械清洗消毒。

（七）操作注意事项

1. 输卵管妊娠破裂大出血行紧急手术时，进入腹腔后应先准确钳夹出血破口，减少血液进一步流失。

2. 操作应紧贴输卵管系膜进行，一是防止输尿管损伤、阔韧带血肿形成；二是可减少输卵管系膜血运的损伤、保护卵巢血供。

3. 近宫角处切除时，切除部位应避免过于贴近宫角，此处易导致宫角血管开放引起出血。

（八）相关知识

1. 输卵管由三层构成　外层为浆膜层，为腹膜的一部分；中层为平滑肌层，该层肌肉的收缩有协助拾卵、运送受精卵及一定程度地阻止经血逆流和宫腔内感染向腹腔内扩散的作用；内层为黏膜层，由单层高柱状上皮覆盖。输卵管肌肉的收缩和黏膜上皮细胞的形态、分泌及纤毛摆动，均受性激素的影响而有周期性的变化。

2. 预防性输卵管切除术与机会性输卵管切除术　对于遗传性卵巢癌高风险人群，为避免绝经前切除卵巢带来的医源性绝经症状，以及对心血管系统及骨质疏松等健康状况的影响，临床上行预防性输卵管切除术降低卵巢癌的风险。

对于普通人群，因非输卵管性疾病行妇科手术时，若无生育要求，同时切除输卵管以预防卵巢癌、输卵管癌或腹膜癌，称机会性输卵管切除术。目前关于机会性输卵管切除术对卵巢、输卵管和腹膜癌的一级预防作用的数据有限。若患者因计划行绝育术或因良性适应证行子宫切除术，建议告知关于机会性输卵管切除术的风险和获益，并与患者共同作出决策。

3. 虽然骨盆漏斗韧带及子宫动脉的卵巢分支都可以为卵巢提供血供，但输卵管切除术对卵巢的血供和激素功能（如生育力、绝经年龄）的影响尚有争议，需要进一步的高级别证据，在临床工作中需重视术前客观告知的必要性。

三、输卵管切除术规范检查表（表 2-3-1～表 2-3-2）

表 2-3-1　规范输卵管切除术（经腹）核查表

项目	内容	是	部分	否
手术前准备	完善术前常规实验室检查及影像学检查等辅助检查			
	了解患者是否有内外科合并症，对合并症进行术前的评估			
	术前讨论，签署手术同意书			
	备血			
	饮食及肠道准备			
	腹部皮肤准备			
	物品准备			
手术过程	核对患者信息			
	患者取仰卧位，消毒铺单			
	留置导尿管			

项目	内容	是	部分	否
手术过程	取脐耻之间切口切开腹壁,进入腹腔			
	检查盆腔情况,如有粘连先分粘连,填塞肠曲,暴露手术视野			
	鼠齿钳夹住并提起输卵管伞端,弯钳贴近输卵管侧钳夹系膜,组织剪沿着组织钳分段剪切输卵管系膜,逐步切除输卵管至近宫角的输卵管峡部,取出标本			
	双重缝扎残端止血			
	检查残端无出血,冲洗盆腔			
	清点器械,逐层关闭腹壁切口			
手术后处置	监护、预防感染、补液等对症治疗			
	术后饮水、饮食管理			
	向患者及家属简要介绍术中情况			
	追踪病检结果,根据病检结果酌情处理			

表 2-3-2　规范输卵管切除术(经腹腔镜)核查表

项目	内容	是	部分	否
手术前准备	完善术前常规实验室检查及影像学检查等辅助检查			
	了解患者是否有内外科合并症,对合并症进行术前的评估			
	术前讨论,签署手术同意书			
	备血			
	饮食及肠道准备			
	腹部皮肤准备			
	物品准备			
手术过程	核对患者信息			
	患者取仰卧位,消毒铺单			
	一次性导尿,根据情况选择适当的穿刺孔,形成气腹			
	采用单极、双极电凝或组织剪,沿输卵管系膜边凝固边切断系膜,直至近宫角处,在靠近子宫角电凝输卵管峡部,切除输卵管			
	标本取出:从 10mm Trocar 置入标本袋,将切除的输卵管装袋后取出			
	冲洗盆腔,检测断端是否出血,必要时再次双极电凝处理			
	吸出积液、排气,取出套管及镜头,缝合穿刺孔			

续表

项目	内容	是	部分	否
手术后处置	监护、预防感染、补液等对症治疗			
	术后饮水、饮食管理			
	向患者及家属简要介绍术中情况			
	术后 1 个月注意休息,术后 3 个月禁盆浴、同房,以防上行性感染			
	追踪病检结果,根据病检结果酌情处理,术后 3 个月门诊复查			

四、相关知识测试题

1. 患者,女,39 岁,风湿性心脏病,心功能Ⅲ级,左侧输卵管妊娠破裂,手术应行

　　A. 左附件切除

　　B. 左附件切除,右输卵管结扎

　　C. 左输卵管切除

　　D. 子宫次全切除及左附件切除

　　E. 左输卵管切除,右输卵管结扎

2. 欲行输卵管切除,需要切断的韧带是

　　A. 圆韧带　　　　　　　　　　　B. 主韧带

　　C. 卵巢固有韧带　　　　　　　　D. 骨盆漏斗韧带

　　E. 以上都不需要

3. 急性输卵管妊娠破裂的特征,下述**错误**的选项是

　　A. 一侧下腹部明显压痛及反跳痛

　　B. 宫颈举痛明显

　　C. 休克程度与阴道流血量不成正比

　　D. 一侧附件区必有包块

　　E. 后穹窿穿刺抽出不凝血

4. 患者,女,42 岁,腹痛一周伴发热一周。原发不孕 10 年。查体:体温 38.6℃,心肺(−),下腹部触及质韧肿块,压痛(+),活动欠佳。妇科检查:宫颈管口可见脓样液体流出,子宫正常大小,偏右,于子宫左侧可扪及约 6cm 肿块,触痛阳性。曾于外院抗感染治疗一周,体温及腹痛症状无明显缓解。应如何处理

　　A. 抗生素抗感染

　　B. 抗生素应用同时手术切除脓肿或引流

　　C. 经阴道穿刺排脓

　　D. 立即剖腹探查切除患侧附件

　　E. 应用退热药后手术

参考答案:1. C;2. E;3. D;4. B。

（胡　蓉　沈利聪）

参考文献

［1］丰有吉，陈晓军.妇科手术学.上海：上海科学技术出版社，2015.

［2］中国医院协会妇产医院分会妇科肿瘤专业学组，王建东，王玉东，等.预防性输卵管切除术的中国专家共识(2021年版).中国实用妇科与产科杂志，2021. 37 (8): 826-831.

［3］GARCIA C, MARTIN M, TUCKER LY, et al. Experience with opportunistic salpingectomy in a large, community-based health system in the United States. Obstet Gynecol. 2016, 128 (2): 277-283.

第四节　输卵管妊娠物清除术

一、概述

输卵管妊娠是最常见的异位妊娠，可以发生在输卵管的各个部位，最常发生的部位为输卵管壶腹部。最常见的临床表现为停经后阴道出血和／或腹痛，也可无症状。输卵管妊娠物清除术是治疗输卵管妊娠的保守手术方式，可经腹腔镜或经腹完成。

二、输卵管妊娠物清除手术操作规范流程

(一) 适应证

1. 血流动力学不稳定或有腹腔内出血征象。

2. 异位妊娠有进展者(如血HCG>3 000U/L或持续升高，有胎心搏动、附件区大包块等)。

3. 随诊不可靠者。

4. 药物治疗禁忌证或无效者。

5. 持续异位妊娠者　因为输卵管妊娠物清除术是治疗输卵管妊娠的保守手术，因此适用于有生育要求的女性，特别是对侧输卵管已切除或功能异常者。

(二) 禁忌证

生殖道或全身感染的急性期；严重内科疾患如心、肝、肾功能衰竭的急性期；严重的凝血功能障碍及血液病；存在其他不能耐受麻醉及手术的情况。这些是手术的相对禁忌证。

如果输卵管妊娠破裂致输卵管损坏严重，应该建议患者切除破损的患侧输卵管。

(三) 手术前的准备

1. 患者准备

术前评估：包括病史的采集，妇科检查及辅助检查，询问患者既往有无高血压、心、肺、脑疾病等病史，有无服用抗血小板药物、抗凝药物如阿司匹林、氯吡格雷等的情况及有无出凝血异常疾病史。询问有无药物过敏史等。常规完善血尿常规、肝肾功能、凝血功能、血型、输血前检查、血β-HCG、心电图、胸片、白带常规、子宫及附件超声检查等，其中重要的辅助检查包括血β-HCG检查和子宫及附件超声检查。值得注意的是，存在血流动力学不稳定的异位妊娠患者往往无法完成上述两项检查，可以选择更简单的尿妊娠实验和经阴道后穹窿穿刺术，快速对患者的状态进行判断，尽早进行手术干预。

维持循环稳定的准备：对于血流动力学不稳定的患者，接诊时应尽快建立静脉通路，便于大量补液或输注血制品维持循环的稳定；同时备好同型的血制品纠正患者的贫血；预计患者腹腔内有大量出血，有条件的可考虑在术前做好自体输血的准备。

预防性抗生素：术前30分钟或者术中应给予一次静脉预防性抗生素，提前做好抗生素皮试，若患者生命体征不稳定，可先采用不需要进行皮试的抗生素。

麻醉前6小时禁固体食物，术前2小时禁透明液体，推荐术前晚及术前2小时分别口服碳水化合物5ml/kg。若患者有生命体征不稳定的情况，则不需要空腹，必要时术前或者术中留置胃管。

向患者或者家属交代病情及手术相关风险，签署手术同意书。若有使用甲氨蝶呤的可能，也应该签署化疗知情同意书。

2. 操作者准备　无论是经腹还是经腹腔镜的输卵管妊娠物清除术均需要手术室护士及麻醉医师的配合，在决定手术后应与他们进行沟通，主要是介绍患者病情及计划的手术方式。尤其是存在血流动力学不稳定的患者，在接诊之后应尽早通知手术室做好手术准备，与麻醉医师商讨，在充分考虑患者的临床情况后决定手术方式。

（四）操作步骤

输卵管妊娠物清除术需切开输卵管并取出异位妊娠物，腹腔镜是异位妊娠手术的首选手术方式。

1. 手术步骤

（1）三方核对：管床医师、麻醉医师、手术室护士共同核对患者姓名、年龄、手术名称。按照原则预防性使用抗生素。

（2）腹腔镜手术的进腹技术（穿刺孔及常规进腹技术）在此不详细描述。可以留置导尿管，也可以考虑进行一次性导尿。

（3）充分探查盆腹腔，辨认相应的解剖结构，包括子宫及双侧输卵管卵巢，有腹腔内出血时，应先吸尽血液（应注意辨认是否为流产型输卵管异位妊娠，妊娠物是否流产至腹腔）。

（4）用腹腔镜手术钳固定患侧输卵管。

（5）将22G针经5mm的穿刺孔插入，并经此垂体后叶素注入膨胀最大处的输卵管系膜处，有助于最大限度减少输卵管切开部位的出血。

（6）使用单极电钩，沿膨大的输卵管管壁作一10mm纵行切口。切口应沿着没有输卵管系膜附着的输卵管边缘进行。

（7）从输卵管切口两侧使用轻柔钝性挤压剥离的方式将妊娠产物从输卵管移除。然后将样本置于腹腔镜储袋内并从腹腔取出，或用勺钳钳取出妊娠产物碎片。

（8）小心冲洗输卵管并检查止血，出血点可通过施加压力或轻微双极电凝来止血。如果出血仍持续，可使用3-0可吸收线结扎输卵管系膜中的血管或一期闭合输卵管造口。不应当对输卵管内的胚胎着床部位进行电凝，因为这样会造成输卵管的严重损伤。

（9）使切口开放待其二期愈合；因为一期闭合与二期愈合后的生育率及粘连形成率相似。

（10）术中探查未见明显的异位妊娠部位时，应同时进行诊断性刮宫术，排除宫内早期妊娠导致术后出现HCG持续不下降的情况。

（11）部分妇科医师选择输卵管妊娠物清除术这一保守的手术方式时,为降低术后持续性异位妊娠的发生率,局部注射甲氨蝶呤化疗,但这一方法目前尚无明确的证据。

2. 手术记录　应记录术前诊断及术后诊断以及手术步骤,对术中探查的盆腔解剖结构进行详细的描述,尤其是既往曾经有妇科手术史的患者。同时应记录腹腔内出血量,术中是否发现典型的妊娠组织以及是否局部注射药物。

（五）结局与随访

每周测量 1 次血清 HCG 水平直到正常。

（六）操作注意事项

1. 在学习腹腔镜操作前,需学习有疾病及手术的相关理论,包括异位妊娠手术治疗的适应证、禁忌证;熟悉女性盆腔的解剖结构,掌握异位妊娠的临床表现及处理原则,轻柔操作。

2. 术前应关注患者的临床表现,尤其是生命体征,及时发现输卵管异位妊娠破裂,尽早手术干预。

3. 在腹腔镜探查时,应对盆腹腔进行全面探查,充分吸尽腹腔内血液,避免妊娠物的残留。术中剥离输卵管妊娠物时,应避免粗暴操作,损伤输卵管导致出血。电凝止血时,尽量不要过度电凝输卵管创面,易导致输卵管黏膜面的损伤,必要时缝合止血。

4. 术后处理　通常术前应留取患者血液样本检测血清 HCG 水平,与术后的血清 HCG 水平进行对比,HCG 下降不理想的患者行经阴道 B 超,尤其是术中未发现典型妊娠物的患者,排除其他少见部位的妊娠。

5. 流产型的输卵管异位妊娠,通过输卵管造口后,未发现典型的妊娠物,应在术中对盆腹腔进行充分的探查和冲洗,避免妊娠物残留;若充分探查后,仍未发现妊娠物,术中可同时进行诊刮术,排除宫内妊娠,同时术后密切监测血清 HCG 的水平。

（七）相关知识

1. 持续性异位妊娠　持续性异位妊娠发病率为 4%~15%。其风险因外科治疗技术而有所不同,输卵管切除术发生持续性异位妊娠的可能性比输卵管妊娠物清除术低,而使用剖腹手术发生持续性异位妊娠的可能性比使用腹腔镜手术低。输卵管造口术后持续存在滋养细胞的危险因素包括术者经验不足、以碎片形式移除妊娠组织,以及滋养细胞浸润至输卵管壁深部。因此,对于接受输卵管造口术的女性,应每周测量 1 次血清 HCG 水平直到不能测出。如患者 HCG 水平并未随着每次测量而降低,或未在合理的时间范围内达到不可检测的水平,可使用甲氨蝶呤治疗。甲氨蝶呤方案与异位妊娠的初始内科治疗相同。

2. 复发性异位妊娠　异位妊娠的复发率为 15%（4%~28%）。输卵管造口术和输卵管切除术后的异位妊娠复发率相近。

3. 再次妊娠　如果患者在最初的 12~18 个月没有受孕或其对侧输卵管缺失或损伤,则转为 IVF 较为恰当。目前尚无数据确定异位妊娠手术治疗后受孕的最佳间隔时间。建议患者在下个月经周期后再尝试受孕。

三、手术规范检查表(表2-4-1)

表2-4-1　输卵管妊娠物清除术核查表

项目	内容	是	部分	否
操作前准备	核对患者信息:包括患者姓名、性别、年龄、主诉			
	询问禁食禁饮情况			
	询问患者既往有无高血压、心、肺、脑疾病等病史			
	询问有无服用抗血小板药物、抗凝药物如阿司匹林、氯吡格雷等情况,有无出凝血异常疾病史。麻醉胃镜需询问有无麻醉药物过敏史			
	查看患者血常规、凝血功能、心电图及既往结果			
	明确患者有无手术禁忌证			
	确定患者已签署手术同意书			
	针对血流动力学不稳定的患者,迅速进行尿妊娠检测及后穹窿穿刺;联系手术室及麻醉医师沟通病情			
操作过程	进腹过程			
	正确选择手术入路			
	穿刺孔穿刺顺利/开腹顺利			
	术中探查			
	探查盆腹腔,吸尽积血			
	探查盆腔内各脏器的情况			
	手术步骤			
	观察并描述输卵管异位妊娠情况			
	输卵管系膜注射垂体后叶素			
	切开膨大输卵管,剥离妊娠物,冲洗输卵管及止血			
	冲洗输卵管及止血			
	取出妊娠物,冲洗并再次检查盆腹腔,避免妊娠物残留			
	关闭腹腔镜穿刺孔或逐层关腹			
操作后处置	向患者简要介绍术中情况			
	交代患者术后注意事项,如HCG的随访,再次妊娠的时间及可能的结局			

四、相关知识测试题

1. 异位妊娠最常发生的部位是

A. 卵巢　　　　　　　B. 输卵管　　　　　　C. 腹腔

D. 阔韧带　　　　　　E. 子宫颈

2. 诊断异位妊娠破裂腹腔内出血最快速可靠的方法是

    A. 尿妊娠试验   B. B超   C. 诊断性刮宫

    D. 后穹窿穿刺   E. 妇科检查

3. 以下有关输卵管妊娠的手术**错误**的是

    A. 输卵管间质部妊娠,应争取在破裂前手术

    B. 输卵管妊娠一般行患侧输卵管切除术

    C. 输卵管妊娠一般行患侧附件切除术

    D. 年轻、未生育的患者宜行输卵管保守性手术

    E. 输卵管妊娠伴休克患者,宜抗休克的同时手术治疗

4. 关于输卵管妊娠手术治疗的指征**不正确**的是

    A. 内出血多,伴休克

    B. 停经超过 3 个月,疑间质部妊娠

    C. 保守治疗效果不佳,胚胎继续生长

    D. 年轻,要保留生育能力的患者

    E. 保守治疗过程中发生输卵管妊娠破裂腹腔内出血严重者

5. 患者 30 岁,G_1P_0,继发性不孕 3 年,因停经 42 天,不规则阴道流血 1 周,腹痛 1 天,疑宫外孕收住院。入院查体:血压 90/60mmHg,脉搏 96 次/min,下腹压痛反跳痛,左侧明显,子宫稍大、宫颈举痛、左侧附件区似可扪及包块,直径约 3cm,边界不清,压痛,经阴道后穹窿穿刺抽出不凝血液 2ml,下述处理**不正确**的是

    A. 入院后立即完善术前准备

    B. 术前、术后积极抗炎治疗,预防感染

    C. 可行腹腔镜手术

    D. 可行化疗保守治疗

    E. 手术治疗宜行保守性手术

参考答案:1. B;2. D;3. C;4. D;5. D。

(田 焱 杨文青)

第三章

处女膜闭锁切开术

一、概述

在胚胎发育期间,若泌尿生殖窦上皮未能贯穿前庭部,导致处女膜没有洞孔,称为处女膜闭锁(图 3-0-1),又称无孔处女膜,是一种比较常见的生殖道发育异常。绝大多数处女膜闭锁的患者在青春期后才发现,表现为原发性闭经或周期性下腹疼痛,妇科检查可见处女膜无孔且向外膨出,呈蓝紫色,肛门指检可扪及阴道向直肠凸出半囊性肿物。B 超可协助了解双侧输卵管及子宫有无积血,且有助于鉴别阴道下段完全横隔或先天性无阴道。

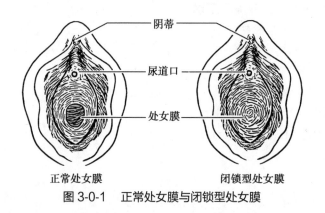

图 3-0-1　正常处女膜与闭锁型处女膜

二、处女膜闭锁切开术规范流程

(一) 适应证
处女膜闭锁致经血潴留,即应手术。

(二) 禁忌证
无绝对禁忌证。如合并有严重内科疾患(如心、肝、肾功能衰竭的急性期)、严重的凝血功能障碍及其他不能耐受麻醉及手术的情况,则应先行相关处理后再手术。

(三) 术前准备
1. 患者的评估和准备(患者术前宣教)　全面详细询问病史,了解是否存在增加围手术期并发症风险的疾病及危险因素,安抚患者帮助其消除恐惧心理。

(1)完善相关检查:血常规、尿常规、凝血常规、HbsAg、HCV、HIV、TP、生化、心电图、胸片。

(2)了解患者是否有内外科合并症,对合并症进行术前评估。

(3)签署手术同意书。

(4)会阴部皮肤准备。

2. 物品(器械)准备

(1)一次性垫巾、5ml 注射器、络合碘等。

(2)阴部手术器械包。

3. 术者的准备

(1)核对患者信息:包括患者姓名、性别、年龄、主诉。

(2)询问患者既往有无高血压、心、肺、脑疾病等病史,有无服用抗血小板药物、抗凝药物如阿司匹林、氯吡格雷等的情况,有无出凝血异常疾病史。

(3)询问有无麻醉药物过敏史。

(4)查看患者血常规、凝血功能、心电图及既往结果。

(5)确定患者或家属代表已签署手术同意书。

(四) 手术步骤

1. 患者取膀胱截石位。

2. 常规消毒铺单。

3. 于闭锁处女膜取 2、4、8 及 10 点钟点位置或取最突出部作"X"形切开至处女膜环根部(图 3-0-2),充分引流潴留经血。

4. 检查阴道和宫颈是否正常。

5. 修剪处女膜切口,使其可顺利容纳 2 指(图 3-0-3)。

6. 如为激光手术或局部创缘无出血,可不缝合。如修剪缘厚或有出血,可用 2-0 或 3-0 号可吸收线间断缝合(图 3-0-4)防止创缘粘连。

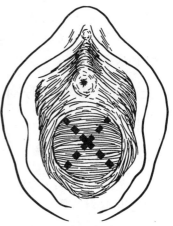

图 3-0-2 X 形切开处女膜

7. 必要时留置凡士林或络合碘纱布压迫止血并扩张处女膜孔。

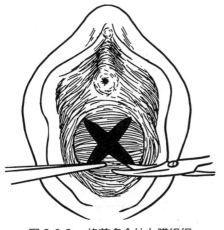

图 3-0-3 修剪多余处女膜组织

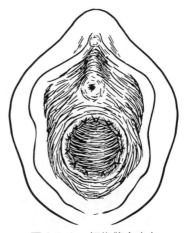

图 3-0-4 切缘缝合止血

（五）术后处理

1. 手术后即可坐起或下床活动,卧床应取半坐位,利于经血流出。

2. 保持外阴清洁,术后可予高锰酸钾片 1:5 000 坐浴 1 周。

3. 术后 1 个月复查,了解处女膜缘恢复情况。

（六）操作注意事项

1. 为防止瘢痕形成和狭窄造成性交困难,处女膜组织切除不要太靠近阴道黏膜。

2. 积血严重时,阴道、子宫壁可能会过度伸展而变薄,有损伤尿道、直肠、子宫穿孔等危险,因此应尽量避免不必要的宫腔器械操作。

3. 处女膜较厚或合并有阴道下段闭锁者,术后应常规放置阴道模具扩张,防止术后挛缩粘连再次闭锁。

4. 宫腔和输卵管积血不需要手术干预,一般会自行流出,术后 1 个月复查即可。

（七）相关知识

除了闭锁之外,处女膜还可呈现多种不同形态,如分隔型、筛孔型等,但均不会影响经血排出而无明显症状,部分患者会因性交困难、疼痛而前来就医。此外,如处女膜纤维结缔组织增生、肥厚缺乏弹性而坚韧,初次同房时无法自发破裂,也可导致性交疼痛、性交困难或阴茎不能插入,强行性交或致处女膜环裂伤较深,可造成出血较多。

三、处女膜闭锁切开术规范核查表(表 3-0-1)

表 3-0-1 处女膜闭锁切开规范核查表

项目	内容	是	部分	否
手术前准备	完善相关检查:血常规、尿常规、凝血常规、HbsAg、HCV、HIV、TP、生化、心电图、胸片			
	了解患者是否有内外科合并症,对合并症进行术前评估			
	签署手术同意书			
	会阴部皮肤准备			
	必要的饮食准备			
	安抚患者,消除恐惧心理			
手术过程	消毒(大小阴唇、阴阜、大腿内上 1/3、肛周)			
	导尿			
	切开闭锁的处女膜组织,防止损伤尿道和直肠			
	冲洗阴道,排出积血			
	再次检查阴道、宫颈是否正常			
	缝合切缘,必要时填塞纱布			
手术后处置	向患者简要介绍术中情况			
	术后麻醉苏醒后即可下床活动,促进积血排出			
	术后保持外阴清洁,高锰酸钾片 1:5 000 坐浴 1 周			
	术后 1 个月门诊复查			

四、相关知识测试题

1. 下列选项**不属于**处女膜构成成分的是

  A. 阴道上皮   B. 泌尿生殖窦上皮

  C. 间质组织   D. 柱状腺上皮

2. 处女膜闭锁常见的症状有

  A. 原发性闭经   B. 分泌物异常

  C. 周期性下腹痛   D. 盆腔包块

3. 处女膜闭锁与阴道下段闭锁如何鉴别?

参考答案:1. A;2. ACD。

3. 处女闭锁的组织较薄,因阴道积血导致闭锁的处女膜往外膨出明显,呈紫蓝色,而阴道下段闭锁组织较厚,一般不会往外膨出和呈紫蓝色。肛门检查时前者与表面无间隔,而后者有时可扪及闭锁的阴道组织。经直肠妇科超声亦可相鉴别。行穿刺时前者突破感明显,后者进针后阻力大,需穿行一段时间才可回抽到积血。

(单年春)

第四章

阴道镜检查

一、概述

阴道镜检查是利用光学仪器,通过放大 5~40 倍对下生殖道和肛周区域的表皮和血管进行全面观察,并指导阴道镜医生对异常区域进行定点活检的妇科内镜检查。此外,阴道镜检查还可以评估病变范围并指导治疗和随访。目前,临床上常用的有电子阴道镜、光学阴道镜以及光电一体阴道镜。

二、阴道镜检查操作规范和流程

(一) 适应证

1. 当前子宫颈细胞学和 / 或 HPV 筛查结果和既往筛查病史异常者。
2. 下生殖道异常出血、不明原因的阴道排液。
3. 可见或可触及的外阴、肛周、阴道和子宫颈的溃疡、包块、赘生物以及临床检查可疑肿瘤。
4. 性伴侣有尖锐湿疣或相关病变者。
5. 下生殖道病变术前范围的评估和治疗后随访。

(二) 禁忌证

1. 阴道镜检查无特殊情况应避开月经期和急性生殖道感染期。
2. 妊娠期禁止行子宫颈管搔刮术。

(三) 阴道镜检查设备、材料和用品

1. 阴道镜。
2. 不同大小的阴道窥器。
3. 生理盐水。
4. 3%~5% 醋酸溶。
5. 复方碘溶液(卢戈氏液)。
6. 活检钳、子宫颈管刮匙、宫颈管扩张器。
7. 带有标本固定液和标签的活检标本容器。
8. 大棉签、纱布、组织钳。
9. 止血剂,如硝酸银或孟氏液(硫酸亚铁)。

（四）阴道镜检查前患者准备

1. 阴道镜检查前 48 小时内避免阴道上药、阴道冲洗和性生活。

2. 签署阴道镜检查知情同意书。

（五）阴道镜检查前医师准备

1. 为受检者提供舒适而私密的检查空间。

2. 告知患者阴道镜检查目的、方法及过程，减轻患者焦虑。

3. 检查阴道镜设备、活检钳等相关物品。

4. 应全面而有重点地采集病史和获取既往宫颈癌筛查的相关病历。

5. 对下生殖道上皮呈萎缩性改变的女性，检查前 2~3 周阴道局部应用雌激素可能会改善阴道状况，提高阴道镜检查质量。

6. 外阴活检时可给予局部麻醉，如含有或不含有肾上腺素的 1% 或者 2% 的利多卡因乳膏。

（六）阴道镜检查中的试验

1. 醋酸试验　3%~5% 醋酸棉球浸湿上皮表面 1~2 分钟，不成熟化生上皮和肿瘤性上皮可由于组织渗透压改变、核质比增加，短暂地出现白色，称为醋酸白上皮。周围的正常鳞状上皮则保留其原有的粉红色。醋酸效果出现或消失的速度随病变类型的不同而不同。通常情况下，病变级别越高，醋酸白出现得越快，持续时间也越长。

2. 复方碘试验　复方碘液中的碘可以使鳞状上皮细胞中的糖原着色，染成棕色或褐色，称为碘试验阳性；含有很少或不含糖原的正常的柱状上皮、不成熟化生的鳞状上皮、癌前病变上皮，复方碘试验不着色，呈现橙黄色、黄白色或芥末黄色，称为碘试验阴性。

正常的不成熟化生上皮以及癌前病变上皮均可呈现碘试验不着色，因此碘试验是相对非特异性的。碘试验对于发现阴道壁上隐匿的、易被遗漏的小面积病变有重要价值，但对碘过敏者禁用。

（七）阴道镜检查操作步骤

1. 检查外阴、肛周情况　患者采取膀胱截石位，阴道镜医生肉眼观察外阴、肛周皮肤情况，了解是否存在发育不良、畸形、溃疡、增厚、赘生物、色素减退或色素沉着等。将浸透 3%~5% 醋酸溶液的大棉球或纱布敷于病变区域 2~5 分钟，观察醋酸白色上皮的厚度、透明度、边缘、轮廓，以及是否有点状血管、镶嵌血管和异常血管等。拍摄图片并详细记录病变部位、面积等情况。

2. 检查子宫颈及阴道壁

（1）清洁黏液：将子宫颈暴露后，用生理盐水湿润子宫颈表面和阴道壁，并清除影响观察的黏液，主要观察两个重要特征——白斑和异常血管。白斑为在醋酸溶液前即可见的白色、增厚的上皮。应用醋酸溶液后很难区别白斑与醋酸白改变，需要取活检才能确诊。

应用生理盐水后并在用醋酸溶液前，可以非常好地观察到细小的异常血管。必要时用滤光镜片观察，可使血管图像更清晰，进行更精确的血管检查。

（2）醋酸试验：将 3%~5% 醋酸棉球浸湿子宫颈、阴道壁 1~2 分钟，观察子宫颈及阴道上皮出现的变化。醋酸试验后判断转化区类型，对于Ⅱ型和Ⅲ型转化区可以借助子宫颈扩张器或其他器械观察新的鳞柱交界。观察阴道壁时，可以缓慢旋转或稍退出窥阴器，使阴道前后壁和侧壁完全可见。

（3）复方碘试验：醋酸试验后，可以将浸湿复方碘溶液的棉签涂抹子宫颈和阴道壁，观察不着色区域。

（4）在阴道镜指导下，对子宫颈、阴道壁异常区域进行活检，必要时进行子宫颈管搔刮术（妊娠期除外），将不同部位的标本分别标记，放置于4%中性甲醛溶液中固定，并送病理检查。

（5）将活检伤口止血后，用纱布1~2块压住，轻柔取出窥阴器。

（6）记录阴道镜所见、拟诊，向受检者交代病情、取纱布事宜、复诊时间和进一步诊治计划。

（八）阴道镜检查操作注意事项

1. 可疑子宫颈高级别病变、可疑腺性病变或可疑癌者，建议阴道镜指引下在异常区域严重的病变部位多点活检，一般推荐2~4处活检。对于宫颈浸润癌，应注意观察是否存在阴道壁受累，必要时阴道壁取活检。

2. 子宫颈细胞学结果提示可疑存在子宫颈高级别病变（如ASC-H、HSIL、AGC、AIS等），阴道镜所见部位未发现可疑相应程度病变时，暴露子宫颈管观察，同时注意阴道壁和穹窿是否有病变。如果仍未发现可疑病变的存在，建议多点活检并进行ECC。

3. 子宫全切术后阴道残端隐窝容易漏诊，必要时可以用活检钳辅助观察阴道壁情况。

4. 如不取活检的病例，可以注明"根据患者病史、体征、辅助检查和阴道镜所见，患者目前未发现宫颈高级别病变或更严重疾病，未取活检"。

5. 对于阴道镜印象未见异常而取活检的病例，应注明理由。

三、阴道镜检查相关知识

（一）阴道镜检查术语

目前国际上普遍采用的是2011年子宫颈病理与阴道镜镜国际联盟（IFCPC）制定的标准，用于阴道镜检的术语包括：

1. 一般评价　检查充分或不充分，不充分需要注明原因如炎症、出血、瘢痕等。鳞-柱交界的可见性分为完全可见、部分可见或者不可见。转化区是指原始或先天鳞-柱交界部与新鳞-柱交界部之间的区域。转化区类型分为三种：Ⅰ型转化区是指转化区全部位于子宫颈外口，鳞-柱交界完全可见；Ⅱ型转化区是指部分新鳞-柱交界延伸入子宫颈管，但通过辅助手段（如子宫颈管扩张器等），可以完整暴露全部转化区；Ⅲ型转化区是指鳞-柱交界延伸入子宫颈管，部分可见或完全不可见。

2. 正常阴道镜所见　原始鳞状上皮、柱状上皮、转化区、鳞状上皮化生（子宫颈腺囊肿、腺体开口）、妊娠期蜕膜。

3. 异常阴道镜所见

（1）一般描述病变部位、与转化区关系、按时钟方向描述病变位置，病变累及的子宫颈象限数及病变面积占据子宫颈表面积的百分率；

（2）1级病变（次要病变）：薄醋酸白色上皮、边界不规则地图样、细小镶嵌、细小点状血管；

（3）2级病变（主要病变）：厚醋酸白色上皮、边界锐利、粗大镶嵌、粗大血管、袖口状腺体开口、内部边界、嵴样隆起等；

（4）非特异病变：白斑、碘试验部分阳性或阴性；

（5）可疑浸润癌、异型血管、肿瘤和/或新生肿物；

4. 其他 先天性转化区、湿疣、息肉、炎症、狭窄、先天异常、子宫颈治疗后改变、子宫颈内异症等。

（二）阴道镜检查报告要求

1. 患者基本信息，必要的病史，转诊阴道镜指征，应插入 1~4 幅有代表性的图像。

2. 评估有无其他因素存在而影响阴道镜检查的客观性和检查的充分性，如子宫颈暴露困难，炎症、出血、瘢痕、药物残渣等因素影响，必要时待原因去除后再复查。

3. 阴道镜检查描述 转化区类型；鳞-柱交界是否可见；病变图像的特征性描述，即判读病变程度的依据；病变部位和累及范围，病变是否向子宫颈管内延伸以及是否可见病变内侧缘（靠近颈管侧边缘）；是否存在阴道壁病变和病变程度。

4. 阴道镜印象；NILM、LSIL、HSIL、可疑子宫颈癌、湿疣、息肉、子宫颈治疗后改变如狭窄、变形、扭曲、瘢痕增厚或者黏膜脆性增加；子宫内膜异位等。

5. 活检部位；清晰描述每个活检的具体位点。

6. 阴道镜检后的建议和后续管理计划。

（三）阴道镜检查质控标准

1. 专业从事阴道镜工作的医师相对固定，且应到具备阴道镜专业培训资格的基地接受专业化培训 ≥1 个月。

2. 接受宫颈癌筛查异常转诊阴道镜病例 ≥ 150 例 /（医师·年）。

3. 阴道镜检查 95% 符合转诊指征。

4. 对组织学确诊 HSIL（CIN Ⅱ 及以上病例）的阳性预测值 ≥ 65%。

5. 病检标本（直接活检或者切除活检）符合病理检查需要的 90% 以上。

四、相关知识测试题

1. 关于阴道镜，下面哪些是**错误**的是
   A. 性生活后出血是检查的指证
   B. 在检查过程中使用滤镜有助于观察子宫颈表面血管
   C. 妊娠期不是阴道镜检查的禁忌证
   D. 在宫颈表面看到血管就是异常

2. 关于子宫颈转化区下面哪些是**错误**的是
   A. 宫颈上皮的化生是柱状上皮转化为鳞状上皮
   B. 转化区也称为鳞-柱交界
   C. 绝经后妇女转化区通常位于宫颈管内
   D. 大部分病变发生在转化区

3. 妊娠 12 周的 32 岁女性宫颈细胞学为 HSIL，应
   A. 在妊娠中晚期复查细胞学、HPV
   B. 行子宫颈 LEEP 或冷冻治疗
   C. 转诊阴道镜检查
   D. 随访至分娩后 6 周

4. 碘试验阴性可以出现在下面的情况, **除外**

　　A. 成熟化生上皮　　　　　　　　　　　B. 宫颈瘤变上皮

　　C. 白斑　　　　　　　　　　　　　　　　D. 不成熟化生上皮

参考答案:1. D;2. B;3. C;4. A。

（张　瑜　康亚男）

参考文献

［1］魏丽惠, 吴久玲. 子宫颈癌检查质量保障及质量控制指南. 北京:人民卫生出版社, 2015: 24-62.

［2］QUAAS J, REICH O, FREY T, et al. Explanation and use of the colposcopy terminology of the IFCPC (International Federation for Cervical Pathology and Colposcopy) Rio 2011. Geburtsh Frauenheilk 2013, 73: 904-907.

［3］PERKINS RB, GUIDO RS, CASTLE PE, et al. 2019 ASCCP risk-based management consensus guidelines for abnormal cervical cancer screening tests and cancer precursors. J Low Genit Tract Dis, 2020, 24 (2): 102-131.

第五章

腹腔热灌注治疗技术

一、概述

妇科腹腔热灌注治疗技术包括腹腔热灌注化疗（hyperthermic intraperitoneal chemotherapy，HIPEC）及无化疗药物的单纯腹腔热灌注。热灌注化疗是指使用专用设备将含化疗药物的灌注液加热到一定温度并维持一段时间的腹腔灌注治疗。腹腔热灌注治疗技术在治疗妇科肿瘤中的安全性及有效性已得到证实。

二、腹腔热灌注治疗操作规范流程

(一) 适应证

1. 卵巢癌肿瘤细胞减灭术后辅助治疗。

2. 妇科恶性肿瘤复发引起的难治性腹腔积液或播散性腹腔转移病灶的治疗。

3. 腹膜假性黏液瘤的治疗。

4. 预防妇科手术后出现腹腔内病灶播散，如使用肌瘤粉碎装置后意外发现的子宫肉瘤，卵巢黏液性肿瘤术前或者术中破裂、黏液溢出污染腹腔等。

(二) 禁忌证

1. 绝对禁忌证

(1) 严重心肺疾病。

(2) 精神异常及意识明显障碍，不能配合腹腔热灌注化疗治疗者。

(3) 严重凝血功能障碍。

(4) 完全肠梗阻患者。

(5) 腹腔内广泛粘连。

(6) 腹腔感染。

(7) 可能存在术后肠道吻合口愈合不良的高危因素，如吻合口组织水肿、缺血、张力明显、严重低蛋白血症等。

(8) 胆汁阻塞及输尿管梗阻。

2. 相对禁忌证

(1) 年纪 ≥ 75 岁。

(2) 严重高血压者，血压偏高但可控制至正常。

（3）严重出血倾向，血红蛋白低于 50g/L 或 PT 延长 1.5 秒以上，但短期内可以纠正。

（三）操作前的准备

1. 肿瘤负荷评估 腹腔灌注治疗前应评估患者肿瘤负荷。手术后患者根据手术记录评估，未手术治疗者根据影像学检查（包括超声、CT、MRI 和 PET-CT 等）评估。

2. 患者耐受性评估 可耐受肿瘤细胞减灭术的患者，多数对于 HIPEC 具有良好的耐受性。术中充分分离粘连，增加腹腔容积可提高患者对 HIPEC 的耐受程度。

3. 治疗前准备 向患者及家属详细告知治疗风险并签署相关文书，包括热灌注同意书、化疗同意书。

4. 物品（器械）的准备 体腔热灌注治疗机、一次性使用体腔热灌注治疗管路、心电监护仪等。

（四）操作步骤

1. 置管

（1）开腹手术选择关腹前置管，腹腔镜手术可镜下置管，非手术患者可选择超声引导下置管。

（2）灌注管放置：分别取左下腹，右下腹，左上腹，右下腹 5mm 切口置入 4 根腹腔灌注管，管口位置分别为肝脾隐窝、肝肾隐窝、左侧盆底及右侧盆底。腹腔内管道长度应 ≥25cm，可使用褥式缝合闭合皮肤切口，减少术后引流口渗液的发生率。注意管道需固定可靠。

2. 治疗

（1）开始时机：初治手术结束后可立即行腹腔热灌注治疗，或术后尽早开始，一周内完成治疗。

（2）选择灌注液：生理盐水、林格氏液、葡萄糖注射液、注射用蒸馏水均可作为灌注液体。灌注液体的选择主要取决于肿瘤类型、使用药物和液体的脱水效果。

（3）灌注药物：妇科恶性肿瘤灌注药物常用化疗有多烯紫杉醇或紫杉醇与顺铂。

（4）设定温度：设定于 43℃，HIPEC 控温精度 ≤ ±0.5℃、测温精度 ≤ ±0.1℃。

（5）连接灌注管道，设定灌注容量及速度。灌注液体总量 3 000~5 000ml，流速 300~600ml/min。根据腹腔充分充盈、患者耐受、循环通畅的原则调整。

（6）设定治疗维持时间：一般 60~90 分钟，必要时可以适当调整。

（7）治疗次数：热灌注化疗建议单次足量用药。多次治疗时，推荐间隔时间小于 24 小时。腹膜假性黏液瘤的患者，推荐浓度为 10% 及以上高糖溶液灌注 3~5 次。

（8）单次治疗结束后灌注管分别接引流袋，注意引流液性质及引流量。全部疗程完成可 24 小时后拔除灌注管，注意检查灌注管完整性。

3. 监护 全程监测生命体征，计算 24 小时出入水量，随时调整灌注的入量和出量，治疗全程保持灌注液体循环通畅。治疗期间患者可出现轻度体温升高，一般不超过 38℃，必要时给予物理降温。非麻醉状态下患者治疗过程中积极给予心理疏导。

（五）常见并发症及处理

1. 热损伤 如温度过高（>45℃）可引起热损伤、腹腔粘连。稳定控温是避免这一并发症的主要手段。

2. 血氧饱和度下降 多为腹腔压力增高、影响呼吸所致。预防措施为控制灌注液体量，及时处理胸腔积液，也应排除深静脉血栓及肺动脉栓塞等致血氧饱和度下降的其他原因。

3. 腹腔感染　可能为无菌操作不严格、器械清洗消毒不严引起的医源性感染。预防措施为严格无菌操作,严格器械清洗消毒。

4. 堵管　热灌注管堵管的原因包括纤维蛋白凝结形成管道阻塞,大网膜包裹和嵌顿,肿瘤组织堵塞等。堵管时处理方法包括灌注出入口调换位置;调整灌注管朝向;使用生理盐水冲管;上述方法均失败时可在充分消毒后,拔出部分管道至侧孔,在重新调整管道方向后再将管道还纳入腹腔。

5. 拔管困难或者断裂　缝线固定不当致拔管困难,还有因拔管粗暴、管道质量原因致拔管断裂,比较少见。预防措施为操作轻柔,准确固定,根据情况给予酌情处理。如发生管道断裂,可在 B 超定位下拔管或经腹腔镜、开腹取管。

三、相关知识测试题

1. 请问下一步处理**不恰当**的是
   A. 有腹水者患者腹腔化疗前需先尽可能放尽腹水
   B. 化疗药物进入腹腔后嘱患者多翻身,变换体位
   C. 人工腹水 2 000ml 后出现腹泻,说明穿刺针进入肠腔,调整针头位置后化疗
   D. 腹腔热灌注治疗期间患者可出现轻度体温升高,不超过38℃,可予以观察,必要时物理降温
   E. 热灌注化疗建议单次足量用药

2. 患者,女,40 岁,因腹胀 6 个月,发现盆腔包块 3 个月就诊,经手术诊断为腹膜假性黏液瘤,术后拟腹腔热灌注治疗,应选用的灌注液是
   A. 蒸馏水
   B. 0.9% 生理盐水
   C. 5% 葡萄糖注射液
   D. 10% 葡萄糖注射液
   E. 5% 葡萄糖氯化钠注射液

3. 腹腔热灌注治疗的适应证**不包括**
   A. 卵巢癌肿瘤细胞减灭术术后辅助治疗
   B. 妇科恶性肿瘤引起的难治性腹腔积液或播散性腹腔转移病灶的治疗
   C. 腹膜假性黏液瘤
   D. 预防妇科手术后腹腔内病灶播散
   E. 卵巢浆液性囊腺癌全面分期手术术后辅助治疗

4. 下面**不是**腹腔热灌注的绝对禁忌证的是
   A. 年纪 ≥75 岁　　　　　　　　　　B. 肠梗阻
   C. 腹腔内广泛粘连　　　　　　　　　D. 腹腔感染
   E. 严重低蛋白血症

参考答案:1. C;2. D;3. E;4. A。

（朱 欣　江 春）

参考文献

［1］中国抗癌协会妇科肿瘤专业委员会,中国妇科腹腔热灌注化疗技术临床应用专家协作组.妇科恶性肿瘤腹腔热灌注化疗临床应用专家共识(2019).中国实用妇科与产科杂志,2019,35(2):7.

［2］VAN DRIEL WJ, KOOLE SN, SIKORSKA K, et al. Hyperthermic intraperitoneal chemotherapy in ovarian cancer. N Engl J Med. 2018, 378 (3): 230-240.

第六章

盆腔脏器脱垂临床分度

一、概述

盆腔脏器脱垂是各种病因导致的盆底软组织支持薄弱,进而盆腔脏器移位、连锁引发盆腔脏器,如子宫、膀胱、尿道、直肠、阴道壁、会阴的位置和功能异常。盆腔脏器脱垂的程度,国内外有不同的分度方法。目前国际上通用的盆腔脏器脱垂定量分期法,能较准确表现出盆腔各脏器脱垂状态,在临床、科研的工作中标准统一,起到可比较、可参照的标尺作用。本章节将在盆腔脏器脱垂的定量分期法(pelvic organ prolapse quantitation,POP-Q)的分度方法和相关解剖知识点进行详细描述。

二、POP-Q 分度操作的规范流程

(一)适应证

盆腔脏器脱垂者。

(二)禁忌证

月经期;急性生殖器感染期。

(三)操作前准备

1. 患者准备

(1)检查前患者排空膀胱和大便。

(2)检查前向患者做好解释工作,告知检查的必要性,消除患者的恐惧感,嘱其平静呼吸,在医师的指引下适时进行屏气用力。

2. 物品的准备

妇科检查床、一次性臀部垫单、一次性阴道窥器、一次性橡胶手套、妇科长棉签、消毒液、液状石蜡油、刻度尺。

3. 操作者准备

(1)核对患者信息。

(2)询问患者盆腔脏器脱垂相关病史:有无外阴脱出物、有无摩擦引起的阴道流血、有无排尿和排便功能障碍、有无慢性盆腔痛及性功能障碍等。

(3)询问患者既往有无导致盆腔脏器脱垂的高危因素,包括身高和体重、孕产次、新生儿体重、职业、日常活动习惯、是否长期从事重体力劳动、是否有便秘、慢性咳嗽等。

（4）注意保护患者隐私。

（四）操作步骤

1. 患者取膀胱截石位平卧于妇科检查床,臀下放置一次性垫单,充分暴露外阴,双手平放于身旁。

2. 视诊　观察外阴部有无畸形、瘢痕、尿渍湿疹;阴道口是否张开、是否可见阴道壁黏膜外露;哪些盆腔脏器可能脱垂,脱垂部位是否有摩擦伤和溃疡;会阴体是否缩短、外凸、脱垂;阴裂是否明显拉长。

3. 嘱患者放松,轻轻分开双侧小阴唇,将阴道窥器两叶并拢,斜行沿阴道侧后壁缓慢放入阴道内,同时明确处女膜缘的位置。

4. 暴露宫颈、阴道壁及穹窿部,常规检查阴道壁黏膜有无充血、破溃等,阴道分泌物的量、颜色、性状等。观察宫颈的大小、有无糜烂、破溃和其他异常。

5. 嘱患者屏气用力、缓缓挤出阴道窥器,目测脱垂最严重时 Aa 点、Ba 点、Ap 点、Bp 点、C 点、D 点的位置。使用刻度尺测量各脱垂指示点距离处女膜缘的距离。位于处女膜下方者在数值前冠以正号表达,位于处女膜上方者在数值前冠以负号表达。测量生殖道裂孔长度（genital hiatus,gh）、会阴体长度（perineal body,pb）、阴道总长度（total vaginal length,TVL）,数值以厘米单位记录在九宫格中（表 6-0-1,图 6-0-1）。

表 6-0-1　POP-Q 分期的 3×3 记录表格

阴道前壁点（Aa）	阴道前壁点（Ba）	宫颈最远端（C）
生殖道裂孔长（gh）	会阴体长（pb）	阴道全长（TVL）
阴道后壁点（Ap）	阴道后壁点（Bp）	阴道后穹窿最深点（D）

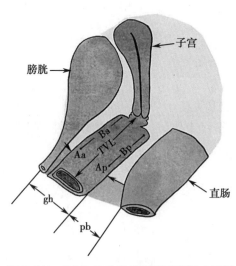

图 6-0-1　POP-Q 盆腔脏器脱垂指示点图解

生殖道裂孔长度（gh）:尿道外口中点到处女膜后缘的中线距离。

会阴体长度（pb）:阴裂的后端边缘中点到肛门中点距离。

阴道总长度（TVL）:阴道穹窿至阴道口的总阴道长度。

为了进一步形象脱垂的具体情况,以脱垂最远端和处女膜平面的关系,表现患者盆腔脏器脱垂的严重程度。POP-Q 定量分期(表 6-0-2)利用盆底特殊的解剖点及其距离变化,较好地评估了盆底缺陷时的解剖变化暴露在外阴、阴道的状态。表 6-0-3 列出了指示点均为最大屏气用力或脱垂最大限度时的定位。

表 6-0-2　盆腔器官脱垂分期(POP-Q 分期法)

分度	内容
0	无脱垂,Aa、Ap、Ba、Bp 均在 −3cm 处,C、D 两点在阴道总长度和阴道总长度 −2cm 之间
Ⅰ	脱垂最远端在阴道内,而且距离女膜平面>1cm,即在 −1cm 以上
Ⅱ	脱垂最远端在阴道内外侧距离处女膜平面均<1cm,即在 −1cm 和 +1cm 之间
Ⅲ	脱垂最远端在阴道外侧,距离处女膜平面>1cm,但<阴道总长度 −2cm,即在 +1cm 和 +(TVL−2)cm 之间
Ⅳ	生殖道呈全部外翻,脱垂最远端即宫颈或阴道残端脱垂超过 +(TCL−2)cm

表 6-0-3　盆腔器官脱垂评估指示点

指示点	内容描述	范围
Aa	阴道前壁中线距处女膜 3cm 处,相当于尿道膀胱交界处	(−3~+3)cm
Ba	阴道顶端或前穹窿到 Aa 点之间的阴道前壁的最远离头侧点	在无阴道脱垂时,此点位于 −3cm,在子宫全切除术后阴道完全外翻时,此点将为 +TVLcm
C	宫颈或子宫切除后阴道顶端所处的最远端	(−TVL~+TVL)cm
D	有宫颈时后穹窿的位置提示了子宫骶骨韧带附着到近端宫颈后壁的水平	(−TVL~+TVL)cm 或无 D 点(子宫全切除术后)
Ap	阴道后壁中线距处女膜 3cm 处,Ap 与 Aa 点相对应,相当于肛管和直肠交界处	(−3~+3)cm
Bp	阴道顶端或后穹窿到 Ap 点之间阴道后壁的最远离头侧点	在无阴道脱垂时,此点位于 −3cm,在子宫切除术后阴道完全外翻时,此点将为 +TVLcm

6. 常规进行双合诊及三合诊　了解子宫及附件情况,了解有无盆底侧方缺陷、肠疝等。

7. 协助患者离开检查床。

8. 整理物品。

(五) 操作注意事项

1. 当患者有认知障碍和截瘫等疾病不能配合屏气用力检查时,可以根据脱垂脏器的松弛程度适当拖曳状态下进行评估,同时备注说明。

2. 需注意被检查者的体位及检查时是否为患者的最大脱垂程度。由于患者多为年迈老年妇女,可能无法充分完成用力向下屏气动作(Valsalva 动作),这时可以让患者下地活动直至她认为脱垂已达其平时最重程度时再做检查,或采用坐位或站立位(一条腿向外稍抬高)进行检查。

3. 由于 POP-Q 系统主要在阴道黏膜表面定点定位,而阴道壁和膀胱、直肠之间存在间隙,因此诊断的位点不能完全代表阴道黏膜深部的膀胱、直肠的脱垂程度;另外,POP-Q 系统亦未对阴道的旁侧缺陷和一些特定部位的缺陷,以及肠膨出和脱垂、会阴体下降程度等定位描述。因此,如果需要对这些脏器及缺陷部位进行较准确定位,可以考虑借助磁共振电影成像等技术。

4. 对阴道穹窿脱垂的检查,应在患者 Valsalva 用力下,用窥器轻轻将阴道前后壁下压,并慢慢移动接近穹窿,由此可单独观察和评价穹窿的表现情况。

5. 检查阴道壁膨出,使用阴道单叶拉钩。检查前壁时,用拉钩拉开后壁及穹窿,反之则拉开前壁。但要注意使用单叶拉钩不能太用力,否则可能造成假象。当检查阴道前壁时,应注意两侧的阴道壁侧沟情况,其反映耻骨宫颈周围环与盆筋膜腱弓的连接,即阴道旁缺陷。同时应该观察膀胱膨出部位有无偏斜,是侧方、中央性,还是横向的,以初步评价膀胱区域的筋膜缺陷部位。阴道后壁膨出的检查除视诊外,要做肛查及阴道肛门双合诊检查,判断是否有直肠膨出、直肠脱垂、肠疝或直肠前的筋膜和肌肉缺陷。同时还强调对会阴体的观察,评价是否存在会阴体膨出、脱垂。

(六) 相关知识

女性盆腔是由骨骼、肌肉、韧带、器官组成的一个整体。随着对盆底解剖认识的深入,20 世纪 90 年代 Petros 提出了著名的盆底整体理论。该理论认为盆底的肌肉、神经和结缔组织是作为一个整体的动力系统相互协调而发挥作用的。它从解剖结构上经矢状面将盆底分为前盆腔、中盆腔、后盆腔。前盆腔包括阴道前壁、膀胱及尿道;中盆腔包括阴道穹窿部及子宫;后盆腔包括阴道后壁及直肠、肛管,由此将脱垂量化到各个腔室。在水平方向上,按现代盆底解剖学将阴道支持轴分为三个平面。第一平面:顶端支持,由子宫骶骨韧带、耻骨宫颈筋膜支持子宫、阴道上 1/3 ;第二平面:耻骨尿道韧带、直肠阴道筋膜支持阴道中段的侧方;第三平面加强远端支持:包括尿道外韧带、会阴体和会阴隔膜。不同腔室和平面的损伤可以是相互独立的,但是不同腔室和水平的独立损伤又相互影响和互为因果。总之,不同腔室、不同支持轴水平是一个解剖和功能的整体。

在 POP-Q 定量分度法中,Aa 点和 Ap 点、Ba 点和 Bp 点的判断是最有难度的。无论脱垂如何,Aa 点一定在阴道前壁中线距处女膜 3cm 处,相当于阴道前壁尿道膀胱沟处,是尿道进入膀胱的地方;该点位置是固定不变的,变化的是随脱垂程度的不同,该点和处女膜的关系发生变化。脱垂程度不一样时,阴道前壁可能处于同一平面或不同平面,使得 Aa 点范围在正负 3cm 之间变化。临床上,膀胱段的阴道壁由于膀胱阴道之间疏松间隙、膀胱充盈、牵拉,导致该段阴道壁舒展、展平,而表现出该段阴道壁皱褶变浅,甚至消失;而尿道阴道之间为致密结缔组织,故尿道段的阴道壁皱褶无明显变化;因此,膀胱段的阴道壁和尿道段的阴道壁之间有明显的肉眼差别,差别的交界处即为 Aa 点,故而目测即能判断 Aa 点。

同样的道理,无论脱垂如何,Ap 点一定在阴道后壁中线距处女膜 3cm 处,相当于肛管和直肠的交界位置,该点位置是固定不变的。当脱垂程度不一样时,阴道后壁也可能处于同一平面或不同平面,使得 Ap 点范围在正负 3cm 之间变化。因为肛管和阴道后壁之间没有疏松间隙,因而阴道壁的皱褶无明显变化。而肛管上端的直肠和阴道后壁之间存在的疏松间隙可以因为直肠充盈、脱垂而导致该段阴道壁的皱褶变浅,甚至消失;和肛管段的阴道壁之间有明显的肉眼差别,差别的交界处即为 Ap 点,故而目测即能判断 Ap 点。

　　Ba 点为阴道顶端(子宫全切除后)或前穹窿到 Aa 点之间的阴道前壁上段中的最远点,表示在该线段阴道壁的任意一点都可能成为 Ba 点;因为膀胱和该段阴道壁之间疏松间隙的存在,当患者屏气用力时,阴道壁发生位移,该段阴道前壁中最远离头侧端的点即为 Ba 点。

　　Bp 点为阴道顶端(子宫全切除后)或后穹窿到 Ap 点之间阴道后壁上段中的最远点,表示在该线段阴道壁的任意一点都可能成为 Bp 点;同理,当患者屏气用力时,该段阴道后壁中最远离头侧端的点即为 Bp 点。

　　根据统计学结果,临床上以中盆腔、前盆腔脱垂最为常见,容易诊断。诊断的难点在于导致盆腔脏器脱垂的盆底结构缺陷。由于盆腔器官和盆底结构的关联点是以环宫颈、阴道周围筋膜加强的增厚"韧带"作为解剖系带,因此其损伤可表现为子宫和阴道前壁、后壁、近端与远端各部位的脱垂或整体的脱垂,使得我们在检查时发现的是阴道壁与子宫位置的变化。隐藏在阴道深面的异常,例如盆底肌肉的变化、筋膜的受损情况,膀胱和直肠壁及其周围筋膜和韧带不能直接看到,常常造成临床诊断欠精准而导致治疗决策失误、并发症发生、脱垂复发及新发症状等问题。因此,手术前准确评估损伤类型与结构对于制订手术方案、保证手术效果十分重要。

　　虽然 POP-Q 分度能够较好地反映纠正盆底缺陷前后的变化情况,间接了解治疗措施的有效性,但不能对导致脱垂的盆底缺陷和相应的功能变化进行精准诊断和评价。需要借助更好、更科学的方法进行全方位的诊断,这也是国际上共同面临的课题。

三、相关知识测试题及答案

1. 关于盆底的三腔室系统,以下说法**错误**的是
   A. 经矢状面将盆底分为前盆腔、中盆腔、后盆腔
   B. 前盆腔包括阴道前壁、膀胱及尿道
   C. 中盆腔包括阴道穹窿部及子宫
   D. 后盆腔包括阴道后壁及直肠、肛管、会阴体
   E. 前、中、后盆腔脱垂不会相互影响

2. 关于盆底的解剖,以下说法**错误**的是
   A. 女性尿道长度 3~5cm
   B. 肛管长度 3~4cm
   C. 女性盆底包括骨骼、盆底肌、筋膜、韧带、脂肪、皮肤、间隙、膀胱、尿道、子宫、阴道、直肠、肛管、会阴
   D. 女性肛提肌包括髂尾肌、耻尾肌、耻骨直肠肌、耻骨阴道肌
   E. 盆底肌分为三层

3. 关于 POP-Q 定量分度法,**不正确**的是
   A. Aa 点和 Ap 点在阴道壁的位置是固定的
   B. Ba 点和 Bp 点在阴道壁的位置不是固定的
   C. 没有脱垂时,Aa 点和 Ap 点位置分别低于 Ba 点和 Bp 点
   D. 前盆腔脱垂发生时,Aa 点可能在 Ba 点的上方、下方
   E. 子宫全切除术后的脱垂患者没有 D 点

4. 以下说法**不正确**的是

　　A. 重度痴呆患者的 POP-Q 评分不准确

　　B. Aa 点和 Ba 点是阴道前壁的任意一点,随阴道前壁脱垂加重而下移

　　C. POP-Q 评分不能准确诊断盆腔脏器脱垂的所有缺陷

　　D. Ap 点一定在阴道后壁中线距处女膜 3cm 处

　　E. 盆腔脏器脱垂的患者可能出现排便困难

5. 按照盆腔器官脱垂分期(POP-Q 分期法),脱垂最远端为 –2cm 时,脱垂的度数属于

　　A. 0　　　　　B. Ⅰ　　　　　C. Ⅱ　　　　　D. Ⅲ　　　　　E. Ⅳ

参考答案:1. E;2. C;3. C;4. B;5. B。

(戴芙蓉　张　春)

参考文献

[1] 谢幸,孔北华,段涛.妇产科学.9 版.北京:人民卫生出版社,2018.

[2] 钟世镇,丁自海,刘树伟,等.临床解剖学腹盆部分册.2 版.北京:人民卫生出版社,2014.

[3] 罗米敏,佩特罗斯.女性骨盆底.上海:上海交通大学出版社,2007.

[4] 丁曙晴,王建六,陈忠,等.盆底疾病:影像学及多学科临床实践.北京:人民卫生出版社,2013.

第七章

女性压力性尿失禁诊断评估技术

第一节 压力性尿失禁的体格检查

一、概述

国际尿控学会（international continence society，ICS）将不能由意志控制的尿液流出定义为尿失禁。尿失禁可发生于任何年龄及性别，但尤其以老年女性多见。其中，喷嚏、咳嗽、大笑或劳动、运动等腹压增高时出现不自主的尿液自尿道口漏出称为压力性尿失禁（stress urinary incontinence，SUI）。在患者初次就诊体格检查时，通过压力试验、指压实验及棉签实验等特殊检查项目，可协助诊断压力性尿失禁。其他的特殊检查项目如尿垫试验、排尿日记及辅助检查中的盆底超声及尿动力学检查等亦可协助诊断，并评估患者尿失禁严重程度。

二、压力性尿失禁的体格检查操作规范流程

（一）适应证

适用于初步拟诊为压力性尿失禁患者。

（二）禁忌证

1. 月经期。

2. 有严重心脑血管疾病或精神系统疾病，无法配合检查的患者。

3. 急性泌尿系感染期。

（三）操作前准备

1. 物品准备

（1）一次性中单。

（2）皮肤消毒液。

（3）妇科长棉签，小棉签。

（4）局部麻醉剂。

（5）石蜡油等。

2. 操作者准备

（1）核对患者信息：包括患者姓名、性别、年龄等。

（2）询问患者病史，了解漏尿情况。

(3)确认患者无检查禁忌证。

（四）操作步骤

1. 咳嗽试验(也叫咳嗽压力诱发试验)

(1)患者在膀胱充盈状态下取膀胱截石位,臀下垫一次性中单避免交叉感染,常规消毒会阴、尿道口及阴道黏膜。

(2)嘱患者连续用力咳嗽数次,注意观察尿道口有无漏尿现象。若患者在咳嗽的同时可见尿液自尿道口流出,则咳嗽试验结果为阳性。

(3)如果患者取膀胱截石位时咳嗽试验未见尿液漏出,则嘱患者站立位,在膀胱充盈的条件下(容量至少 300ml)重复咳嗽试验,以增加其灵敏度,如此时咳嗽有尿液自尿道流出,则咳嗽试验仍为阳性。

2. 指压试验 咳嗽试验阳性时,应行指压试验,亦称膀胱颈抬高试验。

(1)患者取膀胱截石位,臀下垫一次性中单避免交叉感染,常规消毒会阴、尿道口及阴道黏膜。

(2)以中指及示指伸入阴道,分开两指置于尿道中段,切勿压迫尿道。

(3)将手指向上推顶,抬举尿道,恢复尿道与膀胱的正常解剖,嘱患者连续用力咳嗽,观察尿道口是否溢尿。如咳嗽试验阳性,指压试验不再溢尿,则指压试验阳性,提示压力性尿失禁的可能性大。

3. 棉签试验

(1)患者取膀胱截石位,臀下垫一次性中单避免交叉感染,常规消毒会阴、尿道口。

(2)尿道内适量注入润滑剂,取消毒的细棉签,表面蘸取局麻药,缓慢插入尿道,使棉签前端处于膀胱与尿道交界处。

(3)分别测量患者在 Valsalva 动作前后棉签与水平线之间夹角的变化。如该角度<15°,说明有良好的解剖学支持;如果>30° 或上行 2~3cm,说明膀胱颈及后尿道过度下移,解剖支持薄弱;15°~30° 时结果不能确定解剖学的支持程度。对<30° 而有压力性尿失禁者应进一步检查。

（五）操作注意事项

1. 在进行尿失禁特殊体格检查前,需学习有关特殊体格检查相关理论,包括盆腔解剖,特殊体格检查的适应证及禁忌证,操作轻柔,避免暴力。

2. 操作过程中需有良好的与患者沟通的能力与技巧,配合不佳或者对患者的指示有误,容易得到假阳性或假阴性结论。

（六）相关知识

压力性尿失禁为腹压增加时出现的漏尿现象,而急迫性尿失禁为逼尿肌不稳定,逼尿肌无抑制性收缩导致的漏尿。在进行咳嗽试验时,压力性尿失禁患者的漏尿往往出现在连续咳嗽时或咳嗽后即刻。如漏尿在连续咳嗽后延迟数秒发生,停止咳嗽后漏尿不停止,甚至出现无法抑制地排空膀胱的现象,往往提示急迫性尿失禁而非压力性尿失禁。

指压试验主要用于了解患者压力性尿失禁的发生是否与尿道过度下移有关,对尿道固有括约肌受损或功能不全导致的压力性尿失禁无诊断意义。操作过程中需明确尿道位置,手法正确。有时会因检查者手法错误,直接压迫尿道而导致假阳性。

棉签试验可用于测定尿道活动度。正常人腹肌松弛时膀胱颈在膀胱最下缘,位于耻骨联合中下 1/3 交界处,腹压增高时下移 0.5~1.5cm,膀胱颈也不在膀胱的最下缘,其位置相对上移。而在压力性尿失禁患者中,腹壁松弛时膀胱颈即低于正常位置,腹压增加时膀胱颈的位置也发生变化,如膀胱颈移动度明显增加、尿道旋转角增大等,可导致尿道的走行角度发生变化。因此,通过棉签试验测定尿道活动度可协助判断膀胱尿道的解剖位置及关系。

三、相关知识测试题

1. 在进行棉签试验过程中,对<30° 而有压力性尿失禁者应进一步进行什么检查?

2. 患者在膀胱截石位咳嗽试验未见尿液流出时,我们是否就认为咳嗽试验为阴性? 是否还需要改变体位来协助诊断?

参考答案:

1. 棉签试验仅能评估患者膀胱颈及尿道活动度,对尿道固有括约肌功能无法很好地评估,对于<30° 而有压力性尿失禁的患者应行咳嗽试验及指压试验,必要时可结合尿垫试验、排尿日记、盆底超声及尿动力学检查等协助诊断。

2. 压力性尿失禁一般多发生于患者自觉膀胱充盈,即初始急迫感时,一般为膀胱充盈至 200~300ml。因膀胱充盈量不足,容易出现假阴性结果。且膀胱截石位时尿道与膀胱颈成角,部分患者咳嗽试验表现为阴性,这时需改为站立位重新试验。

参考文献

[1] 朱兰,郎景和. 女性盆底学. 2 版. 北京:人民卫生出版社,2014.

[2] 王建六、廖利民、任东林. 盆底医学. 北京:北京大学医学出版社,2021.

[3] GURALNICK ML, FRITEL X, TARCAN T, et al. ICS educational module: Cough stress test in the evaluation of female urinary incontinence: Introducing the ICS-Uniform Cough Stress Test Neurourol Urodyn. 2018, 37 (5): 1849-1855.

第二节　压力性尿失禁的辅助评估技术

一、概述

当患者无法顺利配合体格检查,或条件有限制时,一些简单易操作的辅助手段也可以用来评估患者的排尿情况。其中国际尿控学会推荐的尿垫试验及排尿日记均可以居家或者院内完成,且由于延长了检查时间,可以更客观地反映患者真实情况,协助判断尿失禁类型及严重程度。

尿垫试验即嘱患者在规定时间内进行一系列动作,测量患者试验前后佩戴尿垫的重量,计算漏尿量,从而评估患者尿失禁的严重程度。根据试验时间长短,尿垫试验分为短期和长期试验。前者包括 20 分钟、1 小时及 2 小时尿垫试验;后者包括 24 小时和 48 小时尿垫试验。临床上推荐使用 1 小时尿垫试验。

排尿日记又称频率 / 尿量表,是指在不改变生活状态和排尿习惯的基础上,连续记录(一般 72 小时)液体摄入及具体的排尿及失禁情况。它可以较为客观地反映患者的排尿状态、习惯及异常排尿,对评估病情和治疗后随访十分有用。

二、1 小时尿垫试验的操作规范流程

(一) 适应证

1. 患者有尿失禁症状存在,但咳嗽漏尿试验无漏尿时,作为补充进行尿垫试验。

2. 了解患者尿失禁严重程度。

(二) 禁忌证

1. 月经期或其他原因导致的阴道流血、排液等。

2. 会阴皮肤破损,溃疡、出血、皮炎、湿疹等不宜穿戴纸尿裤或尿垫。

3. 患者合并有严重的心脑血管疾病,生命体征不平稳,无法配合医生的指示进行相关动作的执行。

(三) 操作前的准备

1. 患者准备　试验前患者正常饮水,试验前 1 小时及试验当中患者不再排尿。

2. 物品的准备　准备用于试验的尿垫或纸尿裤,可以包绕整个会阴区,有足够的吸水性为佳。

3. 操作者准备

(1) 预先对试验中尿垫或纸尿裤进行准确称重。

(2) 对患者进行明确试验步骤的指示。

(3) 试验结束后再次对尿垫或纸尿裤进行准确称重。

(四) 操作步骤

(1) 试验开始 15 分钟内,喝 500ml 水,并卧床休息。

(2) 之后的 30 分钟完成以下动作:行走,上下 1 层楼台阶。

(3) 最后 15 分钟,坐立 10 次,用力咳嗽 10 次,跑步 1 分钟,拾起地面 5 个物体,洗手 1 分钟。

(4) 在 60 分钟试验结束时,精确称重尿垫,要求患者排尿并测尿量。

(五) 操作注意事项

尿垫试验结束后应询问患者实验期间是否存在急迫性尿失禁现象,如果发生急迫性尿失禁,则该结果无法准确地对压力性尿失禁情况进行评估,应重新进行尿垫试验。

(六) 1 小时尿垫实验结果评估

尿垫试验 ≥2g 为阳性(中华医学会妇产科学分会妇科盆底学组,2017)

(1) 轻度:2g ≤ 漏尿 ≤ 5g。

(2) 中度:5g < 漏尿 < 10g。

(3) 重度:10g ≤ 漏尿 < 50g。

(4) 极重度:漏尿 ≥ 50g。

(七) 相关知识

尿垫试验可定量反映漏尿程度,但尿垫重量增加可以由漏尿及阴道分泌物、汗液等引起,同时液体蒸发可使重量减轻,在长期尿垫试验中导致误差增大,因此操作过程中应注意减少或避免上述试验误差。目前临床上根据尿垫增加重量对尿失禁严重程度进行评估并分度。也有学者认为,只要尿垫重量增加,即为阳性。但由于本试验误差较大,且与患者配合程度有直接关系,也有学者认为尿垫增加的重量仅可作为参考,其主要作用为对咳嗽试验、指压试验等阴性时的补充试验。

三、排尿日记

(一) 适应证

1. 患者有尿失禁症状存在,但咳嗽漏尿试验无漏尿时,作为补充进行排尿日记的记录。

2. 了解患者尿失禁严重程度。

3. 了解患者排尿习惯及不同时间不同情况下排尿时的状态。

(二) 禁忌证

1. 患者合并有严重的心脑血管疾病,生命体征不平稳,或意识丧失,无法准确记录每次排尿情况。

2. 尿潴留长期留置尿管的患者,无法自行排尿,需间断导尿的患者。

(三) 操作前的准备

1. 患者准备　知晓排尿日记各个项目记录的方法,不改变正常的生活、饮食、排便习惯,及时并准确记录数据。

2. 物品的准备　准备用于记录的规范化排尿日记表格和测量时所需的量杯等。

3. 操作者准备　对患者明确指示排尿日记每一项目的意义及记录方法。

(四) 操作步骤

排尿日记的填写方法。

1. 排尿一次记录一行,注明排尿时间。

2. 备注内科填写其他情况,如服药、尿垫试验情况、影响排尿的情况、漏尿时的情况等。

3. 内容举例

(1)时间 - 尿量,如 12 月 2 日 9 时排尿 200ml。

(2)时间 - 事件,如 12 月 2 日 8 时 30 分在洗手时出现漏尿,9 时在去卫生间的路上出现尿急,11 时大笑时出现漏尿等。

(3)时间 - 液体摄入量及类型,如 12 月 2 日 20 时饮啤酒 2 000ml,21 时饮白开水 300ml。

4. 根据不同情况还可以备注服药情况,配合 24 小时或 72 小时尿垫试验时可以记录尿垫重量改变等数据,更好地反映患者病情。

规范化的排尿日记记录格式如表 7-2-1。

(五) 相关知识

排尿日记可以提供诊断尿失禁类型的线索,如在运动或咳嗽等腹压增高时出现的漏尿多提示压力性尿失禁。听到流水声或尿急前往卫生间途中无法抑制地漏尿,甚至导致膀胱排空则多提示急迫性尿失禁。如膀胱有效容量缩小也要考虑是否为充溢性尿失禁。其他的还包括:

1. 多尿　如 24 小时尿量大于 40ml/ kg体重即可确定多尿。结合液体摄入量鉴别生理性与病理性多尿。

2. 尿频　24 小时排尿次数大于 8 次为尿频。

3. 夜尿　从入睡到起床前被迫醒来排尿称夜尿,≥2 次即为异常。与“夜间多尿”不同,尿的产生具有昼夜节律性,昼多夜少,如夜间尿量年轻人大于 24 小时排尿量的 20%,老年人大于 33%,即定义为夜间多尿。在排除液体摄入因素外,夜间多尿多提示存在体内水潴留因素,如早期心力衰竭、肾功能不全、胸腹腔积液及一些血管功能障碍性疾病。

表 7-2-1　排尿日记记录

姓名：　　　　　　　　　　　　入睡时间：　　　　　　　　　　起床时间：

排尿		尿急(0-5 分)	漏尿(是 / 否)	备注	饮水类型和量
时间	尿量				
6:00					
12:00					
18:00					
24:00					

4. 膀胱有效容量(功能容量)　膀胱每次排出的平均尿量,正常成人 300~500ml。如每次尿量均小于 300ml,甚至不足 150ml,提示膀胱有效容量缩小,表现为尿频、尿急、充盈性尿失禁,甚至排尿困难等。

5. 排尿日记亦可以作为行为指导治疗的手段。医生可以通过排尿日记,指导患者认识不良或者错误的生活、饮食及排尿习惯。以患者基础的排尿情况作为基准线,指导患者控制饮食习惯、控制排尿时间及频率、有意识地抑制排尿冲动等,改善排尿习惯,从而达到治疗效果。

四、相关知识测试题

如何减少尿垫试验过程中的实验误差?

参考答案: 试验前与患者进行详细告知试验流程及方法,避免操作不当导致试验误差。同时尽可能避免汗液、阴道分泌物等对尿垫试验的误差,如系统治疗阴道炎,试验时合适的室温等。

参考文献

[1] 王建六,廖利民,任东林.盆底医学.北京:北京大学医学出版社,2021.

［2］KHANDELWAL C, KISTLER C. Diagnosis of urinary incontinence. Am Fam Physician. 2013, 87 (8): 543-550.

［3］TAYRAC DE, LETOUZEY V, TRIOPON G, et al. Costa clinical diagnosis and evaluation of female urinary incontinence. J Gynecol Obstet Biol Reprod (Paris). 2009, 38 (8): 153-165.

第三节　压力性尿失禁的超声及尿动力学检查

一、概述

除特殊体格检查,尿垫试验及排尿日记以外,一些辅助检查可以检测患者的影像学、解剖学及尿动力学等相关指标,并根据相应指标对患者病情进行综合分析及评估,常见的方法包括盆底超声及尿动力学检查。

超声检查作为压力性尿失禁的诊断方法之一,可对下尿路的形态及动态变化进行评价,因其无创、价廉,患者易耐受而被广泛应用。

尿动力学检查主要依据尿流体力学和电生理学的基本原理和方法,检测尿路各部压力、流率及生物电活动,从而了解泌尿系统储存尿液及尿路排送尿液的功能和机制,以及排尿功能障碍性疾病的病理生理学变化。全面的尿动力学检查,是直观量化尿路功能较为理想的方法。完整的尿动力学检查包括尿流率检测,压力 - 容积测定,压力 - 流率测定,括约肌肌电图描记及尿道压测定等。高级尿动力学检查还包括影像尿动力及尿路影像学同步检查等。

二、盆底超声

(一) 适应证

适用于所有喷嚏、咳嗽、大笑等腹压增高时出现不自主尿液自尿道口漏出的压力性尿失禁患者。

(二) 禁忌证

1. 月经期。

2. 严重心脑血管疾病,生命体征不平稳,或不能配合进行超声检查,包括不能做 Valsalva 动作等的患者。

(三) 操作前准备

1. 患者准备

(1)排空膀胱。

(2)配合检查医生完成相应的增加腹压的动作。

2. 操作者准备

(1)核对患者信息：包括患者姓名、性别、年龄、主诉及病史。

(2)明确患者无检查禁忌证。

(四) 操作步骤

超声检查通常分两步进行,以耻骨联合后下缘作为相对位置,静息状态下测量尿道倾斜角、膀胱尿道后角、膀胱颈位置及尿道有无开放性漏斗。在 Valsalva 动作下测量膀胱颈下降距离、尿道内口有无漏斗形成、尿道旋转角、膀胱尿道后角等指标,评估患者膀胱尿道情况。

（五）相关知识

1. 尿道倾斜角指近段尿道与人体纵轴线所形成的夹角,正常值<30°。

2. 膀胱尿道后角指膀胱后壁(三角区)与近端尿道之间的夹角。

3. 尿道旋转角静息状态及 Valsalva 动作下尿道倾斜角差值。

4. 尿道内口漏斗形成是压力性尿失禁的典型表现。其他的超声表现还包括在 Valsalva 动作下,膀胱脱垂,膀胱后角开放 ≥140°,尿道旋转角 45°~120°,尿道过度下移等。

三、尿动力学检查

（一）适应证

各种下尿路功能障碍性疾病均为尿动力学检查的适应证,如尿失禁、尿急、尿频、排尿困难等;膀胱无力与尿路梗阻,神经源性膀胱与前列腺梗阻的鉴别;压力性尿失禁与急迫性尿失禁的鉴别;尿潴留原因分析等。

（二）禁忌证

1. 绝对禁忌证

（1）严重心肺疾病,如严重心律失常、心肌梗死活动期、重度心力衰竭、哮喘、呼吸衰竭不能平卧,无法耐受尿动力学检查者。

（2）精神异常及意识明显障碍,不能配合的检查者。

（3）休克、昏迷、脑卒中等危重患者。

（4）急性尿路感染、出血、下尿路恶性肿瘤、盆腔恶性肿瘤侵犯下尿路的患者。

2. 相对禁忌证 长期慢性尿路感染、出血的患者。

（三）操作前准备

1. 患者准备

（1）尿流率检查

1）检查前多饮水,保证膀胱内储存 200ml 尿液或有明显膀胱充盈感。

2）能自解小便患者嘱其憋尿,留置尿管患者拔除尿管后常规饮水,4 小时后检测尿流率及残余尿。

（2）尿动力学检查

1）检查前完善尿常规,必要时完善泌尿系超声、盆底彩超或盆腔影像学及其他相关检查,排除急性尿路感染、泌尿系恶性肿瘤或其他禁忌证。

2）签署检查同意书。

3）检查前排便,如便秘患者可适当使用开塞露或灌肠等辅助排便。

4）检查前禁饮 2 小时。

5）留置尿管患者不憋尿,持续开放尿管。

2. 物品(器械)准备

（1）尿动力学检查相关设备正常。

（2）尿动力学检查绘图描记及操作系统正常。

（3）准备膀胱测压管、腹压测压管、灌注管、生理盐水、电极片、一次性导尿包等物品。

3. 操作者准备

（1）核对患者信息:包括患者姓名、性别、年龄、病史等。

(2)询问病史,并核对患者检查结果,确定患者有无尿动力学检查绝对禁忌证。

(3)确认禁饮时间及排便情况。

(4)确定患者已签署尿动力学检查同意书。

(四) 操作步骤

1. 尿流率检查

(1)嘱患者多饮水:在保证膀胱内尿量超过200ml或膀胱明显充盈的情况下进行检查。

(2)患者采用日常排尿姿势进行排尿:通过尿动力学检查仪记录患者的排尿情况,监测的指标包括尿流曲线模式、延迟时间、达峰时间、最大尿流率、尿量、尿流时间、排尿时间、平均尿流率及残余尿等。

2. 尿动力检查

(1)嘱患者排空膀胱,取膀胱截石位,臀下垫一次性中单避免交叉感染,常规消毒外阴及尿道口皮肤黏膜,铺无菌孔巾,按尿动力学测压导管要求分别置入膀胱测压管及腹压测压管。其中膀胱测压管经尿道置入膀胱,腹压测压管经肛门置入直肠。肛门两侧贴电极片用于记录括约肌肌电图。

(2)患者取坐位,尽量放松,将各测压管及电极连接于尿动力学检查仪器上,按照压力 - 容积、压力 - 流率、静态尿道压描记的顺序分别进行检测。压力 - 容积测定过程中通过仪器将生理盐水灌注进入膀胱,人为创造膀胱充盈状态,模拟患者储尿期下尿路情况,并对相应数据进行记录。压力 - 流率测定的是排尿期的相关数据。而静态尿道压描记则是在膀胱空虚状态下测定患者尿道各部压力。

(3)Valsalva漏尿点压力测定:在压力 - 容量测定过程中进行。女性患者可以采取坐姿,注意将阴唇分开,暴露尿道外口。如坐姿无法完成测定,可采取站姿,尽量直立,两腿分开、膝盖弯曲,将阴唇分开,露出尿道外口。向膀胱内灌注37℃生理盐水,直至达到所需容量,如100~300ml。要求患者进行多次 Valsalva 动作,直到最终发生尿液漏出,测量和记录漏尿发生时的压力。若有尿液漏出,则测定完成;若无尿液漏出,必要时可重复实验。

(五) 并发症及处理

1. 泌尿系感染　尿动力学检查过程中涉及导管的置入。膀胱测压管的置入需无菌操作,而直肠测压管的置入则无无菌要求,因此置管过程中需注意置管顺序及无菌原则。检查完成后嘱患者多饮水,多排尿,减少泌尿系感染概率。对于长期慢性泌尿系感染或检查后泌尿系感染的患者,必要时使用抗生素控制感染。

2. 出血　尿动力学检查导管较细,一般使用 6F、7F、8F 导管,相对尿道及直肠刺激小,如出现检查过程中或检查后尿道出血,应立刻停止操作,查明出血原因及损伤部位,并进行相应处理。

3. 损伤周围脏器　尿动力学检查导管细且质地较硬,置管过程中操作不当易导致导管穿透膀胱或直肠,甚至损伤周围脏器。如出现周围脏器损伤,应立刻停止操作,缓慢拔除导管,检测生命体征,并完善相关检查,明确损伤部位及性质,并进行相应处理。

(六) 操作注意事项

1. 在学习尿动力学检查操作前,需学习有关尿动力学检查的相关理论,包括操作的适应证、禁忌证;熟悉膀胱、尿道相关脏器的解剖结构,掌握常见下尿路功能障碍及相关疾病的尿动力学检测指标。

2. 由于不同型号测压管构造不同,置入深度亦有所不同,原则为保证膀胱测压管测压孔或测压球囊完全进入膀胱,而腹压测压管的测压水囊或球囊位于距离肛门 8~10cm 处,过深易受肠蠕动波影响,过浅易受肛门括约肌影响。

3. 检查环境应安静、隐蔽、通风、温度适宜,并且充分尊重患者的日常排尿习惯及体位。

4. 在进行尿动力检查过程中,压力 - 容积测定、压力 - 流率测定需要排除患者肾脏产生的尿液对结果的影响,而饮水会极大地加快肾脏产生尿液的速度,因此检查前需禁饮 2 小时。但患者行尿流率检测要求膀胱内储尿 200ml 以上或有明显的膀胱充盈感,多数患者检查前需要大量饮水以保障膀胱充盈,因此这两项检查最好分开进行。

5. 操作轻柔,避免暴力置管。

6. 操作完成后注意观察患者排尿情况,如出现血尿、尿频尿急尿痛等泌尿系感染情况,及时就诊。

(七) 相关知识

尿动力学检查通过各测压管及电极记录如下数据,包括腹压(P_{abd})、膀胱压(P_{ves})、括约肌肌电图、尿流率、尿量等相关数据,其中腹压以直肠测压管测得的直肠内压力代替。当逼尿肌收缩时,膀胱内压力升高,因此以 $P_{ves}-P_{abd}$ 代表逼尿肌压力(P_{det})。通过以上数据,联合尿动力学检查过程中其他特殊试验,如咳嗽实验、Valsalva 试验等,对患者储尿期、排尿及静息期下尿路的情况进行综合记录。

对于压力性尿失禁,尿动力学检查过程中可以对漏尿点压力(leak point pressure, LPP)进行测定,并评估尿失禁严重程度。LPP 为尿液自膀胱漏出时的压力。腹压漏尿点压力(abdominal leak point pressures, ALPP)测定,即测量造成漏尿所需的 P_{abd} 的大小,能够定量反映尿道的闭合功能,是一种能够稳定地、可重复地诊断,并判断压力性尿失禁严重程度的方法。按照增加腹压的不同动作方式,ALPP 测定又可以分为以下两类,包括 Valsalva 漏尿点压力(Valsalva leak point pressure, VLPP)测定和咳嗽诱导漏尿点压力(cough-induced leak point pressure, CILPP)测定。

正常人体静息状态下,膀胱颈和后尿道是闭合、密封的,突然增高的腹压可以被膀胱颈和尿道固有括约肌压力的相应代偿性增高所抵抗。一些压力性尿失禁患者的膀胱颈和后尿道存在缺陷,在静息状态下膀胱颈及尿道无法有效的抵抗增加的腹压,导致膀胱颈及尿道开放,产生漏尿。VLPP 是对尿道病理程度的测定,是一个连续参数,不存在正常值范围,但存在与尿道固有括约肌功能缺陷程度和尿道移动程度共同决定的相对应的参考值范围。在不考虑膀胱功能与尿道位置的前提下,VLPP 值可用于判断尿道固有括约肌功能,一般认为其参考值范围如下。

(1) VLPP>90cmH$_2$O,尿道固有括约肌功能基本正常。

(2) VLPP<20cmH$_2$O,尿道固有括约肌功能缺陷。

(3) VLPP 介于 20~90cmH$_2$O,尿道固有括约肌功能处于正常与异常的交界区,可能与尿道固有括约肌功能缺陷及尿道过度下移有关。

CILPP 一般作为 VLPP 测定的补充,常用于单独靠 Valsalva 动作不能获得漏尿时,通过多次咳嗽剧烈增加腹压以期产生漏尿。但是由于 CILPP 测定过程中腹压变化剧烈,难以测定漏尿时精确的腹压数值,且当患者存在逼尿肌过度活动或膀胱顺应性下降时,CILPP 会出现假阳性,测定数值将不可靠。

四、相关知识测试题

当患者有压力性尿失禁症状,但 VLPP 实验中 P_{ves} 超过 $150cmH_2O$ 仍无漏尿现象时,应如何进行实验,或如何改进实验方法?

参考答案:测量 VLPP 时受置管影响,部分患者由于尿道被测压管梗阻可能出现假阴性结果。且大部分患者尿动力学检查为坐位,本身体位导致尿道膀胱颈及尿道呈角易导致假阴性。此时可协助患者取站立位,重新进行 VLPP 测量。

(肖斌梅　俞亚平)

参考文献

廖利民.尿动力学.2 版.北京:科学出版社,2019.

第八章

生殖道瘘诊断评估技术

第一节　泌尿生殖道瘘诊断检查技术

一、概述

由于各种原因导致生殖器官与其邻近器官之间形成的异常通道称为生殖道瘘。常分为泌尿生殖道瘘和直肠生殖道瘘。泌尿生殖道瘘是指生殖道与泌尿道之间的任何部位存在的异常通道,临床表现为尿液不能控制地自阴道排出。根据解剖位置,又可细分为膀胱阴道瘘、膀胱尿道阴道瘘、膀胱宫颈瘘、膀胱宫颈阴道瘘、输尿管阴道瘘及膀胱子宫瘘等。

诊断泌尿生殖道瘘时需详细询问病史,应包括有关如下内容的标准问题:症状开始及持续时间、盆腔病史(包括尿瘘发生之前是否有外伤、难产、手术、放射治疗、盆腔感染史、既往有盆腔恶性肿瘤病史、其他部位肿瘤盆腔转移史等)、症状特征(漏尿量、气味、颜色及阴道分泌物的稠度),以排除血尿或尿液之外的其他漏液(如阴道分泌物);还应询问漏液的特点(持续性、间断性、体位性)。

在诊断时首先需要明确的是漏出液体为尿液。由于尿液成分特殊,可通过生化检查检测漏出液体,并与尿液进行对比以明确。行妇科检查时,较大的瘘比较容易发现,小的瘘往往难以通过视诊发现。瘘的周围往往存在瘢痕组织,触诊有时可协助诊断。对于瘘口小、位置高的患者可嘱患者进行咳嗽或 Valsalva 动作,往往可以看到尿液自瘘口流出。除此以外,临床上还采取一系列特殊检查和辅助检查手段对泌尿生殖道瘘进行诊断和评估。

二、泌尿生殖道瘘的特殊检查操作规范流程

(一) 适应证
适用于临床中疑似泌尿生殖道瘘的患者。

(二) 禁忌证
1. 月经期。
2. 有严重心脑血管疾病,或精神系统疾病,无法配合检查的患者。
3. 对实验用药过敏者。

（三）操作前准备

1. 物品准备

（1）一次性中单、检查手套。

（2）皮肤消毒液。

（3）棉球。

（4）亚甲蓝、靛胭脂等。

2. 操作者准备

（1）核对患者信息：包括患者姓名、性别、年龄、主诉、病史等。

（2）明确患者无检查禁忌证。

（四）操作步骤

1. 三棉球实验

（1）患者取膀胱截石位，臀下垫一次性中单避免交叉感染，常规消毒会阴、尿道口及阴道黏膜。

（2）将三个棉球逐一放在阴道穹窿、中段及近阴道外口处。

（3）常规导尿，留置导尿管，将稀释的亚甲蓝溶液通过导尿管灌入患者的膀胱内。

（4）嘱患者正常活动 30 分钟。

（5）逐一取出阴道内棉球，并根据棉球蓝染情况确定瘘口在阴道内的位置。

（6）若阴道内棉球无蓝染或黄染，则提示有输尿管生殖道瘘存在的可能。

2. 亚甲蓝实验

（1）患者取膀胱截石位，臀下垫一次性中单避免交叉感染，常规消毒会阴、尿道口及阴道黏膜。

（2）常规导尿，留置导尿管，将稀释的亚甲蓝溶液 200~300ml 通过导尿管灌注入患者的膀胱内。

（3）直接观察寻找瘘口。若染色液体经阴道壁小孔流出则为膀胱阴道瘘，自宫颈口流出则为膀胱宫颈瘘或膀胱子宫瘘。阴道内为清亮尿液则可能为输尿管瘘。

3. 靛胭脂实验　当患者无法配合留置尿管行膀胱灌注时，或者亚甲蓝实验阴性时，为了排除有无输尿管瘘，可以采用靛胭脂实验。

（1）静脉推注靛胭脂 5ml。

（2）5~10 分钟后行阴道检查，如观察到有蓝色液体流出，则为阳性，提示有输尿管瘘的可能。

（五）操作注意事项

1. 在进行上述特殊检查前，需学习相关理论，包括盆腔解剖、特殊检查的适应证及禁忌证等。操作轻柔，避免暴力。

2. 操作过程中需有良好的与患者沟通能力与技巧，配合不佳或者对患者的指示有误，容易得到假阳性或假阴性结论。

（六）相关知识

除外上述辅助检查，影像学检查同样可协助诊断。常用的影像学检查包括有静脉肾盂造影、膀胱造影、逆行输尿管肾盂造影、CT 尿路造影、尿路 MRI 及盆底超声等。这些影像学检查均可以较为敏感地观察到生殖道瘘的存在，并可用于指示瘘的位置。必要时可以根据以上检查结果酌情进行膀胱镜或输尿管镜检查,直观地了解瘘的位置、数目、大小、瘢痕情况及与周围组织的关系,为以后的手术提供指导。

三、相关知识测试题

当患者三棉球、亚甲蓝或靛胭脂实验均为阴性时,可否判断无泌尿生殖道瘘?

参考答案: 三棉球实验、亚甲蓝及靛胭脂实验与生殖道瘘的位置、膀胱灌注量、尿液生成速度、患者配合及操作者的操作均有关,当三种实验均阴性,但患者有典型病史及症状时,仍需警惕泌尿生殖道瘘。必要时可重复检查并结合影像学检查协助诊断。

第二节 直肠生殖道瘘的诊断检查技术

一、概述

直肠与阴道之间形成的异常通道即为直肠阴道瘘,可单独发生,也可与泌尿生殖道瘘并存。最常见的为直肠阴道瘘,而小肠、结肠阴道瘘少见。临床中常表现为阴道内有排气或粪样液体流出或粪便排出。在首诊时行妇科检查,较大瘘口的患者在阴道内可见粪便或者粪样液体,通过肛门指诊,较大的瘘孔较易发现,小的瘘往往难以通过视诊发现。因瘘的周围往往存在肉芽及瘢痕组织,触诊有时可协助诊断。对于瘘孔较小,位置较高的患者则可采取一系列特殊的检查和辅助检查手段进行诊断和评估。

二、直肠生殖道瘘的特殊检查操作规范流程

(一) 适应证
所有疑似直肠生殖道瘘的患者。

(二) 禁忌证
1. 月经期。
2. 有严重心脑血管疾病,或精神系统疾病,无法配合检查的患者。
3. 有肠道相关情况,无法进行直肠内检查的患者。

(三) 操作前准备
1. 物品准备
(1)一次性中单、检查手套。
(2)皮肤消毒液。
(3)棉球。
(4)亚甲蓝。
(5)探针等。
2. 患者准备 检查前应尽量排空大便,如有便秘或大便干结,可适当使用开塞露辅助通便。
3. 操作者准备
(1)核对患者信息:包括患者姓名、性别、年龄、病史等。
(2)明确患者无检查禁忌证。

（四）操作步骤

1. 探针实验

（1）患者取膀胱截石位，臀下垫一次性中单避免交叉感染，常规消毒会阴及阴道黏膜。

（2）用一根手指伸入肛门，顶起阴道后壁便于观察。

（3）如在阴道后壁观察到阴道壁黏膜不连续、伤口或新鲜的肉芽组织等，可尝试通过探针探入其内。

（4）当直肠内的手指与探针接触时可明确诊断。

2. 亚甲蓝实验　当瘘口小或者瘘道走行曲折，探针无法顺利通过时，可采用亚甲蓝实验。

（1）直肠内合适位置放置棉球。

（2）使用带有软导丝的儿童导尿管经阴道插入可疑瘘口（操作过程应轻柔，避免暴力操作造成人为的直肠损伤），经导尿管注入稀释的亚甲蓝溶液，观察到直肠内棉球蓝染为阳性，证实有直肠阴道瘘的存在。

3. 充气实验

（1）患者取膀胱截石位，臀下垫一次性中单避免交叉感染，常规消毒会阴及阴道黏膜。

（2）阴道内注入适量生理盐水。

（3）经肛门向直肠内注入空气，若观察到阴道内液体出现气泡，则证实有直肠阴道瘘的存在。

（五）操作注意事项

1. 在进行上述特殊检查前，需学习相关理论，包括盆腔解剖，特殊检查的适应证及禁忌证等。操作轻柔，避免暴力。

2. 操作过程中需有良好的与患者沟通能力与技巧，配合不佳或者对患者的指示有误，容易得到假阳性或假阴性结论。

（六）相关知识

除上述检查外，影像学检查及电子肠镜亦可以协助诊断。常用的影像学检查可选用逆行碘水灌肠造影、盆底超声及磁共振等。这些影像学检查均可以较为敏感的观察到瘘的存在，并可以用于指示瘘的位置。必要时可以根据以上检查结果酌情进行电子肠镜检查，直观地了解瘘的位置、数目、大小、瘢痕情况以及与周围组织的关系，为以后的手术提供指导。

三、相关知识测试题

对于非直肠阴道瘘的患者，如小肠阴道瘘，哪种检查方法可以更准确地协助诊断？

参考答案：小肠阴道瘘由于瘘口位置高，探针实验、亚甲蓝实验及充气实验难以完成，此时结合患者典型病史和影像学检查，如全消化道造影等可更为准确地协助诊断。

（肖斌梅）

参考文献

［1］朱兰 , 郎景和 . 女性盆底学 . 2 版 . 北京 : 人民卫生出版社 , 2014.

［2］王建六 , 廖利民 , 任东林 . 盆底医学 . 北京 : 北京大学医学出版社 , 2021.

［3］KPATCHA TM, TENGUE K, ADODO A, et al. Ureterovaginal fistula after caesarean: Diagnosis and management in a resource-constrained hospital in Togo. Bull Soc Pathol Exot. 2016, 109 (5): 329-333.

第二部分　产科专科技能操作

第九章

羊膜腔穿刺术

一、概述

羊膜腔穿刺术是将细针穿刺入羊膜腔,抽取羊水以获取胎儿脱落细胞,制备染色体、进行 DNA 或酶学分析,以诊断胎儿染色体异常、先天代谢病和基因遗传病的一种方法,也可用于注药终止妊娠、监测胎肺成熟度、羊水过多或羊水过少治疗等。目前,羊膜腔穿刺术是最常用和最安全的产前诊断技术,是现代产科不可或缺的一部分。

二、羊膜腔穿刺术用于产前诊断的操作规范流程

(一) 适应证

1. 年龄 35 岁以上的高龄孕妇。
2. 产前筛查胎儿染色体异常高风险的孕妇。
3. 曾生育过染色体病患儿的孕妇。
4. 产前超声检查怀疑可能有染色体异常的孕妇。
5. 夫妇一方为染色体异常携带者。
6. 医师认为有必要进行产前诊断的其他情形,特别是获知胎儿有罹患某种单基因病风险,或者有证据表明胎儿可能存在宫内感染风险时。

(二) 禁忌证

1. 术前两次体温高于 37.2℃。
2. 孕妇身体情况不能耐受手术。
3. 阴道流血原因不明。
4. 胎膜早破、胎盘早剥、先兆流产患者。
5. 有出血倾向。
6. 无医疗指征的胎儿性别鉴定。

(三) 操作前准备

1. 患者准备

(1)完善血常规、肝肾功能、凝血常规、输血前四项、血型、不规则抗体筛查、超敏 C 反应

蛋白检查,两周内行胎儿、胎盘、羊水、彩超检查。

(2)签署羊膜腔穿刺手术同意书。

(3)排空膀胱。

(4)取仰卧位。

2. 物品(器械)的准备

(1)超声运转正常。

(2)准备 22 号穿刺针、羊水穿刺包(内含络合碘棉球、两把无菌镊子、无菌巾、孔巾、无菌手套、5ml 注射器、10ml 注射器、羊水培养管、无菌保护套、无菌耦合剂、无菌敷料)。

(3)心电监护设备、氧气及急救药品准备妥当。

3. 操作者准备

(1)核对患者信息:包括患者姓名、年龄。

(2)询问患者既往病史,孕期有无服用抗凝药物史。

(3)查验孕期彩超单、羊膜腔穿刺术前抽血检查结果。

(4)明确患者有羊膜腔穿刺术适应证且无禁忌证。

(5)详细告知患者羊膜腔穿刺的必要性及风险,确定患者已签署羊膜腔穿刺术同意书。

(四)操作步骤

1. 检查各类物品的有效日期。

2. 超声引导下确定好穿刺点,并标记。

3. 戴无菌手套,消毒。以穿刺点为中心,由内向外消毒三遍,消毒范围直径 15cm以上。

4. 铺无菌孔巾,在助手帮助下给超声探头套上无菌保护套。检查穿刺针,确认针芯配套、针尖无倒钩、针孔通畅。

5. 助手行超声引导,操作者左手固定皮肤,右手持穿刺针沿穿刺点垂直进针,依次经过皮肤及子宫壁,进入羊膜腔,此时会有落空感。拔出针芯,见羊水流出,丢弃前 2ml 羊水,如行产前诊断用,抽取 20ml羊水置于羊水培养管中。放置针芯,拔出穿刺针,压迫穿刺点 3 分钟,消毒穿刺点,覆盖无菌敷料(图 9-0-1)。

6. 超声下确认胎心率正常。

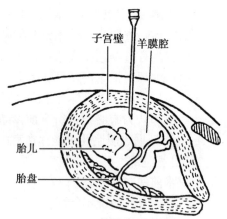

图 9-0-1 羊膜腔穿刺图解

(五)操作后处理

1. 孕妇卧床休息,并监测孕妇生命体征。

2. 注意宫缩情况,必要时使用宫缩抑制剂。

3. 注意早产、胎膜早破、胎盘早剥等并发症,观察穿刺点是否有出血、化脓等,是否需预防性使用抗生素。

4. 标本送检。

5. 手术记录 描述穿刺部位、羊水颜色、性状、抽取量,术中术后胎心宫缩情况。

（六）并发症及处理

1. 胎儿丢失　羊膜腔穿刺最主要的并发症。穿刺后短期内发生的流产通常被认为与操作相关。多次穿刺、子宫肌瘤、母体出血、显性阴道感染等因素增加胎儿丢失风险。行羊膜腔穿刺前应严格把握适应证及禁忌证，避免多次穿刺。对胎儿丢失风险高的患者，必要时预防性使用宫缩抑制剂。

2. 出血穿刺部位出血　常为胎盘后方一过性出血。穿刺时应该尽量避开胎盘，如前壁胎盘确实无法避开时，应选取胎盘边缘较薄处进针。当胎心正常而且血肿不再增大时推荐期待治疗，胎儿情况不稳定时应结合孕周处理。

3. 羊水渗漏　一般渗漏量很少且常在一周内自然停止。停止渗漏可能并非由于羊膜的修复和再生，而是蜕膜和子宫肌层的改变阻止了羊水进一步渗漏。可采用迷路进针以减少羊水渗漏的概率。如发生羊水渗漏，需定期监测羊水量、胎儿发育情况以及母亲感染情况。

4. 绒毛膜羊膜炎　常因术前即存在感染或穿刺术中污染所致。穿刺前需明确患者有无禁忌证，严格无菌操作，避免细菌污染。

5. 胎儿损伤　自从使用超声引导后，该并发症罕见。应避免在孕 15 周前进行羊膜腔穿刺。

6. 母体其他并发症　包括损伤（如穿刺误穿入膀胱、肠道等）、羊水栓塞等。

（七）操作注意事项

1. 产前诊断最佳羊膜腔穿刺时间是妊娠 18~22 周，此时羊水脱落细胞活力最大，培养成功率高，可延展至 16~24 周。

2. 穿刺时应尽量避开胎盘。虽然经胎盘途径不增加胎儿丢失率，但增加了血液污染的概率。

3. 妊娠合并乙型肝炎的患者，如 HBV-DNA ≥ 10^6U/ml，穿刺会增加胎儿宫内感染的风险，应先予以抗病毒治疗，待病毒载量下降后酌情施行。

4. 1 周后复查产科超声，确认胎儿的活力并评价穿刺区。

5. 羊膜腔穿刺术必须由有经验的人员进行，以减少并发症的发生。

（八）相关知识

目前介入性产前诊断主要有绒毛活检、羊膜腔穿刺、脐静脉穿刺三种。

1. 绒毛活检　指在超声引导下经腹或经阴道由绒毛活检钳或穿刺针获取绒毛组织进行产前诊断的方法，最佳孕周为 9~13 周，可在两周内发出产前诊断报告。绒毛活检适应孕周早，报告周期短，具有早期诊断的优点，对确诊遗传疾病者可早干预，减少中晚期引产的并发症。其适应证包括孕早期 NT 增厚、超声软指标异常（鼻骨缺失、室间隔缺损等），以及地中海贫血等遗传病的早期诊断。

2. 脐血穿刺术　又称经皮脐静脉穿刺术，是经孕妇腹壁和子宫壁进入羊膜腔后再进入胎儿脐静脉，抽取胎儿血液进行检测的一项介入性产前诊断技术。

脐静脉穿刺适用于：①胎儿染色体或基因异常的检测；②胎儿结构畸形；③高龄或唐氏筛查高危但错过羊穿时机；④羊水穿刺培养失败或出现嵌合需脐血穿刺进一步诊断；⑤胎儿宫内感染性疾病的检测；⑥胎儿宫内血液系统疾病的检测。脐静脉穿刺可直接采集胎儿血液进行遗传、生化、病毒等检查，并可进行宫内输血、输白蛋白等治疗，在产前诊断及胎儿宫内治疗中的地位尤为重要。

三、羊膜腔穿刺术规范操作表（表9-0-1、表9-0-2）

表9-0-1 羊膜腔穿刺术规范操作表

项目	内容	是	部分	否
操作前准备	核对患者信息：包括患者姓名、年龄			
	询问患者既往史、有无抗凝药物使用史			
	查看患者孕期彩超、羊膜腔穿刺术前血常规、凝血功能、血型、唐氏筛查等结果			
	明确患者羊膜腔穿刺术适应证，确定无禁忌证			
	确定患者已签署羊膜腔穿刺手术同意书			
	物品（器械）准备：确定超声机、穿刺用品、监护设备、氧气及急救药品准备妥当			
	患者排空膀胱并取仰卧位			
操作过程	操作者戴好口罩帽子			
	检查各类物品的有效日期			
	超声机下确定好穿刺点，并标记			
	戴无菌手套，以穿刺点为中心，由内向外消毒三遍，消毒范围直径15cm以上			
	铺孔巾，给超声探头套上无菌保护套			
	检查穿刺针			
	助手超声引导，操作者左手固定皮肤，右手持穿刺针，沿穿刺点垂直进针，穿刺针依次经过皮肤及子宫壁，进入羊膜腔，此时会有落空感			
	拔出针芯，见羊水流出，丢弃前2ml羊水，如行产前诊断用，抽取20ml羊水置于羊水培养管中			
	放置针芯，拔出穿刺针，压迫穿刺点3分钟，消毒穿刺点，盖无菌敷料			
	超声下确认胎心率正常			
	记录：描述穿刺部位、羊水颜色、性状、抽取量			
术后处理	向患者简要介绍术中情况			
	交代患者术后注意事项			
总体评估	操作熟练度			
	人文关怀			

表 9-0-2　羊膜腔穿刺术评估表

项目	好(5分)	一般(3分)	差(1分)
操作过程流畅度			
操作检查熟练度			
人文关怀			

四、常见操作错误及分析

(一) 穿刺失败

因 B 超定位不准确或胎儿位置欠佳,穿刺针误入孕妇腹腔或胎儿肢体所致。可重新定位穿刺,但连续穿刺次数不应超过 2 次。

(二) 穿刺部位血肿

常为胎盘后方一过性出血,穿刺时应尽量避开胎盘。

五、相关知识测试题

1. 对于需产前诊断的患者,羊膜腔穿刺术的最佳孕周是

　　A. 18~22 周　　　　　　　B. 14~19 周　　　　　　　C. 16~20 周

　　D. 14~22 周　　　　　　　E. 20~28 周

2. 下列**不是**羊膜腔穿刺适应证的是

　　A. 孕妇年龄 35 岁以上

　　B. 唐氏筛查或无创 DNA 筛查高风险

　　C. 超声发现胎儿结构异常

　　D. 鉴定胎儿性别

　　E. 夫妇一方为染色体异常携带者

3. 下列**不是**羊膜腔穿刺禁忌证的是

　　A. 胎膜早破患者　　　　　　　B. 凝血功能异常

　　C. 术前两次体温高于 37.2℃　　　D. 羊水过多

　　E. 胎盘早剥患者

4. 下列**不是**羊膜腔穿刺后胎儿丢失的高危因素的是

　　A. 母体多发子宫肌瘤　　　　　　B. 多次穿刺

　　C. 中期妊娠　　　　　　　　　　D. 母体急性感染

　　E. 母体显性出血

5. 下列**不是**羊膜腔穿刺的并发症的是

　　A. 胎儿丢失　　　　　　B. 胎儿畸形　　　　　　C. 穿刺部位血肿

　　D. 绒毛膜羊膜炎　　　　E. 胎儿损伤

参考答案:1. A;2. D;3. D;4. C;5. B。

(寨文艳)

参考文献

［1］曹泽毅.中华妇产科学.北京：人民卫生出版社，2014.

［2］刘新民.妇产科手术学.3版.北京：人民卫生出版社，2003.

［3］乐杰.妇产科学.7版.北京：人民卫生出版社，2008.

［4］段涛.产前诊断.北京：人民卫生出版社，2010.

［5］银益飞，朱宝生.产前诊断实验室检测技术的规范应用.实用妇产科杂志，2020, 36 (03): 11-15.

第十章

助产术

第一节　胎头吸引器助产术

一、概述

胎头吸引术是利用负压作用,使胎头吸引器吸附在胎头上,通过牵拉吸引器,协助胎儿娩出的手术。其操作较简单,容易掌握,便于推广,但牵引力不及产钳。

二、胎头吸引器助产操作规范流程

(一) 适应证

胎儿双顶径达坐骨棘水平及以下。只适用于枕先露,不适于面先露、高直位、臀位和横位等。

1. 第二产程延长　因持续性枕横位或枕后位、宫缩乏力等原因,可能或已经发生第二产程延长者。

2. 缩短第二产程　因妊娠合并心脏病、妊娠期高血压疾病、剖宫产史或子宫有瘢痕,不宜在分娩时屏气者。

3. 疑胎儿窘迫者　手术者需通过阴道检查判断:①宫口已开全或接近开全;②骨盆无异常;③胎头双顶径达坐骨棘水平及以下;④胎膜已破。

4. 持续性枕后位、持续性枕横位　胎头内旋转受阻,徒手旋转不成功,需要旋转牵出胎头者。

(二) 禁忌证

1. 胎儿不适宜经阴道分娩者,如严重头盆不称、产道阻塞、产道畸形。

2. 面先露和其他非枕先露,极早早产,胎儿凝血功能异常,确诊巨大儿,最近进行过头皮采血者。

3. 严重胎儿窘迫,估计短时间内不能结束分娩者。

4. 宫颈未完全扩张。

5. 胎头未衔接。

(三) 操作前的准备

1. 患者准备

(1) 全面评估产妇身心状况。

（2）向产妇及家属讲解胎头吸引器助产的目的、方法、可能出现的并发症，取得产妇及家属的同意和配合。操作前应向患者做好解释工作，消除患者的恐惧感。

（3）询问有无麻醉药物过敏史。

（4）术前常规消毒外阴、导尿、铺产包，配合灯光照明，初产妇应予会阴切开。

（5）术前完善 HBsAg、抗 HCV、抗 HIV 等相关检查，避免交叉感染。

（6）签署胎头吸引器助产知情同意书。

2. 物品（器械）的准备

（1）灭菌产包一个，侧切包一个，无菌手套一双，胎头吸引器一个，橡皮连接管一根（均经高压灭菌处理过），功能良好的电动负压吸引机一台或 50ml 注射器一个。

（2）铺设产包及消毒巾。

（3）检查胎头吸引器消毒灭菌日期。

（4）做好抢救新生儿窒息复苏的准备。

3. 操作者准备

（1）检查胎头吸引器及负压装置：检查吸引器有无损坏、漏气、橡皮套是否松动，并把橡皮管接在吸引器空心管柄上。

（2）患者取膀胱截石位，消毒外阴，铺消毒巾。

（3）导尿，排空膀胱。

（4）阴道检查：了解宫口开大情况，确定胎方位，胎头骨质部已达 S^{+3} 及以下，胎膜未破者予以破膜。明确患者有无胎头吸引器助产禁忌证。

（5）确定患者已签署胎头吸引器助产同意书。

（6）如宫缩较弱，可点滴缩宫素加强产力。

（7）会阴较紧者行会阴切开（会阴切开具体操作详见"臀牵引术"章节）。

（8）麻醉前再次询问有无麻醉药物过敏史（会阴麻醉具体操作详见"臀牵引术"章节）。

（四）操作步骤

1. 放置吸引器

（1）将吸引器大端外面涂以润滑油。

（2）左手分开两侧小阴唇显露外阴口，以中、食指掌侧向下，撑开阴道后壁，右手持吸引器将大端下缘向下压，随左手中、食指伸入阴道后壁。

（3）左手食、中指掌面向上挑开右侧阴道壁，使大端于该侧滑入阴道内。

（4）继而左手向上提拉前阴道壁，将大端上入。

（5）同上法入左侧，使大端完全滑入阴道内与胎头顶部紧贴（图 10-1-1）。

2. 检查胎头吸引器附着位置

（1）用一手扶持吸引器，并稍向内推压，使吸引器始终与胎头紧贴。

（2）另一手食、中指伸入阴道，触摸吸引器大端与胎头衔接处，推开周围软组织。

（3）同时调整吸引器小端横柄方向与胎头矢状缝一致，作

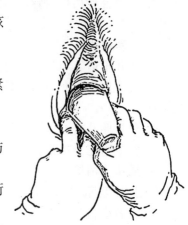

图 10-1-1 放置胎头吸引器

旋转胎头标记。

3. 形成吸引器内负压

(1)术者用左手保持吸引器正确位置,电动吸引器负压控制在 200~300mmHg 为宜;如用注射器抽气,抽吸 150~200ml 空气(40kPa),然后钳夹胶皮管,以保持胎头吸引器内负压。

(2)负压形成后,使胎头顶部形成产瘤。

(3)术者再以右手示指检查,确保胎头吸引器与胎头间无产道软组织夹入。

4. 牵引与旋转吸引器

(1)确定无阴道壁组织夹入后开始试牵,避免滑脱。

(2)沿产轴方向在宫缩及产妇屏气时开始牵引,宫缩间歇时停止,但应保持吸引器不要随胎头回缩而回缩。

(3)宫缩屏气时同步牵引。牵引的方法有握式和拉式。多采用边牵边旋转方法,使胎方位转成 OA 位,牵引的方向应循产道轴的方向,先往下牵引保持胎头俯屈。当胎头枕部达耻骨联合下缘时,向上牵引使胎头仰伸。当胎头为枕横位、枕后位时,应旋转吸引器使胎头转为枕前位(图 10-1-2)。牵引方向不得突然变换,应始终与吸引器口径成直角,用力不可太大。

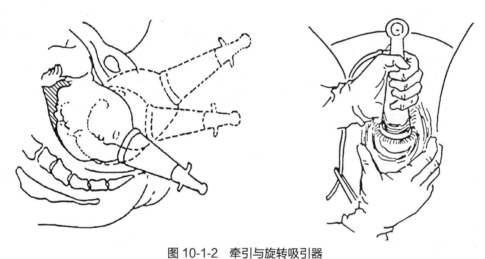

图 10-1-2　牵引与旋转吸引器

(4)胎头不正时应在牵引同时顺势旋转胎头,每次阵缩旋转 45° 为宜。

(5)当胎头枕部抵达耻骨联合下方时,逐渐向上向外牵引,使胎头逐渐仰伸,待双顶径娩出时,解除负压,轻轻取下胎头吸引器,胎额、鼻及颏相继娩出。

(6)助手注意保护会阴。

5. 检查产道有无撕裂,常规缝合会阴。

6. 吸引时间　一般以不超过 10 分钟为宜,且宫缩在 5 次以内为佳,以免导致新生儿损伤。

7. 医疗文书记录　包括孕妇的一般情况及特殊病情的记录,胎方位、胎头娩出时间,胎头吸引器助产适应证及禁忌证,产程(活跃期和第二产程),胎头位置,会阴切开的记录,麻醉方式,实施手法的顺序,持续时间和结果,新生儿科医生参与抢救的时间,新生儿评分,胎儿娩出后脐动脉和脐静脉血气分析结果等。

（五）并发症及处理

1. 产妇损伤

(1)宫颈裂伤:多因宫口未开全造成,阴道检查时要确定宫口开大情况。应仔细检查,发现后立即缝合。

(2)外阴阴道裂伤:多由会阴切口过小或阴道壁组织弹性差所致,必要时应行充分的会阴侧切。

(3)阴道血肿:由于阴道壁被吸入吸头器所致,旋转吸引器后必须仔细检查,排除软组织受压,血肿不大时可不必处理。

2. 胎儿损伤

(1)头皮血肿:负压过大或牵引力过大,牵引时间过长所致,多数1个月内自然吸收,无需特殊处理,避免穿刺或揉搓血肿,防止感染。如头皮血肿迅速增大,有活动性出血者应切开止血。

(2)颅内出血:按新生儿颅内出血处理。新生儿出生后要少搬动,并给予维生素 K_1。

(3)颅骨损伤:与吸引负压过大或牵引力过猛有关。多为颅骨线性骨折,可自愈不需处理,罕见的凹陷性骨折可影响脑组织,应行手术治疗。

（六）操作注意事项

1. 正确掌握手术指征和禁忌证,正确判断手术的条件。胎头吸引术操作简便,容易掌握,但与产钳不同,产钳的着力点在胎头骨质部,而胎头吸引器着力点为胎儿头皮,其承受牵引力及旋转力有限,如用力过大,可产生胎头头皮水疱、擦伤、撕裂伤,头皮下及骨膜下血肿,颅内出血,甚至导致新生儿死亡。亦可因吸引器与胎头间夹入产道软组织,引起严重撕裂伤。因此,应正确掌握适应证及手术条件。

2. 放置负压杯于恰当的位置,抽吸负压应达所需要求,待产瘤形成后再牵引。胎头吸引器负压不宜过高,负压愈大,胎头损伤愈重。

3. 胎头吸引器滑脱次数越多,胎头损伤越重,牵引2~3次无效时,应视为失败,换其他方法助产。反复的无效牵引可能会导致颅内压的波动而增加头皮血肿和颅内出血的机会,因此在一手牵引负压杯的时候,同时另一手拇指和示指压住吸杯,使得吸杯紧紧吸附在头皮表面,这样两手联合使用,可以减少因抗牵引导致吸杯的脱落。这种两手和手指之间的联合操作方法应熟练掌握。

4. 如果在牵引中负压杯脱落,应该仔细评估头盆条件及具体情况,如果实际情况符合真空胎吸术的要求,可以再次放置负压杯并进行牵拉,如果出现第二次脱落,则需进一步进行临床评价来决定阴道分娩是否安全或是否需要进行剖宫产。如果胎头已下降到会阴部,此时是否可以使用产钳助产,更需要仔细地评估。因为此时胎儿将面临很高的受伤风险。有时产瘤可能会妨碍负压杯再次准确地放置。在牵引中胎头吸引器发生漏气或滑脱时,其可能的原因包括:①负压不足或牵引过早,产瘤尚未形成;②牵引力过大或牵引方向不当;③骨盆狭窄、胎方位不正、先露过高或产力不足,而导致胎头下降受阻。

5. 胎头吸引器负压不宜过高,负压愈大,胎头损伤愈重。牵引持续时间与胎头损伤严重程度呈正比,理论上起初使用负压杯到胎头娩出最大时限为20分钟。但临床上如牵引10分钟仍不能结束分娩时,宜考虑是否及时改用产钳术或剖宫产术。

6. 一旦分娩成功,应去除负压并移去吸引器,与新生儿父母解释负压吸附处产瘤形成的原因,通常这种水肿在数小时内会逐渐消退,并在 48 小时后完全消失,如超过 48 小时未消退,则为头皮血肿,需要较长时间方才能消退,一般 1 个月左右。不能局部按摩、热敷,以免加重出血。注意观察黄疸变化,呕吐等情况。

（七）相关知识

胎头吸引器的应用

A：ask for help 寻求帮助；address the patient 与患者谈话；anesthesia adequate？考虑麻醉是否充分。

B：bladder empty 排空膀胱。

C：cervix fully dilated 宫颈充分扩张。

D：determine position 判定胎方位。前囟大,菱形；后囟小,三角形；摸耳廓的方向；胎头塑形后判断困难。think shoulder dystocia 考虑肩难产。

E：equipment and extractor ready 器械和吸引器准备就绪。

F：apply cup over sagittal suture 3cm in front of posterior fontanel 后囟前 3cm 放置吸引杯；flexion point 俯屈点,放置正确后牵拉应使胎头俯屈。

G：gentle traction 插入时压扁吸引器（图 10-1-3）,与吸引器头的平面垂直牵拉,仅于宫缩时牵拉。沿盆轴方向缓慢牵拉（图 10-1-4,图 10-1-5）施力方向的弯曲、旋转或偏离正中都可能造成脱离。

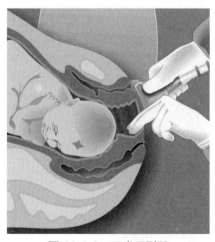
图 10-1-3 压扁吸引器

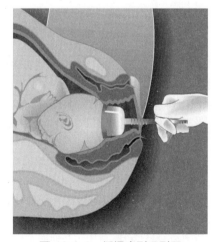
图 10-1-4 缓慢牵引吸引器

H：halt 停止牵拉,宫缩后宫缩间期减少负压；滑脱>3 次；连续 3 次牵拉无进展；牵拉总时间>10 分钟。

I：incision 娩头时侧切？肩难产等特殊情况切？

J：jaw 可及下颌时撤除吸引器（图 10-1-6）。

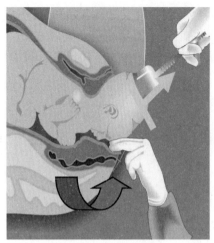
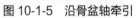

图 10-1-5　沿骨盆轴牵引

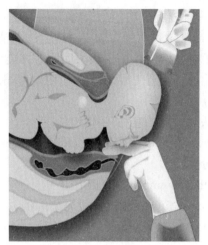

图 10-1-6　撤除吸引器

三、胎头吸引器助产规范检查表(表 10-1-1~ 表 10-1-2)

表 10-1-1　胎头吸引器助产术前操作核查表

项目		内容	是	部分	否
操作前准备		灭菌产包,无菌手套			
		另备胎头吸引器			
		功能良好的电动负压吸引机一台或 50ml 注射器			
		1. 检查吸引器有否损坏、漏气			
		2. 取膀胱截石位,外阴准备同正常分娩助产			
		3. 导尿,排空膀胱			
		4. 阴道检查;了解宫口开大情况,确定胎方位,胎头骨质部已达 S^{+3}及以下,排除禁忌证,胎膜未破者予以破膜			
		5. 会阴较紧者行会阴切开			
操作过程	1. 放置吸引器	(1)将吸引器大端外面涂以润滑油			
		(2)左手分开两侧小阴唇显露外阴口,以中、食指掌侧向下,撑开阴道后壁,右手持吸引器将大端下缘向下压,随左手中、食指伸入阴道后壁			
		(3)左手食、中指掌面向上挑开右侧阴道壁,使大端该侧滑入阴道内			
		(4)继而左手向上提拉前阴道壁,将大端上入			
		(5)同上法入左侧,使大端完全滑入阴道内与胎头顶部紧贴			
	2. 检查吸引器	(1)用一手扶持吸引器,并稍向内推压,使吸引器始终与胎头紧贴			
		(2)另一手食、中指伸入阴道,触摸吸引器大端与胎头衔接处,推开周围软组织			
		(3)同时调整吸引器小端横柄方向与胎头矢状缝一致,作旋转胎头标记			

项目		内容	是	部分	否
操作过程	3. 形成吸引器内负压	(1)术者左手持吸引器,右手将连接管交助手与负压吸引机相连			
		(2)负压控制在300mmHg以内(或抽吸150~200ml空气)			
	4. 牵引与旋转吸引器	(1)试牵,避免滑脱			
		(2)牵引,沿产轴方向在宫缩时进行,宫缩间歇时停止,但应保持吸引器不要随胎头回缩而回缩			
		(3)牵引方向不得突然变换,应始终与吸引器口径成直角,用力不可太大			
		(4)胎头不正时应在牵引同时进行旋转,每次阵缩以旋转45°为宜			
		(5)助手注意保护会阴			
	5. 取下胎头吸引器:胎头娩出后,松开连接管,恢复吸引器内正压,取下吸引器				
	6. 以后娩出及处理同正常分娩助产				
	7. 吸引时间,以不超过10分钟为宜,且宫缩在5次以内为佳				
操作后处理	产妇及新生儿是否有产伤的检查				
	宫颈和阴道的检查				
	新生儿头皮血肿、产瘤等检查				

表 10-1-2 产钳助产术规范检查评估表

项目	好(5分)	一般(3分)	差(1分)
操作过程流畅度			
操作检查熟练度			
人文关怀			

四、常见操作错误及分析

1. 胎头吸引器滑脱　防止滑脱关键是正确放置和牵引。

2. 胎头吸引器困难及可能原因　相对头盆不称,产力或腹压不足,牵引未按分娩机转进行,牵引方向与产轴不一致。

3. 新生儿头皮血肿　吸引时间过长,吸引次数过多,吸引负压过高及吸引指针或时机把握不好。

五、相关知识测试题

1. 患者,女,32 岁,孕 39 周,妊娠合并先心病,心功能 Ⅱ 级,宫口开大 8cm,S^{+2},胎心 140 次 /min,间歇期 2~3 分钟,宫缩持续时间 40~50 秒,此时处理应是

  A. 等待自然分娩   B. 继续加强宫缩等待分娩

  C. 胎头吸引器助产   D. 产钳助产

  E. 立即行剖宫产术

2. 上述患者,宫口开全 1 小时,S^{+3},胎心 140 次 /min,间歇期 2~3 分钟,宫缩持续时间 40~50 秒,此时处理应是

  A. 等待自然分娩   B. 继续加强宫缩等待分娩

  C. 胎头吸引器助产   D. 加腹压

  E. 立即行剖宫产术

3. 上述患者,上胎头吸引器滑脱 2 次,此时处理应是

  A. 等待自然分娩   B. 继续加强宫缩等待分娩

  C. 胎头吸引器助产   D. 产钳助产

  E. 立即行剖宫产术

4. 胎头吸引器禁忌证**不包括**

  A. 跨耻征(+)   B. 面先露   C. 胎儿窘迫

  D. 宫颈未完全扩张 E. 胎膜未破

5. 胎头吸引器的并发症**不包括**

  A. 宫颈裂伤   B. 外阴阴道裂伤   C. 阴道血肿

  D. 头皮血肿   E. 面神经损伤

参考答案:1. A;2. C;3. D;4. C;5. E。

(彭　梅)

参考文献

[1] Cunningham FG, Leveno KJ, Bloom SL. 威廉姆斯产科学 . 21 版 . 段涛,丰有吉,狄文,译 . 济南 : 山东科学技术出版社 , 2006.

[2] 刘兴会,漆洪波 . 难产 . 北京 : 人民卫生出版社 , 2015.

第二节　产钳助产术

一、概述

  产钳助产术是解决难产重要的产科手术。近年来因剖宫产尤其是多次剖宫产并发症渐增,在世界各国开始降低剖宫产率的今天,产钳助产术又被重视和应用。因为对于解决胎儿窘迫急需分娩者,出口产钳比胎头吸引术安全可靠,阴道产钳术比剖宫产术更能缩短胎儿娩出时间,且它常常是胎头吸引术失败而改用产钳术助产的后盾。故产钳助产术在某些难产

处理中依然起着举足轻重的作用。

二、产钳助产术操作规范流程

(一) 适应证

1. 第二产程延长　因持续性枕横位或枕后位、临界骨盆、巨大胎儿及宫缩乏力等原因导致第二产程延长者。

2. 缩短第二产程　因妊娠合并心脏病、妊娠期高血压疾病、剖宫产史及子宫有瘢痕不宜在分娩时屏气者。

3. 第二产程发生胎儿窘迫者。

4. 面先露中颏前位者,臀位后出胎头困难者,剖宫产娩头困难者。

5. 产妇全身情况不宜在分娩时施加腹压者,如心脏疾病者,急性或慢性肺部疾病或其他疾病导致肺功能减退者,重度肝脏、肾脏疾病者,癫痫、精神分裂症等精神、神经系统疾病者,产妇高热、器官衰竭者,在产程中血压升高、子痫或子痫前期等需缩短第二产程者。

6. 吸引器助产失败,确认为无明显头盆不称或胎头已入盆,甚至已通过坐骨棘平面者。经阴道检查属于出口产钳、低位产钳分娩者,否则应改行剖宫产术。

(二) 禁忌证

1. 骨盆狭窄或头盆不称;胎儿双顶径未达坐骨棘水平。

2. 颏后位、额先露、高直位或前不均倾等其他异常胎位。

3. 胎膜未破,宫口未开全。

4. 畸形儿及死胎(应以保护母亲为主,宜采用毁胎术)。

(三) 操作前的准备

1. 患者准备

(1)全面评估产妇身心状况。

(2)向产妇及家属讲解产钳助产的目的、方法、可能出现的并发症,取得产妇及家属的同意和配合。操作前应向患者做好解释工作,消除患者的恐惧感。

(3)询问有无麻醉药物过敏史。

(4)术前常规消毒外阴、导尿、铺产包,配合灯光照明,初产妇应予会阴切开。

(5)术前完善 HBsAg、抗 HCV、抗 HIV 等相关检查,避免交叉感染。

(6)签署产钳助产知情同意书。

2. 物品(器械)的准备

(1)灭菌产包;无菌手套;灭菌产钳包(产钳一副,宫颈钳四把,阴道拉钩一对)。

(2)麻醉药:利多卡因;10ml 注射器。

(3)铺设产包及消毒巾。

(4)检查产钳消毒灭菌日期。

(5)新生儿窒息复苏用品。

3. 操作者的准备

(1)指导患者取膀胱截石位。

(2)消毒外阴,铺消毒巾。

（3）检查产妇是否排空膀胱。

（4）阴道检查，了解宫口是否开全、胎头高低及胎方位。

（5）麻醉前询问有无麻醉药物过敏史。

（6）查看患者血常规、凝血功能、HBsAg、抗 HCV、抗 HIV 及心电图等相关检查。

（7）明确患者有无产钳助产禁忌证。

（8）确定患者已签署产钳助产同意书。

（四）操作步骤

以左枕前为例演示手术步骤。

Simpson 产钳术（左枕前）

1. 取膀胱截石位，消毒外阴、铺巾、导尿管排空膀胱（如胎头压迫插不进导尿管，用手稍向上推移胎头）。

2. 阴道检查用右手伸入阴道检查确定宫口是否已开全，查胎头方位，通过手指触摸胎头囟门确定，如大囟位于骨盆左前方者为右枕后位（图 10-2-1），或伸手触摸胎儿耳廓，耳廓所指方向为枕骨所在处（图 10-2-2）。

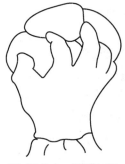 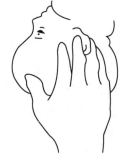

图 10-2-1 触摸囟门　　　　图 10-2-2 触摸耳廓

3. 麻醉前再次询问有无麻醉药物过敏史（会阴麻醉具体操作详见"臀牵引术"章节）。

4. 会阴侧切（会阴侧切具体操作详见"臀牵引术"章节）。

5. 置左叶产钳　放置产钳之前要石蜡油润滑产钳及产道。术者右手示、中指掌面贴胎头伸入阴道后壁，左手握钳柄将钳叶垂直向下，沿手掌面插入胎头之间，然后右手指及左钳叶缓缓向胎头左侧及向内移行（图 10-2-3）。而钳柄渐向下稍向孕妇左臀部方向旋转，左钳叶置于胎头左颞部，胎儿左耳外侧（以枕前位为例），此时钳叶与钳柄处在水平位（图 10-2-4）。

6. 置右叶产钳　如同置左叶产钳，只是换左手伸入阴道与胎头之间，右手握右叶产钳并置于胎头右侧（图 10-2-5）。

7. 扣合锁扣　两叶产钳放置正确后，左右产钳锁扣恰好吻合，钳柄也自然贴拢（图 10-2-6）。如不能恰好吻合，可移动右叶产钳使之锁扣吻合。安全位置：小囟中部位于手柄中间，手柄平面上 1cm，使中间缝隙不超过 1 指宽，上部为人字缝，每叶上部平面间等距离，矢状缝位于中间。

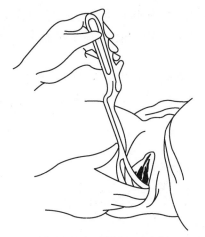

图 10-2-3 放置左叶产钳

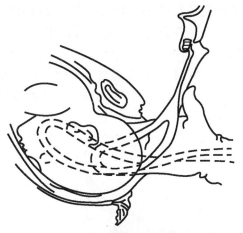

图 10-2-4 将左钳叶与钳柄处于水平位

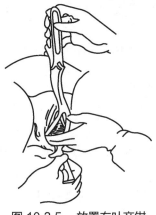

图 10-2-5 放置右叶产钳

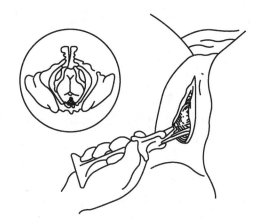

图 10-2-6 锁扣合拢正确

8. 伸手于阴道内检查钳叶与胎头之间是否夹住宫颈组织。

9. 牵拉者应取稍低坐位,两脚蹬在产床两腿上。左手握合拢的钳柄,或双手握钳柄向外向下缓慢用力牵拉(图 10-2-7)。当见胎头拨露时,将钳柄向上旋转用力使胎头仰伸而娩出胎头(图 10-2-8)(沿骨盆轴向外向下,然后呈 J 形)。

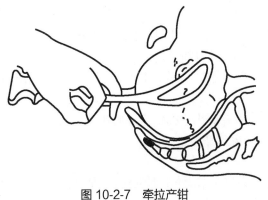

图 10-2-7 牵拉产钳

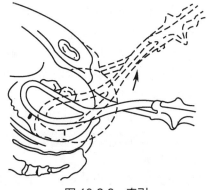

图 10-2-8 牵引

10. 牵拉最好于宫缩时进行,利用自身产力减小牵引力。如胎儿急需娩出,也可在无宫缩时牵引。如在一阵宫缩期间未完成牵出胎头,则在宫缩过后松解锁口,减少对胎头的挤压(图10-2-9)。

11. 如为枕后位,最初牵引呈水平位向外用力,当前额或鼻根部抵达耻骨联合下缘时,以此为支点,略抬高钳柄使枕部缓缓自会阴部娩出。然后,稍向下牵拉,使前额、鼻、面颊相继娩出(图10-2-10)。

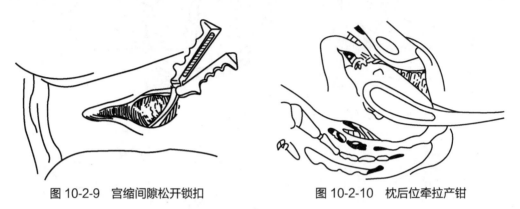

图 10-2-9　宫缩间隙松开锁扣　　　　图 10-2-10　枕后位牵拉产钳

12. 取下产钳　胎头牵出后,先取右叶产钳,后取左叶产钳。

13. 牵出胎体　按自然分娩机转相继娩出前、后肩及躯干。

14. 术中注意保护会阴。

15. 医疗文书记录　包括孕妇的一般情况及特殊病情的记录,胎方位、胎头娩出时间,产钳适应证及禁忌证,产程(活跃期和第二产程),胎头位置,会阴切开的记录,麻醉方式,所实施手法的顺序,持续时间和结果,新生儿科医生参与抢救的时间,新生儿评分,胎儿娩出后脐动脉和脐静脉血气分析结果等。

（五）并发症及处理

1. 产妇损伤

(1)软产道撕裂伤:宫颈、阴道壁与会阴是否有撕裂伤,撕裂伤甚至延及子宫或膀胱。应仔细检查,发现后立即缝合。

(2)阴道壁血肿:向上可延至阔韧带及腹膜后,向下可达会阴深部。应仔细检查,发现后立即清除血肿,结扎或缝扎出血点,缝合血肿腔和阴道壁,缝合时不留死腔,阴道纱布填塞压迫止血,防止血肿再次形成。

(3)产后出血:产钳手术者多为产程较长,宫缩乏力多见;加之产道损伤导致出血增多,因此,产后出血的发病率较高。应正确估计出血量,及时纠正贫血。

(4)感染:阴道检查操作增加感染机会。术前术中严格做好消毒,减少污染,术后使用抗生素并做好会阴卫生。

(5)远期可能遗留盆底软组织损伤:阴道前后壁膨出、膀胱、直肠膨出或子宫脱垂。术前做好评估,术后仔细检查,及时缝合,产后尽早行盆底康复。

2. 胎儿损伤

(1)近期并发症:皮肤压痕和撕裂伤,严重头皮水肿,外眼部创伤,头部血肿,颅内出血,帽状腱膜下出血,高胆红素血症,视网膜出血,类脂性坏死,神经损伤,颅骨骨折,暂时性面瘫、面部及头皮损伤等。这些损伤几乎都是由于判断错误所造成的,如术前评估产钳术的指征、条件不正确、产钳放置或牵引不当。

(2)远期并发症:神经发育和认知能力异常。尽管中、高位产钳助产术被剖宫产所替代,出口或低位产钳分娩的危险性及并发症均较少见,仍须高度重视产钳术的适应证、必备条件,头盆关系的正确判断,适时放置产钳,正确牵引,以避免或减少其并发症的发生。

(六)操作注意事项

1. 正确掌握手术指征及禁忌证。

2. 阴道检查要仔细,宫口必须开全,正确了解胎头骨质最低部及最大横径的高低,以及矢状缝和胎耳,可引导产钳放置。

3. 在放置钳叶时,当遇阻力而不能向深处插入时,可能是由于钳端嵌在阴道穹窿部,此时切勿强行推进钳叶,必须取出以检查原因,否则可能引起严重的宫颈阴道壁损伤。

4. 放置产钳后,如钳柄不易合拢,其原因可能是胎方位判断不正确,或放置产钳位置不正,使一叶钳匙放在胎头乳突部,另一钳匙在颈部;或一叶钳匙放在胎头额部,另一钳匙在枕部。在此种情况下,如用力合拢钳锁及牵引可引起滑脱,重者可引起胎儿严重脑幕撕裂、颅内出血、面神经麻痹或眼球损伤及产道严重撕裂,甚至子宫破裂。因此,发现钳柄不能合拢时,应查明原因,再做适当调整及处理。故操作要谨慎而准确。

5. 如遇有胎儿双顶径已越出宫口,胎头骨质部分已达 +2 以下,但宫口仍有小边不能回缩时,术者在阴道内的手指尖一定要保持在宫口内,以防损伤宫颈阴道穹窿。

6. 牵引产钳用力最好在宫缩时,要均匀、适当,速度不宜过快,也不能将钳柄左右摇晃。

7. 牵引有困难(即胎头不见下降)时,其可能的原因:①牵引方向不正确;②骨盆与胎头不相称;③不适合的胎头方位。注意切勿用强力牵引,必须查出原因进行纠正,否则易致胎儿及产道损伤。

8. 当胎头即将牵出时应注意控制用力,与助手协作,注意保护会阴,再缓慢牵出,如果暴力牵拉,虽然有会阴侧切也会造成会阴裂伤。

9. 如牵引 2~3 次,胎先露仍不下降,应检查原因,适时改为剖宫产,以免失去抢救胎儿的时机。

(七)相关知识

1. 产钳的基本构造

(1)Simpson 产钳:有典型产钳结构,有胎头弯曲、母体骨盆弯曲和英式锁口,是头位难产常用的一种产钳。

(2)Kielland 产钳:只有钳叶的胎头弯曲,而无向上的骨盆弯曲,钳叶瘦长而薄,适合旋转胎头,无锁口。适用于持续性枕横位及枕后位旋转抬头。

(3)臀位后出头用 Piper 产钳。

(4)剖宫产术中适用小产钳:以 Simpson 产钳为例,产钳构造有钳叶、胫、锁口、柄,分左右两叶。钳叶内凹外稍凸称头弯,扣合后中间留大孔,两钳叶最宽处 8cm,钳叶长 16cm,头弯半径 11.25cm,适合挟持胎头。钳叶向上弯行称盆弯,其半径为 17.5cm,以适应产道轴的弯曲度(图 10-2-11)。

左叶产钳也称左下叶,先放置骨盆左侧,右叶后上置入骨盆右侧,称右上叶。右叶合拢于左叶浅 U 形凹陷中,即为活动自如锁(图 10-2-12)。

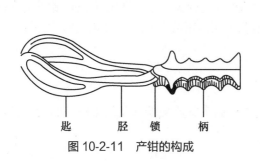

匙　胫　锁　柄

图 10-2-11　产钳的构成

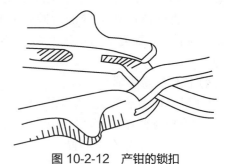

图 10-2-12　产钳的锁扣

2. 产钳术的分类与定义　产钳助产的难易程度与胎头位置高低密切相关,因此根据胎头位置将产钳助产分为出口产钳、低位产钳、中位产钳和高位产钳。目前,国内产钳助产术绝大多数用于出口产钳或低位产钳。因这时胎头位置较低,其胎头矢状缝与骨盆前后径吻合,胎头俯屈也较好。产钳放置容易,牵引其阻力亦小,助产效果安全可靠。中、高位产钳已被剖宫产所取代。

3. 出口产钳

(1)不需要分开阴唇即可见胎儿头皮。

(2)胎儿颅骨骨质部最低点已达骨盆底,即达 S^{+3}。

(3)胎头达到会阴体部。

(4)矢状缝位于骨盆前后径上,即为左枕前、右枕前,或为左枕后、右枕后。

(5)先手法旋转胎位,旋转至枕前位或枕后位均可实施,不必强求枕前位。

4. 低位产钳

(1)胎儿颅骨骨质部最低点位于 S^{+2} 或以下,但未达骨盆底。

(2)同前胎方位应旋转至枕前位或枕后位。

5. 中位产钳

(1)胎儿颅骨骨质部最低点位于 S^{+2} 或以上,双顶径已进入骨盆入口平面,但未超过坐骨棘平面。

(2)同前胎方位应旋转至枕前位或枕后位。

(3)中位产钳风险较大,技术要求高,容易失败,只在紧急情况下使用。

6. 高位产钳

(1)腹部可扪及 2/5 或以上胎头,且颅骨骨质部最低点位于坐骨棘水平 S^{0} 水平或以上。

(2)高位产钳已经废弃:骨盆坐骨棘水平定为 0,其平线以上 1~5cm 者分别对应为 −1~−5 ;相应在水平线以下则为 +1~+5(图 10-2-13)。

7. 常见产钳(图 10-2-14)

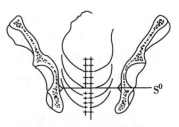

S^{0}

图 10-2-13　胎头下降程度

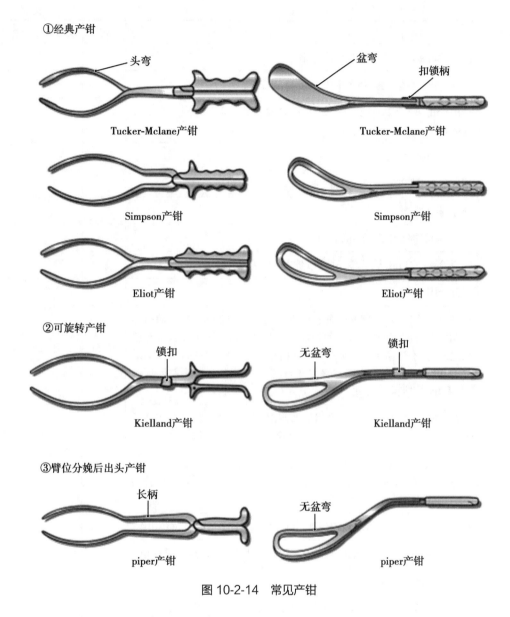

①经典产钳

头弯 Tucker-Mclane产钳

盆弯 扣锁柄 Tucker-Mclane产钳

Simpson产钳

Simpson产钳

Eliot产钳

Eliot产钳

②可旋转产钳

锁扣 Kielland产钳

无盆弯 锁扣 Kielland产钳

③臀位分娩后出头产钳

长柄 piper产钳

无盆弯 piper产钳

图 10-2-14　常见产钳

三、产钳助产规范检查表（表 10-2-1～表 10-2-2）

表 10-2-1　产钳助产术前操作核查表

项目	内容	是	部分	否
操作前准备	向产妇及家属讲解产钳助产目的、方法、可能出现的并发症，取得产妇及家属的同意和配合。操作前应向患者做好解释工作，消除患者的恐惧感			
	询问有无麻醉药物过敏史；检查 HBsAg、抗 HCV、抗 HIV 等相关检查，避免交叉感染			

项目	内容	是	部分	否
操作前准备	检查是否签署产钳助产知情同意书			
	灭菌产包,无菌手套,利多卡因,10ml注射器			
	灭菌产钳包(产钳一副,宫颈钳四把,阴道拉钩一对);检查产钳消毒灭菌日期			
操作过程	产妇取膀胱截石位			
	消毒外阴,铺产包,配合灯光照明			
	导尿,排空膀胱			
	麻醉:阴部神经阻滞与局部浸润			
	阴道检查:宫口开大,先露下降(以骨质进展为准)及胎方位,骨盆情况			
	切开会阴			
	放置左叶产钳,左手握左钳使钳叶垂直向下,凹面朝前,右手四指伸入胎头与后阴道壁之间,掌面朝前。将左钳叶沿右手掌伸入掌与胎头之间,右手指徐徐向胎头左侧及向内移行,左钳叶随手掌向左向前移,左钳柄向下稍向孕妇左臀方向旋转,左钳叶达胎头左侧顶颞部,钳叶与钳柄同一水平			
	放置右叶产钳,右手垂直握右钳柄如前,左手四指伸入胎头与阴道后壁之间,诱导右钳叶(在左产钳上面)徐徐滑向右侧与侧方到达与左侧对称位置			
	合拢钳柄,两钳位置正确,左右锁扣恰好吻合,钳柄自然对合,若错开,可移动钳柄使锁扣合拢			
	检查钳叶位置,伸手入阴道内检查钳叶与胎头之间有无夹持宫颈组织			
	牵拉,左手握合拢的钳柄,向外向下牵拉,据不同胎位按分娩机制娩出			
	助手保护会阴			
	取出产钳,当胎头牵引后,先取右叶产钳,后取左叶产钳			
	牵出胎体,按自然分娩法牵拉胎头使前肩、后肩及躯干娩出			
	做好抢救新生儿窒息的准备			
	有新生儿窒息者,实施新生儿复苏抢救			
	检查软产道,特别是宫颈			
	缝合会阴			
操作后处理	交代患者术后注意事项,如留置导尿管,饮食建议,观察子宫复旧,阴道流血,肛门是否有坠胀感等情况			

表 10-2-2　产钳助产术规范检查评估表

项目	好(5分)	一般(3分)	差(1分)
操作过程流畅度			
操作检查熟练度			
人文关怀			

四、常见操作错误及分析

(一) 产钳放置困难或钳柄不能合拢及可能原因

多见第二叶产钳放置困难,或勉强放入反复调整两叶产钳不易扣合。可能的原因:胎头位置不正使产钳放置不妥,需转正胎头后放置。有明显头盆不称宜改行剖宫产术。头手复合先露影响产钳放置与扣合,需将胎手推离,不能推离改行剖宫产术。

(二) 产钳牵引困难及可能原因

1. 头盆不称。

2. 产钳放置位置不正,胎头有产瘤、水肿、胎头轻度倾势不均等。

3. 牵引方向错误,即与产轴不一致。应按头位分娩机制进行。

4. 产力或腹压不足。

5. 不适合的胎方位。

(三) 产钳滑脱及可能原因

1. 产钳放置深度不够。

2. 产钳与胎头大小不相称,头盆不称未能及时发现。

五、相关知识测试题

1. 初产妇,29岁,孕39周,宫口开全2小时频频用力,未见胎头拨露。检查:宫底部为臀,腹部前方可触及胎儿小部分。胎头已达坐骨棘下3cm,矢状缝与骨盆前后径一致,大囟门在前方,胎心148次/min,间歇期1~2分钟,宫缩持续时间50~60秒,此时的处理应该是

    A. 助产士洗手上台,手法旋转胎位　　　　B. 继续加强宫缩等待分娩

    C. 胎头吸引器助产　　　　D. 产钳助产

    E. 立即行剖宫产术

2. 上述产妇,突然出现胎心改变,胎心60~80次/min,持续1分钟左右,此时的处理应该是

    A. 加腹压尽快分娩　　　　B. 加强宫缩尽快分娩

    C. 胎头吸引器助产　　　　D. 产钳助产

    E. 立即行剖宫产术

3. 初产妇,32岁,第一胎,孕40周,应规律宫缩18小时入院。查体:宫高35cm,腹围100cm,胎位LOA,胎心60~110次/min,宫口近开全,先露S^{+2},宫缩持续50~60秒,间隔2~3分钟。超声提示双顶径为9.6cm。坐骨棘不突,坐骨结节间径7.5cm,产妇精神较差,进食

少,疲乏,此时应做的处理**不正确**的是

    A. 完善术前准备　　　　　　　　B. 输液支持治疗

    C. 上氧　　　　　　　　　　　　D. 产钳助产

    E. 立即行剖宫产术

4. 产钳助产禁忌证**不包括**

    A. 明显头盆不称

    B. 胎儿宫内窘迫,估计短时能经阴道分娩者

    C. 额先露

    D. 胎膜未破

    E. 畸形儿

5. 产钳助产适应证**不包括**

    A. 妊娠合并心脏病经产妇　　　　B. 坐骨结节间径为 7.5cm

    C. 第二产程延长　　　　　　　　D. 胎头吸引术失败

    E. 剖宫产娩头困难者

参考答案:1. A;2. D;3. D;4. B;5. B。

(彭　梅)

参考文献

[1] Cunningham FG, Leveno KJ, Bloom SL. 威廉姆斯产科学 . 21 版 . 段涛 , 丰有吉 , 狄文 , 译 . 济南 : 山东科学技术出版社 , 2006.

[2] 刘兴会 , 漆洪波 . 难产 , 北京 : 人民卫生出版社 , 2015.

第三节　臀牵引术

一、概述

臀位是异常胎位的一种,臀位分娩时,因臀部及肢体不能很好地扩张软产道,且胎头较臀部周径大,未经变形,以致胎头娩出困难。臀位易发生胎膜早破导致脐带脱垂及产程长,均易引起胎儿宫内窘迫,常需手术干预。胎儿的全部娩出过程全凭借牵引完成称为臀牵引术。

二、臀位牵引术操作规范流程

(一) 适应证

1. 胎儿窘迫需在短时间内结束分娩。

2. 第二产程延长。

3. 双胎妊娠第二胎臀位娩出。

4. 臀位分娩第二产程停滞且有剖宫产禁忌证。

5. 产妇合并心脏病、肺功能不全、衰竭或并发重度妊娠高血压综合征不宜用力者。

6. 横位或其他异常胎位行内倒转术后,继以牵引娩出胎儿。

7. 死胎或估计胎儿出生后不能存活。

(二) 禁忌证

1. 有妊娠合并症或并发症不适于阴道分娩者。

2. 胎头仰伸。

3. 脐带先露或隐性脐带脱垂。

4. 有难产史。

(三) 手术必备条件

1. 无骨盆狭窄。

2. 估计胎儿体重<3 500g。

3. 胎头不仰伸。

4. 宫口开全。

(四) 操作前的准备

1. 患者准备

(1)测量生命体征(心率、血压、呼吸)。

(2)排空膀胱。

(3)取仰卧屈膝位或膀胱截石位。

(4)签署知情同意书。

2. 物品(器械)的准备

(1)产包(内包括):无菌衣、无菌手套、垫单、无菌中单及大孔巾等。

(2)消毒用品:2.5% 碘伏、0.1% 苯扎溴铵液。

(3)麻醉药:2% 利多卡因。

(4)注射器(10ml 或 20ml)。

(5)无菌纱布、无菌棉球。

(6)消毒巾。

3. 操作者准备

(1)核对患者信息:包括患者姓名、年龄、床号、住院号。

(2)查看患者血常规、凝血功能、心电图、胎儿超声等检查结果。

(3)做阴道检查判明胎儿及产道情况是否具备操作必备条件。

(4)向患者讲明操作的必要性并签署知情同意书。

(5)穿戴整齐、洗手、戴帽子、口罩。

(五) 操作步骤

1. 常规外阴消毒　用 0.1% 苯扎溴铵冲洗或涂以聚维酮碘(碘伏)消毒会阴部,顺序为小阴唇、大阴唇、阴阜、大腿内上 1/3、会阴及肛门 3 遍;必要时导尿。

2. 外科手消毒并穿手术衣,戴无菌手套。

3. 铺无菌中单及大孔巾。

4. 会阴麻醉

(1)经会阴阻滞麻醉:操作者将左手示、中指伸入阴道内,触及左侧坐骨棘,右手持带有长针头的 20ml 注射器(内装 0.5% 利多卡因 20ml),在左侧坐骨结节和肛门连线中点稍偏坐骨结节处,先注一皮内小丘,然后在阴道内手指指引下将针头刺向坐骨棘内下方阴部神经经过处。回抽无回血后,局部注射利多卡因溶液10ml,然后边退针边注药,在切缘和皮下深部注射局麻药10ml。每次注药前先回抽,以防注入血管。利多卡因用量不超过150mg。

(2)经阴道的阴部神经阻滞麻醉:操作者将示指及中指伸入阴道,直到触及坐骨棘和骶棘韧带。将阴道阻滞针撤退到引导器内,将Kobak针插进阴道,使针尖抵达骶棘韧带,针继续前进约1.5cm越过黏膜表面,直到感觉突破黏膜和骶棘韧带,将局麻药注入该部位,注射前注意回抽无血。

5. 会阴切开　初产妇可考虑行会阴切开术。

(1)会阴斜侧切开术:操作者以左手中、示指伸入阴道内,撑起预定切开部位阴道壁,局部浸润麻醉后,右手持会阴切开剪刀或钝头直剪刀,一叶置于阴道内,另叶置于阴道外,使剪刀切线与会阴后联合中线向旁侧呈45°(注意:会阴高度膨胀时应采用60°~70°,娩出胎儿后可恢复至45°)与皮肤垂直放好,于宫缩胎头向下压迫会阴,使会阴膨胀时剪开会阴全层4~5cm。

(2)会阴正中切开术:操作者沿会阴联合正中点向肛门方向垂直切开,长2~3cm,注意不要损伤肛门括约肌。

(3)止血:切开后应立即用纱布压迫止血,如有小动脉活跃出血应钳夹结扎止血。

6. 娩出下肢及躯干　以右手伸入阴道内以握拳式握持胎足:食中两指夹持胎足踝部,中指、无名指及小指握持足背,食指握持跟腱部,拇指放于食指之上,向下牵引。当胎足显露于外阴后即用消毒巾包裹以免牵引时滑脱,并改用双手握持小腿牵引。牵引方向应先向产妇后下方,随胎儿下肢的下降握持点逐渐上移至大腿或股部,当胎臀在阴道口显露时,则稍向上牵拉,使臀部娩出(图10-3-1)。胎儿臀部娩出后向下并旋转,使胎背转向前方,双手拇指放置在骶部,其余各指握胎髋部,向下牵拉躯干,使肋缘、肩胛相继显露,握持胎髋时应避免挤压胎腹,以防损伤内脏。

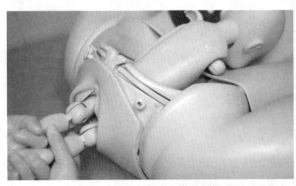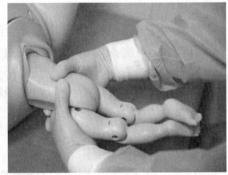

图10-3-1　娩出下肢及躯干

7. 外旋转　当胎儿下肢及躯干娩出后,操作者立即用无菌治疗巾裹住胎儿下肢及臀部。再将双手拇指放在胎儿背部髂骨边缘上,其余四指放在胎臀侧方,紧握胎臀缓缓转动45°,使胎儿的双肩径落于骨盆的前后径上。

8. 娩出胎肩及上肢　当肩胛及两侧腋窝牵出时,可用两种方法娩出肩部及上肢。

(1)滑脱法:操作者右手握持胎儿双足,向前上方提起,使后肩显露于会阴,再用左手示、中指伸入阴道,由后肩沿上臂至肘关节处,助后臂及肘关节沿胸前滑出阴道然后将肢体放低,前肩自然由耻骨弓下娩出。

(2)旋转胎体法:双手紧握臀部,避免滑脱。拇指在背侧,另四指在腹侧(避免压挤腹部),将胎背向外后方旋转,同时稍向下牵引,使前肩及前臂从耻骨弓下脱出。再将胎背向内前方旋转,使另一胎肩及胎臂转至耻骨弓下娩出。

9. 娩出胎头 胎肩及上肢全部娩出后,应将胎背转向正前方,使胎头矢状缝与骨盆出口前后径一致,同时将胎体骑跨在术者一手前臂上,中指伸入胎儿口内,食指及无名指扶于两侧上颌骨部,另一手中指压低胎儿枕部,使胎头俯屈,食指和无名指置于胎儿双肩及锁骨上,注意切勿放于锁骨上窝,以防牵引误伤臂丛神经。先向下方牵引,同时助手于产妇下腹正中向下施加适当压力,使胎头保持俯屈。当胎儿枕骨结节抵耻骨弓下时,即可以其为支点。逐渐将胎体上举,使胎儿下颌、口、鼻、眼、额相继娩出(图10-3-2)。胎头娩出困难者,可用后出头产钳协助娩出胎头。

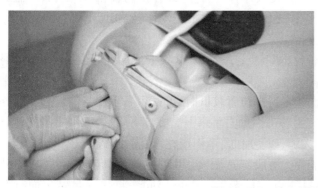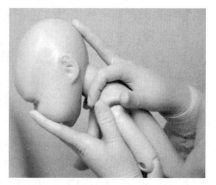

图 10-3-2 娩出胎头

10. 胎盘胎膜娩出。

11. 检查软产道情况。

12. 会阴伤口缝合。

(1)缝合阴道黏膜:用2-0可吸收线,自切口顶端上方0.5~1cm处开始,间断或连续缝合阴道黏膜及黏膜下组织,直达处女膜环外。切勿穿透直肠黏膜,必要时可置一指于肛门内做指引。

(2)缝合皮下脂肪及皮肤:以1号丝线间断缝合皮下组织及皮肤,亦可采用可吸收肠线做皮内连续缝合,可不拆线。

(3)缝合后处理:取出阴道内填塞纱条,仔细检查缝合处有无出血或血肿,确保处女膜环口不小于两横指。常规肛诊检查有无肠线穿透直肠黏膜。如有,应立即拆除,重新消毒缝合。

(六)并发症及处理

1. 母体并发症

(1)软产道损伤:在实施臀牵引术时可以导致软产道损伤,包括宫颈撕裂、阴道壁血肿、会阴撕裂等。

预防及处理措施：①术前充分评估胎儿大小及手术可实施度；②除产道宽大、会阴松弛的产妇外，应予以会阴麻醉同时行会阴切开术；③宫口开全才可实施牵引；④牵引过程中应力道均匀，切勿暴力实施；⑤在操作过程中可以嘱助手做好会阴部的保护措施。

（2）产后出血：在胎儿娩出后应及时予以促子宫复旧处理，协助胎盘娩出，并检查胎盘胎膜的完整性，同时仔细检查软产道的情况，如发现损伤应及时修补。分娩后观察排小便情况，必要时可予以导尿。

2. 围产儿并发症

（1）胎儿窘迫及新生儿窒息：臀位时因胎腹受压可出现胎粪，如胎心正常仅有胎粪出现并不提示胎儿缺氧窘迫。但是在臀位分娩时当胎儿至脐显露于阴道口而产程停止时，应予及时臀牵引，因脐带受压超过 8 分钟将致死产，故应在 8 分钟内牵出胎儿。在臀牵引实施时进行产科医生、护士、新生儿科、麻醉科等团队合作，以保障新生儿抢救成功率。

（2）胎儿损伤：臀牵引过程中可导致胎儿肢体骨折、臂丛神经损伤、内脏损伤、头皮血肿等，在操作前严格把握操作的适应证，操作过程中应操作规范、动作轻柔，切不可急躁、暴力。

（七）操作注意事项

1. 在行牵引时发现胎臀活动于骨盆入口以上，多示骨盆狭窄或胎儿异常，不宜施行臀牵引。

2. 在单臀先露时牵出胎足有困难或者臀部位置较低时，可试用右手食指勾住胎儿前臀的腹股沟向下牵引，牵引时左手握持右手腕部以助右手牵引。臀部下降后，双手食指勾住对侧腹股沟，双手同时牵引，注意勿勾住大腿，以免骨折，牵引应在宫缩时施行。

3. 胎臀位置较高时，可伸手入宫腔，沿股部达腘窝，用手指压迫腘窝使下肢屈曲外展，然后握持足踝部向下牵引，臀及另一下肢可牵出。也可用同法将另一足牵出而行双足牵引。

4. 在胎儿下半身牵引出后，胎臂上举时应向胎背方向回转牵引，使胎臂转至胸前娩出。

5. 胎儿后出头娩出困难者，可将胎体向盆腔内送回，上推胎头，促使胎头俯屈，按分娩机制旋转牵引胎头娩出。

（八）相关知识

臀位分娩的类型：

1. 臀位自产　自然分娩未予任何助产，胎儿完全靠自然力娩出。这种类型在临床上极少见，仅见于经产妇、胎儿小、宫缩强、骨产道宽大者。

2. 臀位牵引术　臀位胎儿的全部娩出过程均凭借牵引完成。

3. 臀位助产　亦称臀位部分牵引，指胎臀自然娩出至脐部后，部分躯干、胎肩、上肢及胎头需辅以牵引娩出。在操作过程中比臀位牵引术少了娩出胎儿下肢及躯干的部分，可采用滑脱法和旋转胎体法助娩胎肩。

三、臀牵引术规范操作表(表 10-3-1～ 表 10-3-2)

表 10-3-1 臀牵引规范操作核查表

项目	内容	是	部分	否
操作前准备	核对患者信息:包括患者姓名、年龄、床号、住院号等			
	询问患者妊娠期特殊情况			
	询问患者既往有无高血压、心、肺、脑疾病等病史			
	查看患者血常规、凝血功能、心电图、胎儿超声等检查结果			
	测量生命体征			
	做阴道检查判明胎儿及产道情况是否具备手术必备条件			
	向患者讲明操作的必要性并签署知情同意书			
	嘱患者排空膀胱、取仰卧屈膝位或膀胱截石位			
	建立静脉通道			
	物品(器械)的准备:产包(无菌衣、无菌手套、垫单、无菌中单及大孔巾);消毒用品(2.5% 碘伏、0.1% 苯扎溴铵液);麻醉药(2% 利多卡因);注射器(10ml 或 20ml)1 个;无菌纱布、无菌棉球;消毒巾、监护设备、氧气及急救药品等			
操作过程	外阴消毒			
	0.1% 苯扎溴铵冲洗或涂以聚维酮碘(碘伏)消毒会阴部(3 遍)			
	外科手消毒并穿手术衣,戴无菌手套			
	外科手消毒			
	穿手术衣			
	戴无菌手套			
	铺无菌中单及大孔巾			
	铺无菌单			
	铺大孔巾			
	会阴阻滞麻醉			
	示指及中指伸入阴道,直到触及坐骨棘和骶棘韧带			
	坐骨结节和肛门连线中点稍偏坐骨结节处,先注一皮内小丘,然后在阴道内手指引下将针头刺向坐骨棘内下方阴部神经经过处			
	回抽无回血后,局部注射利多卡因溶液 10ml,然后边退针边注药			
	会阴切开			
	左手中、示指伸入阴道内,撑起预定切开部位阴道壁,局部浸润麻醉			
	右手持会阴切开剪刀或钝头直剪刀,一叶置于阴道内,另叶置于阴道外			

续表

项目	内容	是	部分	否
操作过程	会阴斜侧切：使剪刀切线与会阴后联合中线向旁侧呈 45°，剪开会阴全层 4~5cm 会阴正中切开：沿会阴联合正中点向肛门方向垂直切开，长 2~3cm			
	切开后应立即用纱布压迫止血，如有小动脉活跃出血应钳夹结扎止血			
	娩出下肢及躯干			
	右手伸入阴道内以握拳式握持胎足，向下牵引			
	当胎足显露于外阴后即用消毒巾包裹，用双手握持小腿牵引			
	随胎儿下肢的下降握持点逐渐上移至大腿或股部			
	当胎臀在阴道口显露时，则稍向上牵拉，使臀部娩出			
	胎儿臀部娩出后向下并旋转，使胎背转向前方			
	向下牵拉躯干，使肋缘、肩胛相继显露			
	外旋转			
	无菌治疗巾裹住胎儿下肢及臀部			
	将双手拇指放在胎儿背部髂骨边缘上，其余四指放在胎臀侧方，紧握胎臀缓缓转动 45°，使胎儿的双肩径落于骨盆的前后径上			
	娩出胎肩及上肢			
	滑脱法：操作者右手握持胎儿双足，向前上方提起，使后肩显露于会阴，再用左手示、中指伸入阴道，由后肩沿上臂至肘关节处，助后臂及肘关节沿胸前滑出阴道，然后将肢体放低，前肩自然由耻骨弓下娩出			
	旋转胎体法：以消毒巾包裹胎儿部，双手紧握臀部，避免滑脱。拇指在背侧，另四指在腹侧(避免压挤腹部)，将胎背向外后方旋转，同时稍向下牵引，使前肩及前臂从耻骨弓下脱出。再将胎背向内前方旋转，使另一胎肩及胎臂转至耻骨弓下娩出			
	娩出胎头			
	胎背转向正前方，使胎头矢状缝与骨盆出口前后径一致			
	胎体骑跨在术者一手前臂上，中指伸入胎儿口内，食指及无名指扶于两侧上颌骨部			
	另一手中指压低胎儿枕部，使胎头俯屈，食指和无名指置于胎儿双肩及锁骨上			
	当胎儿枕骨结节抵耻骨弓下时，即可以其为支点。逐渐将胎体上举，使胎头娩出			
	胎盘胎膜娩出			
	协助胎盘胎膜娩出			
	检查胎盘胎膜是否完整			
	检查软产道情况			

续表

项目	内容	是	部分	否
操作过程	检查宫颈是否完整			
	检查阴道壁是否完整			
	会阴伤口缝合			
	缝合阴道黏膜:用 2-0 可吸收线,自切口顶端上方 0.5~1cm 处开始,间断或连续缝合阴道黏膜及黏膜下组织,直达处女膜环外			
	缝合皮下脂肪及皮肤:以 1 号丝线间断缝合皮下组织及皮肤			
	取出阴道内填塞纱条,仔细检查缝合处有无出血或血肿,确保处女膜环口不小于两横指			
	常规肛诊检查有无肠线穿透直肠黏膜			
操作后处置	向患者简要操作情况			
	产房观察 2 小时,注意产后子宫收缩情况、阴道流血情况			
	鼓励患者早期自行排便、排尿			
	交代注意事项:保持外阴清洁;术后 5 天内,每次大小便后,用碘伏或者 0.1% 苯扎溴铵棉球擦洗外阴,勤更换外阴垫。会阴外缝丝线者在手术后 5 日拆线			
	垃圾分类处理			
	书写手术记录			

表 10-3-2 臀牵引术规范操作评估表

项目	好(5分)	一般(3分)	差(1分)
操作过程流畅度			
操作检查熟练度			
人文关怀			

四、常见操作错误及分析

(一)胎儿内脏受损

娩出胎儿下肢及躯干时向下牵拉躯干,双手拇指放置在骶部,其余各指握胎髋部,如果此时握持胎髋时挤压胎儿腹部,可以造成胎儿内脏损伤。因此在操作过程中应注意应避免双手握持胎髋是应注意手指着力的位置。

（二）胎儿臂丛神经损伤

当胎肩及上肢全部娩出后需要协助胎头娩出，让胎体骑跨在术者一手前臂上，另一手中指压低胎儿枕部，使胎头俯屈。当操作者的食指和无名指置于胎儿双肩及锁骨上窝时牵引容易误伤臂丛神经。因此在此时操作中应注意将食指和无名指置于胎儿双肩及锁骨上而不应置于锁骨上窝。

（三）直肠损伤

臀牵引术前应放宽会阴侧切的指征，分娩时注意会阴部的保护，避免阴道及会阴伤口过深过大累及直肠；在缝合阴道及会阴伤口时切勿穿透直肠黏膜，必要时可嘱助手置一指于肛门内做指引。

五、目前常用训练方法简介

（一）高端模拟人训练

目前分娩的模型有 SimMom。SimMom 是一个先进的全身互动型生产模拟人（图 10-3-3），结合了 PROMPT 生产模拟器及挪度的高级生命支持模拟人的设计，盆腔有女性内生殖器官模型，可以模拟分娩的步骤，又可以在模拟人身上表现出各种真实的生理参数及疾病特征，并对所给予的各种治疗措施（药物、操作等）做出反应，可模拟产前、产时、产后过程与各种紧急状况，能提供培训一系列用作培训助产术及妇产科的功能。优势在于使得教学内容丰富多彩，操作可重复性，不但有利于提高学员的学习兴趣、产科医师操作技能和应对危急重症的能力，完善危重孕妇和新生儿抢救体系，更重要的是能增强他们面对患者时的自信心。

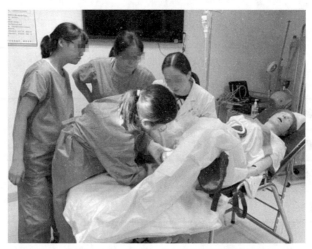

图 10-3-3　全身互动型生产模拟人

（二）模型训练

采取传统的模型教学训练，使用骨盆及胎儿模型进行臀牵引术的操作。优点在于所有的操作都是可视性，通过直视可评估练习者操作过程，适合流程和基本操作手法的训练。

六、相关知识测试题

1. 臀牵引术的适应证有

    A. 胎儿窘迫

    B. 第二产程延长

    C. 双胎妊娠第二胎臀位娩出

    D. 臀位分娩第二产程停滞且有剖宫产禁忌证

    E. 死胎或估计胎儿出生后不能存活

2. 初产妇,孕 38 周混合臀先露临产入院。入院查体:宫高 36cm,腹围 110cm,阴道检查:宫颈消失,宫口开大 5cm,宫颈内口上方触及胎臀及胎足,胎膜未破,宫缩 30″~35″/6′~7′,胎心率 145 次 /min,目前处理恰当的是

    A. 观察产程进展   B. 抑制宫缩,急诊剖宫产

    C. 臀牵引   D. 人工破膜

    E. 静滴催产素

3. 会阴阻滞麻醉的患者宜采取的体位是

    A. 平卧位   B. 半卧位   C. 膝胸卧位

    D. 膀胱截石位   E. 俯卧位

4. 关于臀牵引下列说法正确的是

    A. 操作者右手伸入阴道内以握拳式握持胎足,向下牵引

    B. 娩出胎儿下肢及躯干时双手拇指放置于骶部,其余各指握胎儿腹部

    C. 娩胎肩和上肢时,拇指在背侧,另四指在腹侧,将胎背向外后方旋转,同时稍向下牵引,使前肩及前臂从耻骨弓下脱出

    D. 胎头娩出时,胎体骑跨在术者一手前臂上,另一手中指压低胎儿枕部,食指和无名指置于胎儿锁骨上窝

    E. 胎头娩出困难者,可用后出头产钳协助娩出胎头

5. 臀牵引术前操作者需要了解的内容有

    A. 血常规、凝血全套   B. 既往史、孕产史

    C. 告知情况签署同意书   D. 是否禁食

    E. 核对患者信息无误

参考答案:1. ABCDE;2. B;3. D;4. ACE;5. ABCE。

(邓娅莉)

参考文献

[1] 谢幸,孔北华,段涛.妇产科学.9 版.北京:人民卫生出版社,2018.

[2] 刘兴会,漆洪波.难产.北京:人民卫生出版社,2015.

[3] 姜保国,陈红.中国医学生临床技能操作指南.北京:人民卫生出版社,2020.

第四节　肩难产助产术

一、概述

肩难产(shoulder dystocia)指的是头位阴道分娩时胎头娩出后,胎儿的前肩嵌顿于母体耻骨联合后上方,用常规手法不能娩出胎儿双肩,需要其他产科干预措施帮助其分娩的急性难产,其发生率占经阴道分娩的 0.2%~3%。Spong 等进行系列研究后建议将肩难产定义为胎头和胎肩娩出时间间隔超过 60 秒,和 / 或需要辅助手法协助胎肩娩出者。当胎儿双肩径(肩的宽度)大于骨盆入口平面横径时即可发生肩难产。肩难产难以预测及预防,如处理不当将发生严重母婴并发症。因此,掌握肩难产相关知识,能熟练运用解除胎肩嵌顿的各种手法,就能在紧急情况下减少母婴并发症的发生。

二、肩难产的处理流程

(一) 操作前的准备

1. 术前评估及术前准备

(1)临产前

1)识别肩难产高危因素,临产前进行常规检查(如核算孕周、骨盆测量、胎儿估重、头盆评分),并评估其分娩风险。

2)通知高年资助产士、产科医师,再次与产妇及家人讨论分娩方式,告知可能发生的并发症及阴道助产技术,确定分娩方式,并制订并发症的处理及应急预案。

3)术前详细评估孕妇的一般情况,查看患者血常规、凝血功能、心电图及既往结果。了解产妇是否有合并症及并发症,评估有无禁忌证,是否能够耐受阴道助产。

(2)临产后

1)持续胎心监护。

2)建立静脉通道和备血。

3)准备阴道助产器械及新生儿复苏抢救设备。

(3)接产时

1)膀胱截石位。

2)常规消毒外阴、阴道,铺无菌巾。

3)阴道检查了解骨产道情况、胎方位。

4)签署肩难产助产知情同意书。

5)助产前向患者做好解释工作,消除患者的恐惧感,嘱其配合助产士。

6)清除胎儿口鼻腔黏液,保持呼吸道通畅,准备新生儿急救。

2. 物品(器械)的准备

(1)心电监护、氧气及急救药品。

(2)新生儿复苏用物。

(3)阴道助产器械。

(4)麻醉药品:2% 利多卡因。

（5）血气采集针及采集管,以备脐动脉或脐静脉血气分析。

（6）分娩记录单。

（二）操作步骤

1. 呼叫帮助　产科高年资医生、助产士、麻醉科、儿科医师迅速到位。

2. 体位　膀胱截石位。

3. 麻醉　会阴阻滞麻醉和会阴体局部浸润麻醉,备全身麻醉。

4. 导尿。

5. 评估是否行会阴侧切以增大操作空间。

6. Mc Roberts 法　助手将孕妇大腿屈曲,并压向腹部,使骶骨连同腰椎展平,胎儿脊柱弯曲、胎儿后肩越过骶岬,进一步下降到骶骨窝内。此时,孕妇耻骨向其头部方向靠拢,可使受压胎儿前肩松解。同时因缩小骨盆倾斜度,使母体用力方向与骨盆入口平面垂直,也有利于胎儿的娩出。

7. 压前肩法　助手在孕妇耻骨联合上方触及胎儿前肩,以心肺复苏手型按压胎肩使胎肩内收,或向前压下使胎肩通过孕妇耻骨联合。持续按压30秒后,改为间断按压,每30秒报时一次,提醒医生操作时间。压前肩法常与 Mc Roberts 手法同时应用。

8. 旋肩法　改变胎儿双肩径与骨盆相对位置以寻求通路娩出胎儿,包括 Rubin 法和 Woods 法。

（1）Rubin 法:术者将手指伸入孕妇阴道内,置于胎儿前肩或后肩背侧,将胎肩朝向其胸侧推动。如果胎儿脊柱在母亲左侧,操作者用右手;如果胎儿脊柱在母亲右侧,操作者使用左手。

（2）Woods 法:术者将手从胎儿一侧进入到胎儿后肩前部,向胎儿后肩前表面施压外展后肩。如未能起效,还可以尝试采用 Rubin 法和 Woods 法联用。术者一只手放在胎儿前肩背侧、向胸侧压前肩(Rubin 法),另一只手从胎儿前方进入胎儿后肩处向背侧压后肩(Woods 法)两手协同使胎肩在耻骨联合下转动,像转动螺丝钉一样将胎肩旋转解除嵌顿。耸肩手法(shoulder shrug maneuver)是 Woods 旋转法的一种新改良方式,术者用拇指和食指以钳夹的方式在胎儿腋窝处抓住后肩,用另一只手拖住胎头,将腋窝向外朝向胎头牵拉以完成耸肩,然后将胎头和胎肩作为一个整体,朝向胎儿面部旋转180°,从而松解前肩。

9. 牵后臂法　术者一手进入阴道,找到胎儿后臂,并使胎儿手臂肘关节屈曲,紧接着将胎儿后臂掠过胎儿胸部,以"洗脸"的方式使后臂从胸前娩出,将胎儿后臂拉出,以腋肩径代替双肩峰径,使胎儿降到骨盆陷凹内,胎前肩内收从前方解脱嵌顿。通常先拉出手,然后是胳膊,最后是肩膀。当手臂被拉出时,胎儿呈螺旋样旋转,使前肩转至耻骨联合下方,然后娩出。胎背在母体右侧用右手,胎背在母体左侧用左手。

10. 手 - 膝位（Gasbin 法）　又称"四肢着床"操作法(all-fours maneuver),迅速将孕妇由膀胱截石位转为双手掌和双膝着床的姿势。向下的重力和增大的骨盆真结合径和后矢状径可以使部分胎肩从耻骨联合下滑出。如无效,可先借助重力轻轻向下牵拉胎头,先娩出靠近尾骨的后肩。

11. Gasbin 法 + 牵后臂法　不再行会阴保护,操作者从胎儿面部、胸部一侧,将同侧手掌进入阴道(如胎儿面部朝向术者右侧则进入右手,否则术者左手进入阴道),找到胎儿在母体骶尾关节下方的手臂(多选择后臂,此时后肩已变成前肩),并使胎儿手臂肘关节屈曲,紧接着将胎儿后臂掠过胎儿胸部呈"洗脸式"并通过会阴娩出。通常先拉出后臂的手,然后是胳膊,最后是肩膀,当手臂被拉出时,前肩可解除嵌顿,然后娩出。

注意:以上每项操作时间为30~60秒,不一定完全按照上述顺序,可以同时应用多项操作,也可跳过某项操作。操作时需记录各项操作的时间、持续时间及胎心率情况,每30秒报时一次。如以上方法均不奏效,可选择胎儿锁骨切断法、胎头复位剖宫产(Gumm-Zavanelli-O'Leary 手法)、耻骨联合切开术。

(三) 产后处理

1. 检查软产道 软产道有无裂伤,特别注意肛门括约肌的完整性。

2. 新生儿查体 新生儿 Apgar 评分,详细体检,判断是否有骨折和神经损伤。

3. 病情告知 产时情况,产后注意事项。

4. 医疗文书记录 包括妊娠期糖尿病筛查结果和血糖控制情况、胎方位、胎头娩出时间、肩难产诊断的时间及方法、产程(活跃期和第二产程)、胎头位置与旋转、会阴切开的记录、麻醉方式、所实施手法的顺序、持续时间和结果、肩难产持续时间、儿科医生和麻醉医生参与抢救的时间、新生儿评分胎儿娩出后脐动脉和脐静脉血气分析结果。

(四) 并发症及处理

1. 母体并发症

(1)产后出血:通常是由于宫缩乏力、宫颈和阴道裂伤所致,严重时可造成会阴Ⅲ度或Ⅳ度裂伤及血肿。

预防及处理措施:积极处理第三产程,预防使用宫缩剂,胎儿娩出后仔细检查软产道,产程较长者及时留置导尿管,及早发现软产道损伤。

(2)会阴伤口感染:包括产后出血感染、泌尿道损伤和生殖道瘘等。

预防及处理措施:会阴伤口严重裂伤、可能发生伤口感染者,可使用甲硝唑注射液冲洗伤口,会阴皮肤切口宜采用丝线间断缝合,产后注意会阴部清洁,预防感染。如有泌尿道、肠道损伤需请相关科室会诊,协同处理。

(3)子宫破裂:胎肩嵌顿于耻骨联合上方可导致分娩梗阻,使子宫下段过度拉长、变薄,子宫上、下段之间形成病理性缩复环。此时,旋转胎肩、牵拉后臂、上推胎肩等操作都可导致子宫破裂。临床表现为腹痛,伴低血容量性休克症状,查体可发现腹部有压痛、病理性缩复环。随病情进展,可表现为全腹压痛、反跳痛、肌紧张、肠鸣音消失等腹膜刺激症状。孕妇可出现贫血及休克体征,脉搏快、血压进行性下降、血尿等。

处理措施:严密监测生命体征变化,迅速评估患者情况,及时求助于产科高年资医护人员,联系麻醉科、输血科、手术室等相关科室,立即术前准备,开放静脉通道,输血输液,剖腹探查,迅速止血,取出胎盘及胎儿,注意探查邻近脏器有无损伤,术后需给广谱抗生素预防或治疗感染。

2. 新生儿并发症

(1)新生儿窒息:肩难产会升高围产期窒息和新生儿死亡的风险,其发生率约为0.3%。

处理措施:产时预测可能发生肩难产时,应该立即准备新生儿复苏器械、药物,及时请新生儿科、麻醉科医师会诊,提高新生儿救治能力,预防严重并发症发生。发生肩难产后应常规检查脐带血气分析,根据结果指导新生儿处理。产房中新生儿管理团队必须掌握复苏流程和控制性低温治疗的适应证,以及建立向 NICU 转诊的流程。无并发症时,新生儿仅需产后常规监护即可;巨大儿或母亲患有糖尿病者应该根据标准流程进行监控。

(2)新生儿骨折:肩难产所致新生儿骨折中,锁骨骨折最常见,肱骨骨折较少见,肱骨骨折在后臂娩出时容易发生。

处理措施:怀疑存在骨折时需要通过影像学检查来确诊。锁骨骨折只有出现疼痛症状的患儿需要镇痛及制动治疗。肱骨骨折治疗时用石膏或其他绷带制动。骨折可完全恢复正常,一般不会导致远期并发症。

(3)新生儿臂丛神经损伤:分娩过程中胎儿一侧或双侧臂丛神经因受到头肩分离牵引力作用,使得过度向一侧牵拉胎头而发生牵拉性损伤。

处理措施:对疑有臂丛神经损伤的患儿应早认识、早诊断,予以适当处理。新生儿需进行详细查体,并请 NICU、骨科、康复科医师会诊,制订详细的婴儿康复锻炼计划,尽早物理治疗,1 个月时请骨科会诊决定是否有必要在 3 个月时手术治疗,尽快恢复婴儿神经功能。

(五) 操作注意事项

1. 在应用肩难产助产技术前,需学习肩难产的相关理论,包括肩难产操作流程及注意事项,熟悉骨盆的解剖结构、分娩机制。

2. 分娩时一旦出现或疑似肩难产,应尽快呼叫高年资医护人员,团队协作。

3. 实施处理肩难产操作过程中避免加腹压。腹部加压可进一步冲击耻骨联合后的胎肩,而加剧胎肩嵌顿,并造成新生儿 Erb-Duchenne 麻痹、胸髓损伤。

4. Mc Roberts 法实施时,避免过度屈曲大腿和外展大腿,以免增加胎儿臂丛神经损伤的风险及产妇耻骨联合分离的风险。

5. 肩难产时胎肩嵌顿在耻骨联合下,阴道内充满了胎体,常很难将手指插入阴道。旋肩法实施时,注意勿转动胎儿颈部及胎头,以免损伤臂丛神经。

6. 牵后臂法实施时,有时候需要旋转胎体使胎后臂转至前面以利于牵出,术者正确的着力点应在胎儿后臂肘窝处,使肘关节屈曲,胎臂从胎儿胸前滑出。不能紧握和直接牵拉胎儿上肢,以免造成胎儿骨折。

7. Gasbin 法 + 牵后臂法联合实施时,当孕妇翻转后,后肩变成了前肩,但是应该注意体位改变后,一般术者不适应孕妇体位变化,常发生接生者对胎儿定向错误。实施过程中应注意将孕妇翻转后放低产床便于操作,选择从阴道一侧进入,需根据胎儿面、胸部朝向选择左手或右手进入阴道助娩,进入阴道的手与母体骶尾关节下方胎儿的手呈左右配对,否则操作困难,不易成功;进入阴道后如胎儿肘关节呈伸直状,难以屈曲,术者应将手指放置胎儿腋下,顺产道先将一侧胎肩娩出。

(六) 相关知识

1. 肩难产的高危因素　肩难产尚不能被准确预测和预防,部分产前和产时的因素会增加肩难产的发生率。产前因素包括既往有肩难产病史、妊娠期糖尿病或糖尿病合并妊娠、巨大胎儿、男胎、高龄产妇、经产妇、过期妊娠、孕妇骨盆解剖结构异常、孕期体重正常过快等。产时因素包括第一产程活跃期进展缓慢、第二产程使用胎头吸引器或产钳助产,使用缩宫素或硬膜外麻醉等。

2. 肩难产处理口诀　美国妇产科学会(ACOG)介绍处理肩难产的口诀是"HELPERR"(图 10-4-1),即:

（1）Help：请求帮助，请产科高年资医师、助产士、麻醉科、儿科医师迅速到位，导尿排空膀胱。

（2）Episiotomy：做会阴侧切，以利于手术操作及减少软组织阻力。

（3）Leg：Mc Roberts 手法，协助孕妇大腿向其腹壁屈曲。

（4）Pressure：耻骨联合上方加压配合接生者牵引胎头。

（5）Enter：旋肩法。

（6）Remove：牵后臂法。

（7）Roll：采用 Gasbin 法，孕妇翻身，取双手掌、双膝着床呈跪式。

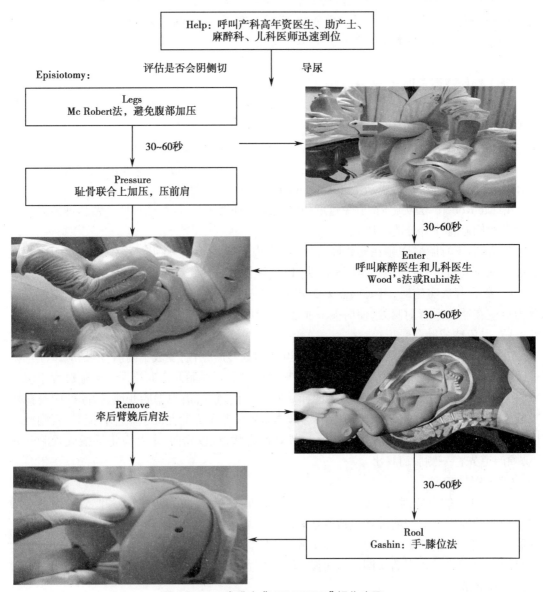

图 10-4-1　肩难产"HELPERR"操作步骤

三、肩难产助产处理表(表 10-4-1~ 表 10-4-2)

表 10-4-1　肩难产助产核查表

项目	内容	是	部分	否
操作前准备	核对患者信息:包括患者姓名、性别、年龄、床号			
	评估患者的一般情况,查看患者血常规、凝血功能、心电图及既往结果,评估有无禁忌证			
	持续胎心监护			
	建立静脉通道、备血			
	物品(器械)准备: 1)心电监护、氧气及急救药品 2)阴道助产器械 3)麻醉药品 4)新生儿复苏用物 5)分娩记录单			
	膀胱截石位,洗手、穿衣、戴手套			
	消毒、铺无菌巾			
	阴道检查了解骨产道情况、胎方位			
	确定患者已签署肩难产助产知情同意书			
	与患者沟通,交代术中注意事项			
	清除胎儿口鼻腔黏液,保持呼吸道通畅			
操作步骤	诊断:胎头娩出超过 60 秒胎肩未娩出,胎儿前肩嵌顿于耻骨联合上方,用常规助产方法不能娩出胎儿双肩,考虑肩难产,立即启动肩难产应急预案 记录胎头娩出时间			
	请求帮助,请产科高年资医师、助产士、麻醉科、儿科医师迅速到位 记录呼救时间及到达时间			
	膀胱截石位			
	导尿			
	会阴侧切,并评估侧切口是否足够大			
	会阴阻滞麻醉和会阴体局部浸润麻醉,备全麻			
	记录各项操作的时间、持续时间及胎心率情况,每 30 秒报时一次			
	Mc Roberts 手法(30~60 秒)			
	孕妇大腿极度屈曲,并压向腹部,使孕妇耻骨向其头部方向靠拢			
	压前肩法(30~60 秒,可与 Mc Robert 手法联用)			
	助手在孕妇耻骨联合上方触及胎儿前肩,按压胎肩使胎肩内收或向前压下,使胎肩通过孕妇耻骨联合。持续按压 30 秒后,改间断按压			

项目	内容	是	部分	否
操作步骤	如无效,启用旋肩法(两种方法选其一,或两者联用均可,30~60 秒)			
	Rubin 法:将手指伸入孕妇阴道内,置于胎儿前肩或后肩背侧,将胎肩膀向其胸侧推动。操作时胎背在母体右侧用左手,胎背在母体左侧用右手			
	Woods 法:术者将手从胎儿一侧进入到胎儿后肩处向胎儿后肩前表面施压外展后肩			
	如无效,启用牵后臂法(30~60 秒)			
	一手进入阴道,找到胎儿后臂,并使胎儿手臂肘关节屈曲,紧接着将胎儿后臂掠过胎儿胸部,以"洗脸"的方式使后臂从胸前娩出。胎背在母体右侧用右手,胎背在母体左侧用左手			
	如无效,启用手 - 膝位(Gasbin 法)(30~60 秒)			
	迅速将孕妇由膀胱截石位转为双手掌和双膝着床,呈趴在床上姿势			
	如无效,可先借助重力轻轻向下牵拉胎头,先娩出靠近尾骨的后肩			
	如无效,Gasbin 法与牵后臂法联用			
	不再行会阴保护,操作者从胎儿面部、胸部一侧,将同侧手掌进入阴道找到胎儿在母体骶尾关节下方的手臂,并使胎儿手臂肘关节屈曲。将胎儿后臂掠过胎儿胸部呈"洗脸式"并通过会阴娩出			
操作后处置	新生儿窒息复苏			
	检查软产道			
	医疗文书记录			
	交代病情:术中情况及术后注意事项			

表 10-4-2 肩难产助产规范检查评估表

项目	好(5分)	一般(3分)	差(1分)
操作过程流畅度			
操作检查熟练度			
团队配合度			
人文关怀			

四、常见操作错误及分析

1. 过度牵引胎头　操作过程中向下或两侧过度牵引胎头时,容易损伤胎儿臂丛神经,应尽可能避免。

2. 腹部加压,同时嘱产妇停止屏气用力　腹压增加可进一步压迫胎肩、增加嵌顿,造成胎儿永久性神经损伤和骨损伤风险。此外,腹部加压可使宫腔压力上升,从而增加子宫破裂的风险。

3. 过早切断或钳夹脐带　即使面对伴有脐带绕颈的肩难产,脐带仍有一部分血液流通,如剪断脐带,仅有胎头娩出的情况下,无法建立正常有效的呼吸,可加重胎儿缺氧和低血压。

五、目前常用训练方法简介

肩难产助产常在紧急情况下施行,对母子有较大的危险,据死产及新生儿科死亡秘密调查协会(CESDI)报道称,肩难产时 47% 的新生儿会在胎头娩出后 5 分钟死亡。因此,掌握肩难产助产的适应证和禁忌证,提前制订肩难产抢救流程,对可能参与肩难产抢救的人员进行反复训练,才能保证在紧急情况下仍能准确无误地做好每一项操作。目前常用的肩难产助产训练的方法包括模型训练、模拟人训练以及 AR 与模型结合训练。

(一) 模型训练

目前肩难产助产训练模型(图 10-4-2)包括仿真骨盆模型和胎儿模型两部分。训练过程中可通过在模型上模拟肩难产场景,指导学员按步骤进行操作。其立体感觉与真实操作相近,可指导学员联系操作手法。且其价格低廉,方便基层医院广泛开展。缺点是无法模拟肩难产的紧急场景,不适合团队演练操作。

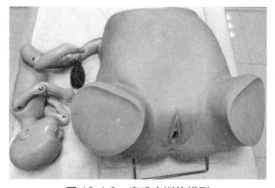

图 10-4-2　肩难产训练模型

(二) 模拟人训练

SimMom(图 10-4-3)是将高级生理驱动仿真技术与仿生学技术结合的高仿真全身互动型模拟人。SimMom 可以模拟分娩的步骤,又可以模拟出各种真实的生理参数以及疾病特征,并对所给予的各种治疗措施(药物、操作等)做出反应,同时还可模拟整个顺产及难产的过程。该模拟人可以监测胎心变化,并可通过计算机设置调节胎儿在母体内的位置以及胎盘的位置,逼真地模拟肩难产场景。学员在训练过程中可利用 SimMom 模拟人做充分的会阴切开,然后采用下列几种助产方法之一或连续使用几种手法(如 McRobert 手法、耻骨上加压法、旋肩法、Gasbin 法)反复模拟练习。可通过设计抢救场景,导入不同需要处理的紧急情况,进行团队训练,并给学员们分配不同的角色,对参与演练的学员抢救操作、医患沟通、医护合作等作出全面评价,在专门的肩难产模拟演练场景中学习相关技能,从根本上提高医生的技术水平。

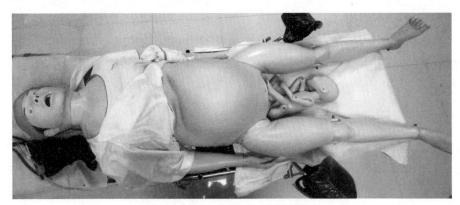

图 10-4-3　SimMom 模拟人

(三) 其他

AR 设备和仿真产妇模型 AR 技术能够提供互动体验,真实世界中的物体可以和计算机虚拟信息实现叠加呈现。因此,AR 系统能够以互动的方式展现产妇身体结构,帮助学生更好地理解分娩过程,同时模拟肩难产分娩时的高危情形,使学生更加真实地进行操作与训练。

六、相关知识测试题

1. 患者,女,35 岁,经产妇。胎头娩出后 90 秒,胎肩未娩出。孕期检查出妊娠期糖尿病,未监测血糖。入院查体:宫高 37cm,腹围 110cm。胎儿彩超:双顶径 96mm,头围 34cm,腹围 36cm,股骨 75mm。请问下一步处理恰当的是

  A. 腹部加压   B. 尽可能向下牵拉胎头

  C. 耻骨联合上加压   D. 尽早钳夹脐带

  E. 鼓励产妇屏气用力

2. 引起肩难产的高危因素**不包括**

  A. 过期妊娠   B. 妊娠期糖尿病   C. 产钳助产

  D. 高龄产妇   E. 早产

3. 肩难产常见的并发症**不包括**

  A. 新生儿锁骨骨折   B. 新生儿臂丛神经损伤

  C. 子宫破裂   D. 胎盘早剥

  E. 会阴裂伤

4. 处理肩难产时,首选的方法是

  A. Mc Roberts 法   B. 压前肩法   C. Gasbin 法

D. Robin 法　　　　　　　　E. 牵后臂法

5. 处理肩难产时,以下处理方法**错误的**是

A. Mc Roberts 法实施时,避免过度屈曲大腿和外展大腿

B. 旋肩法实施时,注意勿转动胎儿颈部及胎头

C. 牵后臂法实施时,应避免紧握和直接牵拉胎儿上肢

D. Gasbin 法 + 牵后臂法联合实施时,进入阴道的手与母体骶尾关节下方胎儿的手呈左右配对

E. 肩难产处理时,应严格遵照"HELPEER"的顺序操作

参考答案:1. C;2. E;3. D;4. A;5. E。

（胡　芸）

参考文献

［1］刘兴会,贺晶,漆洪波. 助产. 北京：人民卫生出版社,2018.

［2］刘兴会,漆洪波. 难产. 北京：人民卫生出版社：2015.

［3］American College of Obstetricians and Gynecologists. Practice bulletin No. 178: Shoulder Dystocia. Obstet Gynecol, 2017, 129 (5): 23-33.

［4］SAADA LV, SENAT MV, SENTILHES L. Shoulder dystocia: Guidelines for clinical practice-introduction. J Gynecol Obstet Biol Reprod 2014, 43: 931-932.

第十一章

人工剥离胎盘术

一、概述

人工剥离胎盘术是指胎儿娩出后,术者徒手剥离并取出滞留在宫腔内胎盘的手术,人工剥离胎盘的目的是避免因为胎盘滞留宫腔导致子宫收缩乏力而引起产后子宫出血。

二、人工剥离胎盘术操作规范流程

(一) 适应证

1. 胎儿经阴道娩出后 30 分钟胎盘仍未娩出者。

2. 胎儿娩出后至胎盘娩出前时间不到 30 分钟,但阴道流血已达 200ml 者。

3. 既往有胎盘粘连史,或此次为全麻下行阴道手术分娩者,可在胎儿娩出后即行徒手剥离术。

(二) 禁忌证

怀疑植入性胎盘时,切忌强行剥离。

(三) 手术必备条件

1. 胎儿已娩出。

2. 建立静脉通道。

3. 予以肌注哌替啶 100mg 镇静。

4. 促进子宫收缩。

(四) 操作前准备

1. 患者准备

(1)测量生命体征(心率、血压、呼吸)。

(2)排空膀胱。

(3)取仰卧屈膝位或膀胱截石位。

(4)签署知情同意书。

2. 物品(器械)准备

(1)产包(内包括):无菌衣、无菌手套、垫单、无菌中单及大孔巾等。

(2)消毒用品:2.5% 碘伏、0.1% 苯扎溴铵液。

(3)药物:2% 利多卡因、哌替啶 100mg、催产素、卡贝缩宫素、麦角新碱、卡前列素氨丁三醇等。

(4)注射器(10ml 或 20ml)。

(5)无菌纱布、无菌棉球。

(6)消毒巾。

3. 操作者准备

(1)核对患者信息:包括患者姓名、年龄、床号、住院号。

(2)查看患者血常规、凝血功能、心电图等检查结果。

(3)了解患者既往史、孕产史,有无多次宫腔操作史、有无宫腔内手术史。

(4)向患者讲明操作的必要性并签署知情同意书。

(5)穿戴整齐、洗手、戴帽子、口罩。

(五) 操作步骤

1. 消毒外阴及外露脐带　用消毒纱球擦洗外阴,顺序为小阴唇、大阴唇、阴阜、大腿内上 1/3、会阴及肛门 3 遍。外露脐带用消毒纱球由远端向近端消毒 3 遍。

2. 撤换无菌巾、单　将阴道分娩所用的无菌巾、单撤除,更换新的无菌巾 / 单。

3. 外科手消毒并穿手术衣、戴无菌手套。

4. 铺无菌中单及大孔巾。

5. 人工剥离胎盘。

(1)术者一手牵脐带,另一手涂滑润剂,五指合拢成圆锥状,沿脐带进入阴道及宫腔,摸清胎盘附着位置。

(2)一手经腹壁下压宫底,宫腔内的手掌展开,四指并拢,手背紧贴宫壁,以手指尖和桡侧缘向上左右划动,将胎盘从边缘开始逐渐自宫壁剥离(图 11-0-1)。开始时手指和胎盘间有一层柔滑的胎膜相隔,以后胎膜被撑破,手指直接与胎盘母面和宫壁接触,一般剥离无困难。若遇阻力,应内外两手配合仔细剥离,遇少许索状粘连带时可用手指断开。

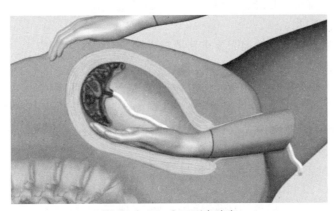

图 11-0-1　人工剥离胎盘

(3)若胎盘附着前壁,则手掌朝前壁贴宫壁剥离胎盘。

(4)估计大部分已剥离,可一手再牵拉脐带,同时另一手帮助查明并分离剩余部分,然后将胎盘握于手中,边旋转边向下牵引而出。

(5)检查胎盘和胎膜有无缺损,并徒手或者用 0.25% 碘伏纱布包裹右手进入宫腔检查,清除残留组织,亦可用卵圆钳在手指引导下夹取,或用大钝刮匙刮除。

(6)检查子宫有无破损。

(六)并发症及处理

1. 感染

(1)在操作过程中无菌观念不强,且存在多次出入宫腔的操作。

(2)产妇因分娩时失血、产后抵抗力下降等因素容易发生产后感染。

因此在剥离胎盘时尽可能减少反复的宫腔内操作,对于难以剥离的胎盘,切不可用力强行剥离,要警惕胎盘植入。遇此情况时可将不易剥离的胎盘部分留在宫腔,已剥离的胎盘取出即可止血。术后给予抗生素,如感染严重者应联合应用抗生素。

2. 胎盘残留

(1)人工剥离胎盘后应迅速检查清除胎盘、胎膜是否完整,可考虑再次进行宫腔探查,必要时可以在超声引导下进行操作,了解宫腔内情况。

(2)如果子宫收缩,宫颈口逐渐闭合,手无法进入宫腔进行操作时,可考虑使用卵圆钳在超声引导下进行操作。

(3)对于胎盘粘连致密、胎盘位置较高无法剥离,阴道流血少者需同患者及其家属交代情况,可待子宫复旧、后续药物处理再行清宫或者宫腔镜手术。

(4)对部分植入胎盘可暂行保守观察。留在宫壁上的残留胎盘组织,日后可因子宫收缩,附着面缩小,血运不良而自行脱落,或因组织自溶治愈。

3. 产后出血

(1)进入宫腔内操作次数较多可造成宫缩乏力导致产后出血,因此在人工剥离胎盘操作时应尽量将进入宫腔内操作的次数≤2次。

(2)可疑存在胎盘粘连致密甚至胎盘植入者,应尽避免反复操作。

(3)操作手法不当或者操作动作粗暴容易导致产后出血,因此需尽量避免。

(4)在操作实施前建立好静脉通道,可予以及时的救治。

(七)操作注意事项

1. 人工剥离胎盘操作开始前需要重新消毒外阴,更换手套,铺巾。

2. 作好输血、输液准备。

3. 胎盘剥离术应严格执行无菌操作规程,动作应轻柔,切忌粗暴。

4. 剥离胎盘后注意观察子宫收缩情况,仔细检查胎盘、胎膜是否完整;若缺损较多,应再次进入宫腔寻找或用胎盘钳夹取;若有少量胎盘缺损,可用大刮匙轻刮宫腔1周,并尽量减少宫腔内操作次数和时间。

5. 分离困难时不可强取,考虑为胎盘植入时,应停止行人工剥离术,而改行子宫切除术。

6. 术中密切观察产妇的生命体征、子宫收缩、下腹疼痛及阴道出血等情况,适当给予缩宫素等促子宫复旧。如果产妇疼痛剧烈,难以承受,已予以哌替啶100mg镇痛。

7. 术后注意观察有无发热、阴道的分泌物异常等体征,应用抗生素预防感染。

8. 术后24小时或出院前行超声再次复查,排除宫腔残留。

(八)相关知识

1. 胎盘植入是由于子宫底蜕膜发育不良,胎盘绒毛侵入或穿透子宫肌层所致的异常的胎盘种植。按胎盘植入面积不同,可分为完全性和部分性植入。胎盘植入时绒毛达深部肌层,更深者胎盘绒毛可达浆膜层。按植入程度不同,可分为胎盘粘连、胎盘植入及穿透性胎盘植入(胎盘绒毛达浆膜层,甚至可穿透浆膜层,达膀胱或直肠)。

2. 胎盘小部分植入且出血不多,可采取保守性手术治疗。根据胎盘植入的面积大小、深浅,用可吸收缝线"8"字缝合结扎出血点、局部楔形切除、宫腔填塞纱条止血、介入栓塞等方法控制出血,从而免于切除子宫。可使用药物保守治疗,常用药物有甲氨蝶呤(MTX)、5氟尿嘧啶(5-FU)、米非司酮(RU-486)等,但是治疗效果存在争论。

3. 对于出血多、保守治疗效果差,保守治疗过程中出现严重感染,植入范围广,子宫破裂修补困难,保守性手术无效等情况的胎盘植入,应行子宫全切除术或子宫次全切除术。

三、人工剥离胎盘术规范检查表(表 11-0-1~ 表 11-0-2)

表 11-0-1　人工剥离胎盘术规范操作核查表

项目	内容	是	部分	否
操作前准备	核对患者信息:包括患者姓名、年龄、床号、住院号等			
	询问患者妊娠期特殊情况			
	询问患者既往有无高血压、心、肺、脑疾病等病史			
	查看患者血常规、凝血功能、心电图、胎儿超声等检查结果			
	测量生命体征			
	了解人工剥离胎盘的适应证			
	向患者讲明操作的必要性并签署知情同意书			
	患者排空膀胱、取仰卧屈膝位或膀胱截石位			
	患者建立好静脉通道			
	物品(器械)的准备:产包(无菌衣、无菌手套、垫单、无菌中单及大孔巾) 消毒用品:2.5% 碘伏、0.1% 苯扎溴铵液 药物准备:2% 利多卡因、哌替啶 100mg、催产素、卡贝缩宫素、麦角新碱、卡前列素氨丁三醇 无菌纱布、无菌棉球 消毒巾 监护设备、氧气及急救药品准备妥当			
操作过程	消毒外阴及外露脐带			
	用消毒纱球擦洗外阴,顺序为小阴唇、大阴唇、阴阜、大腿内上 1/3、会阴及肛门 3 遍			
	外露脐带用消毒纱球由远端向近端消毒 3 遍			
	撤换无菌巾、单			
	撤除原铺好的无菌巾、单			
	外科手消毒并穿手术衣,戴无菌手套			
	外科手消毒			
	穿手术衣			
	戴无菌手套			
	铺无菌中单及大孔巾			

续表

项目	内容	是	部分	否
操作过程	铺无菌单			
	铺大孔巾			
	人工剥离胎盘			
	一手牵脐带,另一手涂滑润剂,五指合拢成圆锥状,沿脐带进入阴道及宫腔			
	一手经腹壁下压宫底,宫腔内的手掌展开,四指并拢,手背紧贴宫壁,以手指尖和桡侧缘向上左右划动,将胎盘自宫壁剥离			
	手掌朝前壁贴宫壁剥离胎盘			
	一手再牵拉脐带,帮助查明并分离剩余部分,然后将胎盘握于手中,边旋转边向下牵引而出			
	检查胎盘和胎膜有无缺损,可疑者,再次徒手或者用 0.25% 碘伏纱布包裹右手进入宫腔检查,清除残留组织			
	检查子宫有无破损			
操作后处置	向患者简要操作情况			
	产房观察 2 小时,注意产后子宫收缩情况、阴道流血情况			
	鼓励患者早期自行排便、排尿			
	交代患者术后注意事项,如饮食建议、产后阴道流血等			
	垃圾分类处理			
	书写操作记录			

表 11-0-2 人工剥离胎盘术规范操作评估表

项目	好(5分)	一般(3分)	差(1分)
操作过程流畅度			
操作检查熟练度			
人文关怀			

四、常见操作错误及分析

(一) 子宫破裂

在剥离胎盘的过程中可能发生的困难及危险,如胎盘在子宫角部附着常较牢固,该部肌层较薄,用手剥离时不如其他部位疏松,当感觉胎盘及子宫接触面层次不清时操作应特别当心,以免用力不当穿破宫壁。在操作过程中感觉困难时可在超声引导下进行。若已发生穿破子宫,需要开腹手术。根据情况行子宫修补术或宫体切除术。

（二）子宫内翻

人工剥离胎盘时动作粗暴,牵引脐带和胎盘时造成子宫内翻,进而导致产后出血,因此在操作时应左手在腹壁上握住子宫底向下推压子宫,右手背紧贴子宫壁,掌面向胎盘,从胎盘边缘或已剥离处轻轻逐步将胎盘与宫壁分离,禁忌用手指抓取,暴力下拉。

五、目前常用训练方法简介

（一）高端模拟人训练

目前分娩的模型有 SimMom,SimMom 是一个先进的全身互动型生产模拟人,结合了PROMPT 生产模拟器及挪度的高级生命支持模拟人的设计,盆腔有女性内生殖器官模型,可以在模拟人身上进行人工剥离胎盘的操作,同时模拟人可以表现出各种真实的生理参数以及疾病特征,并对所给予的各种治疗措施(药物、操作等)做出反应。优势在于使得教学内容丰富多彩,操作的可重复性,操作可视性,对于老师评估操作者流程、手法等能够进行直观的评估(图 11-0-2)。

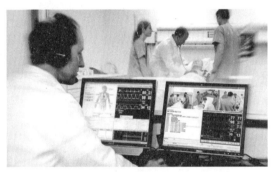
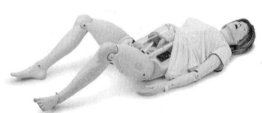

图 11-0-2　高端模拟人

（二）专用模型训练

XM-828 胎盘剥离模型为胎儿娩出以后,宫腔体积及胎盘附着面减少时的女性腹盆腔矢状切面,显示了此时子宫、阴道、胎盘及脐带的形态结构。优点在于所有的操作都是可视性,通过直视可评估练习者操作过程,适合流程和基本操作手法的训练。

（三）自制模型训练

用骨盆模型和胎盘模型自行组合自制人工剥离模型,可以观察操作的过程,便于反复练习。优点在于可以就地取材自行制作,组合方便,价格便宜。缺点在于真实性欠佳,不能给予操作者沉浸式体验(图 11-0-3)。

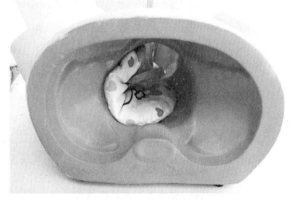

图 11-0-3　自制操作模型

六、相关知识测试题

1. 人工剥离胎盘的并发症包括

    A. 产后出血   B. 子宫穿孔   C. 产后感染

    D. 胎盘植入   E. 软产道损伤

2. 26 岁产妇,G_1P_0,孕 41 周因第二产程停滞行产钳助产,胎儿娩出后 5 分钟突发阴道出血 400ml。查体:血压 100/60mmHg,脉率 100 次/min,宫底平脐,此时最先采用的处理是

    A. 静脉点滴催产素   B. 检查软产道有无裂伤

    C. 行人工剥离胎盘   D. 按摩子宫

    E. 纱布条填塞宫腔

3. 人工剥离胎盘操作前完善的准备有

    A. 复测生命体征   B. 不需要更换无菌巾

    C. 患者排空膀胱   D. 取仰卧屈膝位或膀胱截石位

    E. 签署知情同意书

4. 有关人工剥离胎盘操作过程说法正确的有

    A. 操作者一手牵脐带,另一手涂滑润剂,五指合拢成圆锥状,沿脐带进入阴道及宫腔触及胎盘位置

    B. 一手在腹壁下压宫底,宫腔内的手掌展开,四指并拢,手背紧贴宫壁,以手指尖和桡侧缘向上左右划动,将胎盘自宫壁剥离

    C. 一手再牵拉脐带,帮助查明并分离剩余部分,然后将胎盘握于手中,边旋转边向下牵引而出

    D. 检查胎盘和胎膜有无缺损,可疑者,再次伸手进入宫腔检查,清除残留组织

    E. 不管情况如何需要完全剥离胎盘

5. 人工剥离胎盘操作完成后还需进一步处理的是

    A. 抗感染治疗

    B. 注意产后出血情况

    C. 检查软产道情况

    D. 复查 B 超了解宫腔内情况

    E. 胎盘送病检

参考答案:1. ABCE;2. C;3. ACDE;4. ABCD;5. ABCD。

(邓娅莉)

参考文献

[1] 谢幸,孔北华,段涛.妇产科学.9 版.北京:人民卫生出版社,2018.

[2] 刘新民.妇产科手术学.3 版.北京:人民卫生出版社,2003.

[3] 陈敦金,杨慧霞.胎盘植入诊治指南(2015)中华围产医学杂志,2015,07: 481-485.

第十二章

软产道裂伤修合术

第一节　会阴Ⅲ、Ⅳ度裂伤修复术

一、概述

产妇在阴道分娩过程中,常会出现不同程度的会阴裂伤,不仅会导致产时大出血危及生命,还会发生产伤性肛门括约肌损伤(OASIS),导致会阴部正常组织结构功能改变,出现肛门失禁、粪瘘、盆底松弛和阴道狭窄等对患者生理功能和生活质量造成严重影响的并发症,因此正确及时地处理会阴重度裂伤极为重要。

会阴裂伤分类及定义如下(图 12-1-1):

Ⅰ度:仅会阴皮肤受累。

Ⅱ度:会阴肌层受累,但是不累及肛门括约肌。

Ⅲ度:肛门括约肌受累。

　Ⅲa:外括约肌裂伤的深度小于 50%。

　Ⅲb:外括约肌裂伤的深度超过 50%。

　Ⅲc:内外括约肌同时受累。

Ⅳ度:累及内外括约肌和直肠黏膜。

其中Ⅲ度和Ⅳ度统称为重度裂伤。

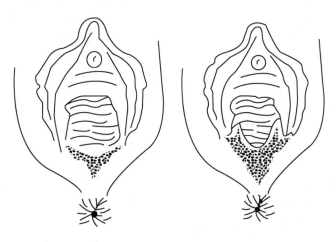

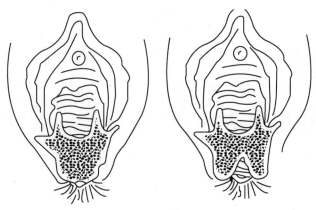

图 12-1-1　会阴裂伤

二、会阴Ⅲ、Ⅳ度裂伤修复术操作规范流程

(一) 适应证

胎儿胎盘娩出后,医务人员应常规进行软产道的检查,发现会阴Ⅲ、Ⅳ度裂伤需及时行裂伤修复术。

(二) 禁忌证

1. 严重心肺疾病,如严重心律失常、重度心力衰竭、哮喘、呼吸衰竭不能平卧者,心肺功能改善后及时手术。

2. 非软产道裂伤因素导致的产后出血,生命体征不稳定者,待病情稳定后及时行裂伤修复术。

3. 超过 24 小时,伤口局部出现感染坏死表现。

(三) 操作前的准备

1. 环境准备　修补应在满意的麻醉、照明设施和设备完善的分娩室或手术室内完成。如果患者出血量过多,可给予阴道填塞,并尽快将患者转运至手术室。

2. 物品(器械)的准备

(1) 麻醉用物:22 号穿刺针、10ml 或 20ml 注射器、2% 利多卡因 10ml 或 0.5% 普鲁卡因 10~20ml、0.9% 生理盐水 10ml、医用棉签。

(2) 会阴缝合用物:无菌手套、持针器、镊子(有齿、无齿各一)、无菌剪刀、鼠齿钳、止血钳,弯盘、治疗巾、可显影有尾纱布、纱布若干、2-0、3-0 或 4-0 可吸收缝线若干,无影灯,阴道拉钩,生理盐水,络合碘。

3. 患者准备

(1) 监测生命体征,身体状况评价。

(2) 取屈膝仰卧位或膀胱截石位。

(3) 沟通:认真评估并向产妇解释操作目的、意义,知情同意并取得配合。

4. 操作者准备

(1) 核对患者信息。

(2) 着装规范、外科洗手。

(3)常规消毒外阴阴道,铺无菌巾。

(4)再次外科洗手,穿手术衣、戴无菌手套,导尿排空膀胱。

(5)铺无菌中单及大孔巾。

(6)会阴局部麻醉或全身麻醉。

(四)操作步骤

1. 检查软产道　评估组织损伤程度及解剖关系,肉眼观察会阴裂伤的程度,评估裂伤顶点及出血量;指检判断外层括约肌和内层括约肌是否受损。

2. 用可显影的有尾纱布填塞阴道,暴露并确定伤口顶端。同时上推宫颈,阻止宫腔血液下流,以免妨碍手术视野。

3. 用 0.9% 生理盐水冲洗伤口。

4. 依解剖层次逐一修复缝合

(1)缝合直肠前壁裂伤:用 3-0 可吸收线对撕裂的直肠前壁浆肌层进行间断或连续缝合,注意缝合肠壁时不穿透黏膜层。缝合后行肛门指诊,以了解直肠内有无缝线穿过,如有应予拆除,以免发生肠瘘。

(2)内层肛门括约肌修补:当肛门指检发现内层肛门括约肌撕裂时,需用 3-0PDS 线或 2-0 可吸收线对内层肛门括约肌进行单独缝合。对内层肛门括约肌进行间断缝合或褥式的端-端缝合,缝合时避免将肛门内括约肌重叠。有研究证明,对内层肛门括约肌进行单独修复可改善后期肛门的自控能力。

(3)外层肛门括约肌修补:用鼠齿钳将两侧肛门括约肌断端提出,若外层肛门括约肌全层撕裂,可用 3-0 PDS 线或 2-0 可吸收线进行端-端缝合或重叠缝合。外层肛门括约肌部分撕裂(Ⅲa 度和Ⅲb 度),则应采用 3-0 PDS 线或 2-0 可吸收线进行端-端缝合。修复产科肛门括约肌时,应将外科结包埋于会阴浅肌层,以减少线结和缝线迁移至皮肤的风险。

(4)用 2-0 可吸收缝线在阴道裂伤顶端上方 0.5cm 处缝合第一针,以结扎回缩的血管,防止阴道壁血肿形成。

(5)用 2-0 可吸收缝线连续或间断缝合阴道黏膜及黏膜下组织至处女膜缘打结。

(6)用 2-0 可吸收缝线连续或间断缝合会阴肌层及皮下组织。

(7)用 3-0 或 4-0 可吸收缝线皮内连续缝合至阴道口打结。

(8)缝合完毕,取出阴道内填塞的可显影有尾纱布,以示、中指进阴道托举宫颈,尽量复原子宫位置。再次检查伤口对合情况,有无渗血及血肿。术后行肛门指诊,以了解肛门括约肌闭合情况。

(9)以消毒纱布或棉球蘸络合碘,擦净伤口周围及外阴部血渍,消毒伤口。

(五)术后管理

1. 会阴Ⅲ、Ⅳ度裂伤修复术中及术后使用广谱抗生素,以降低产后感染和伤口裂开的风险。

2. 加强营养支持治疗。推荐术后使用通便药以减少伤口裂开的风险。

3. 擦洗会阴,每日两次,同时观察伤口是否有水肿、阴道壁血肿、硬结及感染征象并评估疼痛情况,鼓励产妇向健侧侧卧,减少恶露对伤口的污染。

4. 镇痛包括局部和全身。局部包括冰敷、止痛喷雾或者外用药膏、直肠栓剂。其中直肠栓剂不推荐在Ⅳ度裂伤患者中使用,因为存在伤口愈合不良和伤口再次裂开的风险。

5. 警惕尿潴留。

6. 产后 6~12 周进行随访。

7. 如果随访时患者主诉大便失禁或疼痛,应考虑请妇科医生或外科医生会诊。

(六) 并发症及处理

1. 伤口水肿　24 小时内可局部冷敷;24 小时后可用 50% 硫酸镁纱布湿热敷,每日两次。或进行局部理疗。

2. 会阴阴道壁血肿　常由于缝合时止血不彻底,第一针位置低,未超过阴道裂伤顶端等引起。根据血肿大小,采取局部冷敷、切开清除积血、缝合止血及填塞压迫等不同方法进行处理。

3. 伤口硬结　行局部理疗、热敷、封闭治疗,每天 1~2 次。

4. 伤口感染　立即拆线,予以彻底清创引流,换药,应用抗生素。

5. 伤口裂开　窦道扩开,换药,产后 7 天后可高锰酸钾坐浴,促进伤口愈合;待局部清洁,或行二期缝合。

6. 肛门功能不全,直肠阴道瘘　请妇科医生或外科医生会诊进行相应处理。

(七) 操作注意事项

1. 严格执行无菌操作原则。

2. 会阴裂伤修复,应逐层缝合,松紧适宜,不留死腔。

3. 缝合与修复最好选在胎盘娩出且检查其完整性后进行,以免因人工剥离胎盘、检查软产道等手术操作导致缝合的伤口裂开而再次修复。

4. 软产道检查及缝合时,应充分暴露损伤部位,尽量在直视下操作,避免因盲目操作致缝线穿透直肠壁。

5. 会阴重度裂伤后往往伴有伤口不整齐,解剖结构难以辨认,认清肛门括约肌是关键,辨认后用两把组织钳钳夹,肛诊肛门有紧缩感,再给予缝合。缝合时注意勿留无效腔隙及止血,缝合裂伤的基底部时应注意勿穿透直肠,此时可以用左手食指置入肛门内作引导。缝合完毕应常规行肛诊检查,发现穿透直肠黏膜时应立即拆除缝线重新缝合。

6. 缝合前、后均需要清点缝针、纱布及器械数目,避免遗留于体腔。

(八) 相关知识

当分娩进入第二产程后,胎先露下降直接压迫骨盆底,使软产道下段形成一个向前弯的长筒,前面短,后面长,阴道外口开向前上方。阴道黏膜皱襞展平,使腔道加宽。肛提肌向下及向两侧扩展,肌束分开,肌纤维拉长,使 5cm 厚的会阴体变成 2~4mm,所以会阴与阴道是分娩最易损伤的部位。会阴裂伤的原因及预防如下。

1. 助产不当　原因有会阴直切时,未能正确选择对象,对一些会阴体过短,胎儿相对较大者,分娩时切口向下撕裂至肛门括约肌至直肠。会阴侧切口过小或切口角度不够(偏小),切口可向内向下延长,使肛门括约肌或直肠裂伤。另外一些阴道助产术如产钳、胎吸可因牵引不当,或娩出过快,牵引者与会阴保护者未能默契配合,而引起会阴Ⅲ度裂伤。少数患者因恐惧不配合,使助产人员未能保护好会阴致使裂伤。提高助产人员的技术水平,正确保护好会阴,全面培养助产人员的应急能力,对分娩困难情况要有充分的估计,会阴切口要足够大,严格掌握阴道手术助产的指征及操作,产前做好产妇的思想工作,消除恐惧感,可避免上述情况的发生。

2. **梗阻性难产**　会阴体肌肉因过度伸展受伤,且第二产程延长,盆底组织充血,胎先露压迫过久,肌肉组织变脆,容易导致会阴深度裂伤。严密观察产程,调整宫缩,积极处理异常产程可预防梗阻性难产。

3. **胎儿因素**　胎儿过大,产前估计不足或胎方位异常等都可以致会阴Ⅲ度裂伤。准确估计胎儿体重,尽早辨别胎方位,有条件者可协助转动胎方位,对较大胎儿应考虑分娩方式。

4. **急产**　多种原因可导致急产,比如使用腹压不当、缩宫素使用不当、自发性宫缩过强未及时处理等均使软产道未得到充分扩张,导致会阴重度裂伤。因此应耐心指导患者正确使用腹压,临床医生应正确使用缩宫素,避免医源性急产。

三、会阴Ⅲ、Ⅳ度裂伤修复术核查表(表 12-1-1~ 表 12-1-2)

表 12-1-1　会阴Ⅲ、Ⅳ度裂伤修复术核查表

项目	内容	是	部分	否
操作前准备	核对患者信息及病历资料			
	确认操作的必要性及无手术禁忌证			
	告知患者操作的目的,必要性及操作过程、风险,取得患者配合			
	确定患者已签署知情同意书			
	评估环境,适宜手术			
	明确患者有无手术禁忌证			
	物品(器械)准备完善,检查是否在有效期内			
	着装规范、外科洗手			
	患者取屈膝仰卧位或膀胱截石位			
操作过程	常规消毒外阴阴道,铺无菌巾			
	再次外科洗手,穿手术衣、戴无菌手套,导尿排空膀胱			
	铺无菌中单及大孔巾			
	会阴局部麻醉或全身麻醉			
	检查软产道,评估组织损伤程度及解剖关系			
	用可显影有尾纱布填塞阴道,暴露并确定伤口顶端			
	用 0.9% 生理盐水冲洗伤口			
	依解剖层次逐一修复缝合			
	缝合直肠前壁裂伤:用 3-0 可吸收线缝合对撕裂的直肠前壁进行间断或连续缝合,注意缝合肠壁时不穿透黏膜层			
	内层肛门括约肌修补当肛门指检发现内层肛门括约肌撕裂时,需用 3-0PDS 线或 2-0 可吸收线对内层肛门括约肌进行单独缝合			

续表

项目	内容	是	部分	否
操作过程	外层肛门括约肌修补 用鼠齿钳将两侧肛门括约肌之断端提出,若外层肛门括约肌全层撕裂,可用 3-0 PDS 线或 2-0 可吸收线进行端—端缝合或重叠缝合			
	用 2-0 可吸收缝线在阴道裂伤顶端上方 0.5cm 处缝合第一针以结扎回缩的血管			
	用 2-0 可吸收缝线连续或间断缝合阴道黏膜及黏膜下组织至处女膜缘打结			
	用 2-0 可吸收缝线连续或间断缝合会阴肌层及皮下组织			
	用 3-0 或 4-0 可吸收缝线皮内连续缝合至阴道口打结			
	缝合完毕,取出阴道内填塞的可显影有尾纱布。检查伤口对合情况,有无渗血及血肿			
	术后行肛门指诊,以了解肛门括约肌闭合情况,尤其注意直肠内有无缝线穿过			
	以消毒纱布或棉球蘸络合碘消毒伤口			
操作后处置	向患者简要介绍手术情况			
	术后使用广谱抗生素预防感染			
	交代患者术后注意事项,如饮食建议,推荐术后使用通便药以减少伤口裂开的风险			
	擦洗会阴,每日两次,同时观察伤口是否有水肿、阴道壁血肿、硬结及感染征象并评估疼痛情况			
	警惕并及时处理尿潴留			
	产后 6~12 周进行随访			

表 12-1-2　会阴Ⅲ、Ⅳ度裂伤修复术评估表

项目	好(5分)	一般(3分)	差(1分)
操作过程流畅度			
操作检查熟练度			
人文关怀			

四、常见操作错误及分析

(一)肛门功能不全

会阴重度裂伤后往往伴有伤口不整齐,解剖结构难以辨认,肛门括约肌断裂后往往会断

端回缩,认清肛门括约肌是关键,需辨认后用两把组织钳钳夹后,肛诊肛门有紧缩感,再给予缝合。

(二) 会阴阴道壁血肿

常由于缝合时止血不彻底,第一针位置低,未超过阴道裂伤顶端等引起。

(三) 缝线穿透直肠黏膜

应充分暴露损伤部位,尽量在直视下操作,避免因盲目操作致缝线穿透直肠壁。

五、目前常用训练方法简介

(一) 模型训练

目前会阴缝合训练常用训练模型有会阴切开及缝合模块。优点是成本低,可重复利用,不足是质地与实物相差甚远,且解剖层次不明显,适合流程和基本操作手法的训练。相对操作变化较少。

(二) 其他

还可以用离体动物模型(牛舌及猪大肠)来训练,质地与实物触感相近,且解剖层次明显,触觉反馈、立体感觉与真实操作相近,适合解剖结构分层认识及分层对合缝合,但因标本是分开的,与实物还是有区别,整体感的培养还有缺陷。

六、相关知识测试题

1. 初产妇,以产钳助产一活婴,胎儿娩出后即出现较多的阴道流血,子宫收缩好,最适宜的处理是

    A. 注射宫缩剂

    B. 注射麦角新碱

    C. 输液、合血

    D. 开放输液、手取胎盘、检查软产道,如有裂伤及时缝合

    E. 及时缝合会阴伤口

2. 初产妇,以产钳助产一活婴,产后检查见会阴 7 点处裂伤明显,皮肤皮下组织均裂开并外翻,外括约肌部分断裂,裂伤的深度小于50%,请判断裂伤程度为

    A. 会阴 Ⅰ 度裂伤度　　　　B. 会阴 Ⅱ 度裂伤　　　　C. 会阴 Ⅲa 度裂伤

    D. 会阴 Ⅲb 度裂伤　　　　E. 会阴 Ⅳ 度裂伤

3. 会阴Ⅲ、Ⅳ度裂伤修复术的术前准备**不包括**

    A. 核对患者信息

    B. 着装规范、外科洗手

    C. 常规消毒外阴阴道,铺无菌巾

    D. 穿手术衣、戴无菌手套,导尿排空膀胱

    E. 患者取左侧卧位

4. 会阴Ⅲ、Ⅳ度裂伤修复术的操作步骤中**错误的**是

    A. 检查软产道,评估组织损伤程度及解剖关系

    B. 用可显影有尾纱布填塞阴道,暴露并确定伤口顶端。同时上推宫颈,阻止宫腔血液下流,以免妨碍手术视野

C. 缝合直肠前壁裂伤：用 3-0 可吸收线缝合，对撕裂的直肠前壁进行 8 字缝合

D. 内层肛门括约肌修补：当肛门指检发现内层肛门括约肌撕裂时，需用 3-0PDS 线或 2-0 可吸收线对内层肛门括约肌进行单独缝合

E. 外层肛门括约肌修补：用鼠齿钳将两侧肛门括约肌断端提出，若外层肛门括约肌全层撕裂，可用 3-0 PDS 线或 2-0 可吸收线进行端 - 端缝合或重叠缝合。外层肛门括约肌部分撕裂（Ⅲa 度和Ⅲb 度），则应采用 3-0 PDS 线或 2-0 可吸收线进行端 - 端缝合

5. 会阴Ⅲ、Ⅳ度裂伤修复术的操作过程中**错误的**是

A. 严格执行无菌操作原则

B. 会阴裂伤修复，应逐层缝合，松紧适宜，不留死腔

C. 会阴Ⅲ、Ⅳ度裂伤一旦发现，立即缝合，不需等待胎盘娩出

D. 软产道检查及缝合时，应充分暴露损伤部位，尽量在直视下操作，避免因盲目操作致缝线穿透直肠壁

E. 会阴重度裂伤后往往伴有伤口不整齐，解剖结构难以辨认，认清肛门括约肌是关键，辨认后用两把组织钳钳夹后，肛诊肛门有紧缩感，再给予缝合

参考答案：1. D；2. C；3. E；4. C；5. C。

（裴琛琳）

参考文献

［1］RCOG. The management of third and fourthdegree perineal tears. Green-top Guideline No. 29.(2015-06). https://www. rcog. org. uk/globalassets/documents/guidelines/gtg-29. pdf.

［2］ACOG. Practice Bulletin No. 165: Prevention and management of obstetric lacerations at vaginal delivery. Obstet Gynecol, 2016, 128 (1): e1-e15.

［3］沈铿，马丁. 妇产科学. 3 版. 北京：人民卫生出版社，2015.

［4］曹泽毅. 中华妇产科学. 3 版. 北京：人民卫生出版社，2014.

第二节　宫颈裂伤修补术

一、概述

宫颈裂伤是指宫颈超过 1cm 的裂伤，多发生于分娩后或宫腔操作后，多发生在宫颈的 3 点、9 点处，常伴有不同程度的出血，较深的裂伤可延及阴道穹窿部，导致产后出血，严重时危及生命。宫颈裂伤的另一种类型是宫颈阴道部的环形脱落，一般很少伤及较大血管，出血一般不多。宫颈裂伤如未进行处理，可导致宫颈管黏膜外翻、宫颈息肉增生或宫颈功能不全。

二、宫颈裂伤的病因

1. 自发性撕裂　分娩时宫口未开全产妇即向下屏气用力；过强的宫缩导致宫颈尚未充分扩张而被先露冲破；产程过长，使宫颈长时间受压于胎先露与骨盆之间，发生水肿、缺血，严重时部分或全部坏死脱落。

2. 损伤性撕裂　阴道助产或阴道手术使子宫颈剧烈扩张,超过肌纤维所能承受的压力,可致使肌纤维断裂。产钳之钳叶误置于宫颈外,或在第一产程时用力把宫颈向上推以刺激宫口迅速扩张,均可导致宫颈撕裂。

3. 自身病变　宫颈组织的病变如宫颈瘢痕、先天发育不良等,可使宫颈组织弹性降低,易于裂伤。

三、临床诊断

1. 病史　分娩、引产或流产后出现阴道活动性出血,呈鲜红色、持续性,加强宫缩无效。

2. 体格检查　检查宫颈时发现宫颈有裂伤。

四、宫颈裂伤修补术操作步骤

1. 适应证

(1)新近发生的宫颈撕裂伤超过 1cm 或有活动性出血者。

(2)陈旧宫颈裂伤导致习惯性流产、宫颈功能不全、宫颈外翻、宫颈炎久治不愈者。

2. 禁忌证　宫颈、阴道急性炎症。

3. 手术步骤

(1)询问病史:包括孕产史、产程进展情况、新生儿体重、助产方法、胎盘娩出情况、出血量。

(2)器具准备:2-0 可吸收线、产包(内含持针器、弯钳、剪刀、纱布、孔巾)、阴道手术器械包(内含阴道拉钩、无齿卵圆钳)。

(3)患者准备:膀胱截石位,排空膀胱。

(4)操作者准备:戴好口罩帽子、洗净双手,穿无菌手术衣、戴无菌手套、铺无菌巾。

(5)暴露宫颈:用阴道拉钩拉开阴道壁,暴露宫颈。

(6)检查宫颈:用 3 把无齿卵圆钳夹住扩张的宫颈,向阴道口方向牵拉,顺时针方向交替移动,应特别注意宫颈 3 点和 9 点,因该处最易发生裂伤。见裂口后,仔细观察其位置、裂伤深度、出血情况。对于裂伤超过 1cm、有活动性出血者,应予以缝合。

(7)缝合宫颈:用 2 把无齿卵圆钳分别夹住裂口的两边,充分暴露宫颈裂伤的深部和顶端。用 2-0 可吸收线自裂口顶端上 0.5~1cm 处开始间断或连续全层缝合,成形子宫颈和宫颈管(图 12-2-1,图 12-2-2)。注意打结要牢靠,以达到止血的目的。最后一针应在距宫颈外缘约 0.5cm 处,以免产后宫颈回缩而导致宫颈狭窄。

(8)缝合后观察:缝合宫颈裂伤后观察 5 分钟,如不再有明显出血,表明手术成功。若宫颈裂伤缝合处仍有活动性出血或持续少量出血,则应找到出血部位再次缝扎止血。一般说来,只要按照步骤进行操作,缝扎后多能止血。

(9)术后处理:详细记录术中所见及缝合情况。密切观察患者生命体征,预防产后出血,视情况使用抗生素。

4. 并发症及处理

(1)早期并发症:感染或继发出血。以前多发生于术后铬制肠线吸收脱落时。现在多使用可吸收线,缝线于术后 6 周自行吸收脱落,很少发生出血。如术后有少量渗血,可予以纱布压迫止血。反复和严重出血则应寻找出血点并予以缝合。

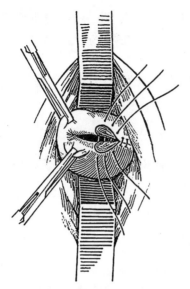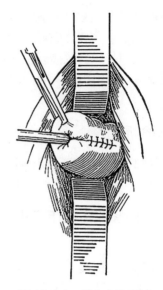

图 12-2-1　由裂口顶　　　图 12-2-2　缝合完毕后试
端开始缝合　　　　　　　探宫颈管是否通畅

（2）晚期并发症：宫颈管狭窄、宫颈管粘连或宫颈功能不全，较少见。宫颈管完全性粘连可导致子宫腔积液或积脓，应予以扩张引流。宫颈功能不全可导致再次妊娠时发生流产和早产，则应按该疾病的规范进行处理。

5. 操作注意事项

（1）缝合应从裂口顶端 0.5~1cm 处开始，以防血管回缩而未缝扎到。

（2）最后一针应在距宫颈下缘约 0.5cm 处，以免产后宫颈回缩而导致宫颈狭窄。

（3）不要过早地将第一针线结的多余缝线剪断，可用血管钳提拉该多余缝线向阴道口方向牵拉，有利于暴露及继续缝合。牵拉该缝线也便于用手指触摸第一针缝线上方是否留有空隙。

（4）若裂伤较深，其顶端暴露困难，可在接近顶端裂伤处先缝合一针，牵拉该缝线断端，协助暴露裂伤顶端再向上进行缝扎。

（5）如果宫颈撕裂向阴道深处延伸，发生了阔韧带血肿或可疑延及子宫下段时，则需开腹探查。

（6）宫颈阴道部环形撕脱时，因此时多为宫颈长时间受压，组织缺血坏死，故有学者认为如不出血则无须处理，但也有学者主张给予可吸收线间断缝合，修复创缘后恢复其解剖结构。

6. 相关知识

（1）如何避免宫颈裂伤：①向孕产妇做好宣教工作，在宫颈口开全之前不要向下屏气用力；②严格掌握阴道助产术的适应证与禁忌证，宫颈口未开全之前，不宜阴道助产；③做任何阴道内或宫腔内操作，均应轻柔正确，避免暴力。

（2）产后出血常见的原因包括子宫收缩乏力、软产道裂伤、胎盘因素及凝血功能障碍。软产道裂伤多发生在胎儿娩出后，出血鲜红，无血凝块但可自凝；检查发现子宫收缩良好。软产道检查能明确裂伤部位及严重程度。

五、宫颈裂伤缝合规范操作表(表 12-2-1~ 表 12-2-2)

表 12-2-1 宫颈裂伤缝合规范操作表

项目	内容	是	部分	否
操作过程	询问病史,了解产时情况			
	物品(器械)准备			
	患者取截石位			
	操作者戴好口罩帽子、洗手穿衣			
	暴露宫颈			
	检查宫颈:用 3 把无齿卵圆钳夹住扩张的宫颈,向阴道口方向牵拉,顺时针方向交替移动,应特别注意宫颈两侧。对于裂伤超过 1cm、有活动性出血者,应予以缝合			
	缝合宫颈:用 2 把无齿卵圆钳分别夹住裂口的两边,用 2-0 可吸收线自裂口顶端上 0.5~1cm 处开始间断或连续全层缝合,最后一针应在距宫颈外缘约 0.5cm 处			
	缝合后观察			
	向患者简要介绍术中情况			
	交代患者术后注意事项			
	手术记录:宫颈裂伤位置、深度、出血情况、缝合情况			
总体评估	操作熟练度			
	人文关怀			

表 12-2-2 宫颈裂伤修补术评估表

项目	好(5分)	一般(3分)	差(1分)
操作过程流畅度			
操作检查熟练度			
人文关怀			

六、常见操作错误及分析

1. 遗漏裂伤 未按顺时针方向交替移动卵圆钳,导致未发现宫颈裂伤。应按照操作规范充分暴露宫颈,用 3 把无齿卵圆钳夹住扩张的宫颈,阴道口方向牵拉,顺时针方向交替移动,应特别注意宫颈 3 点和 9 点,因该处最易发生裂伤。

2. 缝合后仍出血或形成血肿　未从裂口顶端上 0.5~1cm 开始缝合,导致血管回缩。用 2-0 可吸收线自裂口顶端上 0.5~1cm 处开始间断或连续全层缝合,打结要牢靠。

七、相关知识测试题

1. 产后出血常见原因**不包括**

  A. 宫颈炎　 B. 宫缩乏力　 C. 胎盘因素

  D. 软产道裂伤　 E. 凝血功能异常

2. 裂口超过多少长度、有活动性出血的宫颈裂伤需要进行缝合

  A. 1cm　 B. 2cm　 C. 3cm

  D. 4cm　 E. 0.5cm

3. 缝合宫颈裂伤应自裂口顶端上处开始间断或连续全层缝合的长度是

  A. 0cm　 B. 0.5~1cm　 C. 2cm

  D. 1.5cm　 E. 2.5cm

4. 宫颈裂伤缝合正确的是

  A. 只要宫颈有裂伤就需要缝合

  B. 宫颈裂伤一般不采用可吸收线缝合

  C. 宫颈裂伤达子宫下段时皆可经阴缝合

  D. 宫颈裂伤有活动性出血时应从裂伤顶端上方 0.5~1cm 处缝合

  E. 最后一针应缝到宫颈下缘顶端

5. 最常见的宫颈裂伤位置为

  A. 3 点和 9 点　 B. 6 点和 12 点　 C. 1 点和 11 点

  D. 7 点　 E. 8 点

参考答案:1. A;2. A;3. B;4. D;5. A。

(寒文艳)

参考文献

[1] 曹泽毅.中华妇产科学.北京:人民卫生出版社,2014.

[2] 刘新民.妇产科手术学.3 版.北京:人民卫生出版社,2003.

[3] 乐杰.妇产科学.7 版.北京:人民卫生出版社,2008.

第三节　阴道中上段裂伤修复术及血肿清除术

一、概述

产后阴道壁血肿是产科的分娩并发症,较少见,多由于分娩时产道深部血管撕裂,血液不能外流,积聚于局部形成血肿,而皮肤或黏膜相对完整导致。若不及时发现可引起产妇疼痛、排尿困难、伤口愈合困难等,出血量多时可致产后出血,甚至失血性休克,危及产妇生命。

其发生后导致的隐性出血使阴道出血量往往与血压下降、休克不成正比,容易误诊、延诊,甚至发现时已发生休克,导致严重后果。

阴道中上段裂伤多由于产伤、性交及外伤引起,凡有活动性出血均应及时缝合止血。

二、阴道中上段裂伤修复术及血肿清除术操作规范流程

(一)适应证

胎儿胎盘娩出后,医务人员应常规进行软产道检查,发现阴道中上段裂伤及阴道壁血肿需及时行裂伤修复及血肿清除术。

(二)禁忌证

1. 严重心肺疾病,如严重心律失常、重度心力衰竭、哮喘、呼吸衰竭不能平卧者,心肺功能改善后及时手术。

2. 非软产道裂伤因素导致的产后出血,生命体征不稳定者,待病情稳定后及时行裂伤修复术。

3. 超过 24 小时,伤口局部出现感染坏死表现。

(三)操作前的准备

1. 环境准备　手术应在满意的麻醉、照明设施和设备完善的分娩室或手术室内完成。如果患者出血量较多,可给予阴道填塞,并尽快将患者转运至手术室。

2. 物品(器械)的准备

(1)麻醉用物:22 号穿刺针、10ml 或 20ml 注射器、2% 利多卡因 10ml 或 0.5% 普鲁卡因 10~20ml、0.9% 生理盐水 10ml、医用棉签。

(2)会阴缝合用物:无菌手套、持针器、镊子(有齿、无齿各一)、无菌剪刀、止血钳,弯盘、治疗巾、可显影有尾纱布、纱布若干,2-0、3-0 或 4-0 可吸收缝线若干,4 号及 7 号慕丝线若干,无影灯,阴道拉钩,生理盐水,络合碘。

3. 患者准备

(1)监测生命体征,身体状况评价。

(2)建立静脉通路,输液备血。

(3)取屈膝仰卧位或膀胱截石位。

(4)沟通:认真评估并向产妇解释操作目的、意义,知情同意并取得配合。

4. 操作者准备

(1)核对患者信息。

(2)着装规范、外科洗手。

(3)常规消毒外阴阴道,铺无菌巾。

(4)再次外科洗手,穿手术衣,戴无菌手套,导尿排空膀胱。

(5)铺无菌中单及大孔巾。

(6)会阴局部麻醉或全身麻醉。

(四)操作步骤

1. 检查软产道　评估组织损伤程度及解剖关系,肉眼观察阴道裂伤的位置及程度,评估裂伤顶点及出血量;指检判断阴道壁血肿的部位、大小及侵犯范围。使用阴道拉钩暴露伤口或行直肠指检帮助诊断裂伤程度及血肿大小及侵犯范围。

2. 用 0.9% 生理盐水冲洗伤口。

3. 根据伤口不同类型进行缝合。

4. 阴道中上段裂伤修复术

(1)用 2-0 可吸收缝线在顶端上方 0.5~1cm 处缝合第一针以结扎回缩的血管,防止阴道壁血肿形成。

(2)用 2-0 可吸收缝线连续或间断缝合阴道黏膜及黏膜下组织至裂伤下缘下方 0.5~1cm。

5. 阴道血肿清除术

(1)切开血肿,清除血块,缝扎出血点。

(2)探查血肿深度,缝扎出血点。

(3)用 2-0 可吸收缝线在血肿顶端上方 0.5cm 处缝合第一针以结扎回缩的血管。

(4)然后按解剖层次缝合创口、止血,缝合不留死腔。

6. 缝合完毕,再次检查伤口对合情况,有无渗血及血肿。术后行肛门指诊,以了解直肠内有无缝线穿过,如有应予拆除,以免发生肠瘘。

7. 如阴道裂伤或血肿较大较深,可缝合后在阴道内填塞碘伏纱布压迫止血,于 24 小时内取出纱布,并在术后放置导尿管保留导尿及使用广谱抗生素预防感染。

8. 以消毒纱布或棉球蘸络合碘,擦净伤口周围及外阴部血渍,消毒伤口。

(五) 术后管理

1. 术后观察至产后两小时,有排尿困难、肛门坠胀、阴道内胀痛或出现贫血、休克者,应详细检查,及时进行相应处理。

2. 抗生素预防感染。

3. 擦洗会阴,每日两次,同时观察伤口是否有水肿、阴道壁血肿、硬结及感染征象并评估疼痛情况,鼓励产妇向健侧侧卧,减少恶露对伤口的污染。

4. 镇痛包括局部和全身。局部包括冰敷、止痛喷雾或者外用药膏、直肠栓剂。

5. 要警惕尿潴留。

6. 产后 6 周进行随访。

(六) 并发症及处理

1. 伤口水肿 24 小时内可用冷敷;24 小时后可用 50% 硫酸镁纱布湿热敷,每日两次,或进行局部理疗。

2. 阴道壁血肿 常由于缝合时止血不彻底,第一针位置过低等引起。根据血肿大小,采取局部冷敷、切开清除积血、缝合止血及填塞压迫等不同方法进行处理。

3. 伤口感染 立即拆线,予以彻底清创引流,应用抗生素。

4. 伤口裂开 窦道扩开,换药,产后 7 天后可高锰酸钾坐浴,促进伤口愈合;待局部清洁,或行二期缝合。

(七) 操作注意事项

1. 严格执行无菌操作原则。

2. 因容易对失血量估计不足,故一定做好输血输液准备。

3. 阴道裂伤修复,应逐层缝合,松紧适宜,不留死腔。

4. 缝合与修复最好选在胎盘娩出且检查其完整性后进行,以免因人工剥离胎盘、检查软产道等手术操作导致缝合的伤口裂开而再次修复。

5. 软产道检查及缝合时,应充分暴露损伤部位,尽量在直视下操作,避免因盲目操作致缝线穿透直肠壁。

6. 如果裂伤或血肿较大较深难以缝到顶端,可先在裂伤或血肿中段缝合一针作为牵引,再向两端缝合以便止血。缝合时避免损伤直肠黏膜造成肠瘘,可让助手以 1 指伸入肠作为引导。缝合完毕再次检查有无出血渗血及血肿继续增大,并做肛门指诊检查有无穿过直肠。

7. 缝合前、后均需要清点缝针、纱布及器械数目,避免遗留于体腔。

(八) 相关知识

妊娠期间子宫、阴道以及会阴组织会出现一系列的生理性变化。肌纤维增生和肥大。会阴及阴道壁有丰富的血管,血运丰富,阴道壁有很多横纹皱襞及弹性纤维,伸展性较大。有利于胎儿的通过和娩出,若分娩时软产道扩张程度不充分,或助产操作处理不当。均可导致不同程度的软产道损伤,损伤后易形成血肿。

阴道裂伤及阴道壁血肿的好发因素:

1. 助产及缝合技术　由于分娩的创伤,阴道黏膜下深部的血管破裂时可以形成血肿,阴道手术助产或自然分娩造成产道撕裂,未能及时缝合或修补时止血不良均可发生。会阴侧切口,缝合已撕裂的阴道黏膜及其深部组织未超过撕裂顶端,血管回缩出血,或缝线未拉紧,未能充分止血,留有死腔,也容易形成阴道血肿。或助产手术如胎头吸引术不当,也会引起产道血肿

2. 产程因素　急产,在产道未充分扩张情况下,胎头下降的冲力直接造成组织损伤或深部血管的撕裂伤,导致产道血肿形成。滞产、第二产程延长、巨大胎儿、阴道血管受压过久,血管壁缺氧甚至坏死,易破裂出血而形成血肿。

3. 产道因素　初产妇软产道较紧,胎头经过软产道时易损伤小血管,致破裂形成血肿,产道瘢痕或囊肿,阴道壁延展性较差,生殖道的静脉曲张及肥胖易引起阴道壁血管破裂出血,也是常见的诱发因素;阴道炎症时由于炎症刺激,血管炎性充血,脆性增加,分娩时易损伤破裂出血而产生血肿及裂伤。

4. 妊娠合并症　妊娠期高血压疾病患者全身小动脉痉挛,引起周围血管阻力增加,导致组织器官缺血缺氧。微血管病损以及血管脆性增加引发产道血肿;贫血患者组织水肿,弹性差。凝血功能降低,发生损伤易引起血肿;妊娠合并肝炎,肝脏合成凝血酶原减少。造成凝血障碍,凝血酶原时间延长,也易引起血肿的发生。

预防措施:

1. 熟练掌握助产技巧　做好产妇心理护理,消除产妇紧张情绪,正确处理好第二产程,严格掌握助产指征,同时要避免不必要的腹部加压,防止胎儿娩出过快致会阴撕裂导致血肿。

2. 加强围生期保健　及时纠正异常胎位,积极防治妊娠高血压疾病,早期诊治全身性疾病及阴道炎、纠正贫血等。

3. 加强责任心,注意保护会阴,适时行会阴侧切术。产后胎儿及胎盘娩出后,注意要认真仔细检查软产道,应查清有无切口延裂,产后要特别注意阴道各壁、阴道穹窿等处的检查。要仔细触摸,是否有硬结或囊性肿块。缝合时一定要认真仔细,应缝合结扎切口顶端可能缩

回的血管,首针应超过顶端 0.5~1cm,缝线松紧要适宜,缝合时不留死腔,注意要深达切口底部,缝合完毕常规肛查。

4. 加强产后观察,产后常规在产房留观 2 小时,回病房后加强巡视,凡遇产妇诉伤口疼痛、肛门坠胀、排尿困难,一定及时肛诊,警惕阴道血肿发生。

5. 补充凝血因子,防止出血,有凝血功能障碍的患者,应及时补充凝血因子及抗纤溶药物。

阴道壁血肿处理心得:做好输液、输血准备后,取得产妇配合,然后行血肿切开,清除血凝块,寻找出血点并彻底缝合止血。阴道中下段血肿,由于位置表浅,可以根据血肿部位的血管分布和走向找到出血点,进行缝合止血;阴道侧穹窿血肿因位置较深,不易找到出血点,且缝合止血易损伤周围脏器如膀胱、直肠等,可以采用纱布填塞止血,24 小时后取出。出血汹涌、情况危急时,上述方法均无法改善出血症状时,可以采用介入法行血管栓塞进行止血。

三、阴道中上段裂伤修复术及血肿清除术核查表(表 12-3-1~ 表 12-3-3)

表 12-3-1　阴道中上段裂伤修复术核查表

项目	内容	是	部分	否
操作前准备	核对患者信息及病历资料			
	确认操作的必要性及无手术禁忌证			
	告知患者操作的目的,必要性及操作过程、风险,取得患者配合			
	确定患者已签署知情同意书			
	评估环境,适宜手术			
	建立静脉通路,输液备血			
	物品(器械)准备完善,检查是否在有效期内			
	着装规范、外科洗手			
	患者取屈膝仰卧位或膀胱截石位			
操作过程	常规消毒外阴阴道,铺无菌巾			
	再次外科洗手,穿手术衣、戴无菌手套,导尿排空膀胱			
	铺无菌中单及大孔巾			
	会阴局部麻醉或全身麻醉			
	检查软产道,评估组织损伤程度及解剖关系			
	用 2-0 可吸收缝线在顶端上方 0.5~1cm 处缝合第一针以结扎回缩的血管,防止阴道壁血肿形成			
	用 2-0 可吸收缝线连续或间断缝合阴道黏膜及黏膜下组织至裂伤下缘 0.5~1cm			
	缝合完毕,再次检查伤口对合情况,有无渗血及血肿。术后行肛门指诊,以了解直肠内有无缝线穿过,如有应予拆除,以免发生肠瘘			
	如阴道裂伤较大较深,可在缝合后在阴道内填塞碘伏纱布压迫止血,于 24 小时内取出纱布,并在术后放置导尿管保留导尿(口述即可)			
	以消毒纱布或棉球蘸络合碘消毒伤口			

项目	内容	是	部分	否
操作后处置	向患者简要介绍手术情况			
	术后观察至产后 2 小时,有排尿困难、肛门坠胀、阴道内胀痛或出现贫血、休克者,应详细检查,及时手术治疗			
	术后使用广谱抗生素预防感染			
	擦洗会阴,每日两次,同时观察伤口是否有水肿、阴道壁血肿、硬结及感染征象并评估疼痛情况			
	警惕并及时处理尿潴留			
	产后 6 周进行随访			

表 12-3-2　阴道血肿清除术核查表

项目	内容	是	部分	否
操作前准备	核对患者信息及病历资料			
	确认操作的必要性及无手术禁忌证			
	告知患者操作的目的,必要性及操作过程、风险,取得患者配合			
	确定患者已签署知情同意书			
	评估环境,适宜手术			
	建立静脉通路,输液备血			
	物品(器械)准备完善,检查是否在有效期内			
	着装规范、外科洗手			
	患者取屈膝仰卧位或膀胱截石位			
操作过程	常规消毒外阴阴道,铺无菌巾			
	再次外科洗手,穿手术衣、戴无菌手套,导尿排空膀胱			
	铺无菌中单及大孔巾			
	会阴局部麻醉或全身麻醉			
	检查软产道,评估组织损伤程度及解剖关系			
	切开血肿,清除血块,缝扎出血点			
	探查血肿深度,缝扎出血点			
	用 2-0 可吸收缝线在血肿顶端上方 0.5cm 处缝合第一针以结扎回缩的血管			
	按解剖层次缝合创口、止血,缝合不留死腔			
	缝合完毕,再次检查伤口对合情况,有无渗血及血肿。术后行肛门指诊,以了解直肠内有无缝线穿过,如有应予拆除,以免发生肠瘘			
	如阴道裂伤较大较深,可在缝合后在阴道内填塞碘伏纱布压迫止血,于 24 小时内取出纱布,并在术后放置导尿管保留导尿(口述即可)			
	以消毒纱布或棉球蘸络合碘消毒伤口			

续表

项目	内容	是	部分	否
操作后处置	向患者简要介绍手术情况			
	术后观察至产后两小时,有排尿困难、肛门坠胀、阴道内胀痛或出现贫血、休克者,应详细检查,及时手术治疗			
	术后使用广谱抗生素预防感染			
	擦洗会阴,每日两次,同时观察伤口是否有水肿、阴道壁血肿、硬结及感染征象并评估疼痛情况			
	警惕并及时处理尿潴留			
	产后 6 周进行随访			

表 12-3-3　阴道中上段裂伤修复术及血肿清除术评估表

项目	好(5分)	一般(3分)	差(1分)
操作过程流畅度			
操作检查熟练度			
人文关怀			

四、常见操作错误及分析

(一) 会阴阴道壁血肿

常由于产后软产道检查不仔细,未及时发现会阴阴道裂伤,或会阴阴道裂伤缝合时止血不彻底,第一针位置过低和残留死腔等引起。

(二) 缝线穿透直肠黏膜

应充分暴露损伤部位,尽量在直视下操作,避免因盲目操作致缝线穿透直肠壁。如果裂伤或血肿较大较深难以缝到顶端,可先在裂伤或血肿中段缝合一针作为牵引,再向两端缝合以便止血。缝合时避免损伤直肠黏膜造成肠瘘,可让助手以 1 指伸入直肠作为引导。

五、目前常用训练方法简介

(一) 模型训练

目前会阴缝合训练常用训练模型有阴道壁裂伤缝合模块及血肿处理模块。优点是成本低,可重复利用,不足是质地与实物相差甚远,且解剖层次不明显,适合流程和基本操作手法的训练。相对操作变化较少。

(二) 其他

还可以用活体动物模型(活体猪)来训练,质地与实物触感相近,且解剖层次明显,触觉反馈,立体感觉与真实操作相近,适合解剖结构认识及对合缝合。

六、相关知识测试题

1. 阴道壁血肿重在预防,以下**错误的**是

    A. 产前做好保健工作,预防妊娠合并症、并发症

B. 根据孕妇及胎儿情况,选择正确的分娩方式

C. 努力提高接生和缝合技术

D. 产后常规在产房观察 1 小时

E. 产后做好阴道常规检查:仔细检查阴道,缝合时有无切口延裂,顶端缝合时要超出 0.5cm,防止因血管漏缝而导致出血

2. 阴道壁裂伤及血肿的诱因,下面**不属于**的是

A. 阴道助产　　　　　　B. 急产　　　　　　　　C. 按摩子宫

D. 巨大儿　　　　　　　E. 妊娠合并阴道炎

3. 阴道中上段裂伤修复术及血肿清除术的术前准备**不包括**

A. 核对患者信息

B. 患者取仰卧位

C. 常规消毒外阴阴道,铺无菌巾

D. 穿手术衣、戴无菌手套,导尿排空膀胱

E. 建立静脉通路,输液备血

4. 阴道血肿清除术的操作步骤中**错误的**是

A. 检查软产道,评估组织损伤程度及解剖关系

B. 切开血肿,清除血块

C. 探查血肿深度,缝扎出血点

D. 用 2-0 可吸收缝线在血肿顶端上方 0.5cm 处缝合第一针以结扎回缩的血管

E. 血肿较深时,为避免缝线穿透直肠,不必缝到底

5. 阴道中上段裂伤修复术及血肿清除术的操作过程中**错误的**是

A. 严格执行无菌操作原则

B. 术前做好输血输液准备

C. 软产道检查及缝合时,应充分暴露损伤部位,尽量在直视下操作,避免因盲目操作致缝线穿透直肠壁

D. 阴道裂伤修复,应逐层缝合,松紧适宜,不留死腔

E. 阴道手术,缝合前、后均无需清点缝针、纱布及器械数目

参考答案:1. D;2. C;3. B;4. E;5. E。

（裴琛琳）

参考文献

［1］沈铿,马丁.妇产科学.3 版.北京:人民卫生出版社,2015.

［2］曹泽毅.中华妇产科学.3 版.北京:人民卫生出版社,2014.

［3］刘新民.妇产科手术学.3 版.北京:人民卫生出版社,2005.

第十三章

宫腔填塞术

一、概述

宫腔填塞是治疗产后出血的诊疗手段之一,有宫腔纱条填塞术和宫腔水囊压迫两种方法。产后出血是产科的常见疾病,且产后出血一直是导致产妇死亡的主要原因之一,如何快速诊断产后出血、有效止血是每一位产科医师的必修课程。

产后出血治疗总的原则:首先选择创伤更小的止血方法,如果失败,再考虑采用创伤较大的手术方法止血。宫腔填塞相对于有创的介入性治疗、血管结扎等具有操作简便快速、产妇损伤轻微等优点,是对使用促子宫收缩药物及按摩子宫等治疗无效的产后出血的优先选择措施。

二、宫腔填塞操作规范流程

(一) 适应证

分娩后因子宫收缩乏力或前置胎盘所致的产后出血,经促子宫收缩药物及按摩子宫等措施无效时。

(二) 禁忌证

1. 需继续妊娠者。
2. 宫颈癌。
3. 阴道、宫颈或子宫中有化脓性感染。
4. 高度怀疑子宫破裂者。
5. 因宫颈裂伤及其他软产道损伤引起产后出血者。

(三) 操作前的准备

1. 患者准备

(1) 签署宫腔填塞同意书。

(2) 紧急情况下一般无需麻醉,必要时可使用哌替啶止痛。

(3) 术前应向患者做好解释工作,消除患者的恐惧感,嘱其平静呼吸,配合操作。

(4) 取膀胱截石位,暴露操作部位,排空膀胱。

2. 物品(器械)的准备

(1) 准备无菌操作包:包括窥阴器、阴道拉钩两把、持针、宫颈钳、弯钳、环钳、线剪、50ml

注射器、无菌生理盐水等。

（2）准备宫腔填塞物：①无菌宫腔填塞纱条，规格是宽 4~6cm，四层，长 3m、5m、10m 等，使用前可用甲硝唑或碘伏浸透并拧干也可直接填塞。②宫腔填塞球囊导管。

（3）监护设备、氧气及急救药品准备妥当。

3. 操作者准备

（1）核对患者信息：包括患者姓名、性别、年龄。

（2）观察患者一般生命体征，监测患者血常规、凝血功能等。

（3）明确患者无宫腔填塞禁忌证，检查宫腔内无胎盘胎膜残留，产道无撕裂伤或创伤，出血源不是动脉。

（4）患者已建立通畅静脉通道，充分备血，排空膀胱。

（5）确定患者已签署宫腔填塞同意书。

（四）操作步骤

1. 宫腔纱条填塞术

（1）经阴道宫腔填塞：患者取膀胱截石位，按外阴手术方法常规消毒、铺单。助手用手在腹壁上按压以固定子宫体，术者左手伸入宫腔作指引，右手持卵圆钳夹取纱条一端伸入宫腔内，并送至宫底的一侧。退出卵圆钳，左手配合右手持钳提拉纱布条，送入宫腔内，"S" 形来回填塞，由宫底的一侧填至另一侧，左手辅助将送入的纱条填紧，从上至下均匀紧致地填满整个宫腔。当子宫上段填满后用力挤压填塞的纱条，使纱条更紧地压在一起。接着再用同样的方法填塞子宫下段及阴道并塞紧。

（2）经剖宫产子宫切口宫腔填塞：剖宫产术中需行宫腔填塞纱条时，术者左手于腹壁上按压以固定子宫体，右手手指或持卵圆钳夹纱条一端送入宫底的一侧，填塞方法同前，直至填塞到切口处。取两把鼠齿钳（Allis 钳）钳夹子宫下段，用卵圆钳经子宫下段扩张宫颈内口及外口，并夹取纱条另一端通过宫颈口送至阴道，由台下助手从阴道内接住并抽出部分压迫在阴道穹窿处。退出卵圆钳，将纱条继续填塞子宫下段，在子宫切口部位向子宫后壁挤压纱条，让出缝合子宫切口空间，避开填塞的纱条常规缝合子宫。

（3）取出纱条：填塞的纱条应于 24~48 小时取出，如仍出血多且无感染征象，可适当延长 3~7 天。取出时注意消毒及阴道内有无残留填塞物。

2. 宫腔球囊填塞术

（1）经阴道置入：患者取膀胱结石位，按外阴手术方法常规消毒、铺单；术者先直接检查或助手通过超声检查评估子宫容积。按照宫腔填塞纱条的方法将球囊插入子宫，并确保球囊部分完全通过子宫颈管和子宫内口。用纱条填满宫颈及阴道，防止宫腔内球囊脱出。

（2）经剖宫产切口置入：剖宫产术中术者将球囊通过剖宫产切口插入，先将球囊导管端通过子宫下段、宫颈口进入阴道，台下助手于阴道内接住，并拉动球囊导管通过阴道，直到球囊底部与宫颈内口接触。常规缝合子宫切口，缝合时注意切勿刺穿球囊。

（3）充盈球囊：根据子宫腔大小及阴道流血情况，匀速注入无菌生理盐水，一般为 200~300ml，最多不超过 500ml。球囊充盈到预定量后，轻轻地牵拉球囊导管，以确保球囊壁与宫腔组织表面适当接触。固定球囊导管，连接引流袋。

（4）拔出水囊：根据出血情况在 24 小时内取出球囊。用注射器渐进性抽出球囊内生理盐水,直到球囊完全回缩后取出。观察阴道流血情况。再次消毒外阴及阴道,检查是否有残留阴道填塞物。

(五)并发症及处理

1. 感染　患者阴道流血多,频繁的宫腔操作都可能是感染的高危因素。

预防措施:充分消毒,严格无菌操作,术后予以抗生素预防感染。

2. 子宫穿孔　产后子宫疲软,肌层薄弱,尤其是宫角处,行宫腔填塞时有子宫穿孔可能。

预防措施:术前评估子宫大小,术中操作轻柔,操作时固定子宫。

(六)操作注意事项

1. 在学习宫腔填塞前,需学习有关产后出血的相关理论,包括宫腔填塞的适应证、禁忌证;熟悉子宫及相关脏器的解剖结构,掌握子宫填塞手法,轻柔、迅速操作。

2. 操作前需观察患者生命体征,阴道流血情况,排除因胎盘胎膜残留致子宫收缩乏力的产后出血,评估宫腔填塞可操作性。

3. 术中动作应轻柔迅速,全程均应严格无菌操作　行宫腔球囊压迫术时如发现宫颈松弛,球囊易脱落,可配合宫颈环扎术或者阴道纱布填塞以固定球囊。

4. 如宫腔填塞止血效果不佳,应立即在抗休克同时联合采用或者改用其他止血手段。

5. 经剖宫产切口行宫腔填塞时,缝合剖宫产切口需谨慎小心,避免缝合纱布或者刺穿球囊。

6. 术后处理予以促宫缩药物加强宫缩及抗生素预防感染,标注子宫宫底高度,记录24小时阴道出血量,注意尿色尿量,监测患者生命体征,追踪血红蛋白、凝血功能、血小板等的变化,纠正贫血,预防 DIC 等。

7. 如宫腔填塞需用到多条纱条时,应在纱条间行牢固的端-端缝合。

8. 纱条应在24~48小时内取出,在取出过程中需注意取出纱条速度,缓慢取出,并加强宫缩,警惕再次出血。

9. 宫腔球囊压迫需24小时内取出,取出时应分次缓慢放出液体,并加强宫缩,做好再次出血防治准备。

(七)相关知识

1. 宫腔填塞有宫腔纱条填塞术及宫腔球囊填塞两种方法。其中宫腔纱条填塞术技术要求高,如经阴道填塞失败率高,更多用于剖宫产手术时,因可在直视下进行,操作方便,更容易填紧填满宫腔,成功率高;而经阴道分娩者,目前则更多被更加简易方便的宫腔球囊填塞所代替,其优势是操作更简单快速,且无需反复进入宫腔,可减少感染风险。

2. 宫腔使用的球囊有很多种,如 Rusch 泌尿外科静压球囊导管和三腔带囊胃管,以及 Foley 导尿管(现临床较少使用);当无其他合适物品可用时,甚至可采用尿管和避孕套自制。目前比较多见的是 Bakri 产后止血球囊(2000年由产科医生 Bakri 发明,专门用于产后止血)(图13-0-1),包括 BT-导管(球囊端与球囊的末端平齐,充盈后呈倒梨形)及 ebb 完全填塞系统(双球囊装置,包括一个上部的宫腔球囊和一个下部的阴道球囊)(图13-0-2)。

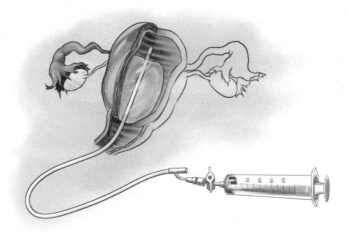

图 13-0-1　Bakri 产后止血球囊

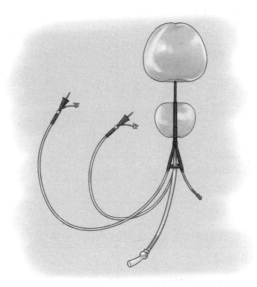

图 13-0-2　ebb 完全填塞系统

三、宫腔填塞规范操作表（表 13-0-1~ 表 13-0-2）

表 13-0-1　宫腔填塞规范操作表

项目	内容	是	部分	否
操作前准备	核对患者信息：包括患者姓名、性别、年龄			
	观察患者一般生命体征，监测患者血常规、凝血功能等			
	明确患者无宫腔填塞禁忌证，检查宫腔内无胎盘胎膜残留，产道无撕裂伤或创伤，出血源不是动脉			
	建立通畅静脉通路，导尿			

项目	内容	是	部分	否
操作过程	确定患者已签署宫腔填塞同意书			
	物品(器械)的准备 1)准备无菌操作包：包括窥阴器、阴道拉钩两把、持针、宫颈钳、弯钳、环钳、线剪、60ml 注射器、无菌液等 2)准备宫腔填塞物：宫纱条或者宫腔填塞球囊 3)监护设备、氧气及急救药品准备妥当			
	1. 宫腔纱条填塞术			
	摆体位			
	消毒			
	铺单			
	固定子宫,填塞纱条			
	纱条要求均匀填满填紧子宫上段			
	同样方法填塞子宫下端及阴道			
	固定外阴处纱布			
	2. 宫腔球囊填塞术			
	摆体位,消毒、铺单			
	评估子宫大小			
	将球囊送入子宫腔内			
	注入生理盐水(200~300ml)			
	调整球囊位置			
	固定球囊导管,连接引流袋			
	后续处理：口述观察还有无继续阴道出血,再次测量生命体征			
操作后处置	向患者简要介绍操作情况			
	交代患者术后注意事项,防感染、促进子宫复旧			

表 13-0-2　宫腔填塞规范操作评估表

项目	好(5分)	一般(3分)	差(1分)
操作过程流畅度			
操作检查熟练度			
人文关怀			

四、常见操作错误及分析

(一) 宫腔填塞纱条不成功

填塞纱条时未自宫底开始,或者填塞时留有空隙,导致子宫上段仍在出血,下段被填塞后血液不外流而造成止血假象。此时子宫宫底逐渐上升,患者腹痛明显,且出现出血性休克症状。

(二) 纱条或者球囊无法进入子宫腔

子宫收缩环阻碍顺利填塞时,可用阿托品 0.5mg 肌内注射解痉,必要时给予麻醉,或使用器械填塞,注意用力不可过猛。

(三) 填塞球囊脱出

阴道分娩后宫颈松弛从而导致球囊易脱落,可配合宫颈环扎术或者阴道纱布填塞以固定球囊。

五、目前常用训练方法简介

宫腔填塞步骤相对简单,可通过产后大出血急救模拟训练系统或者产后出血训练模型练习。

六、相关知识测试题

1. 患者,女,23 岁,孕 36 周,因完全性前置胎盘行剖宫产,术中胎儿胎盘娩出后子宫下段出血明显,经注射宫缩剂及按摩子宫、缝合创面后仍有少量渗血,子宫收缩好,此时应给予

  A. 子宫动脉栓塞   B. 结扎髂内动脉   C. 宫腔填塞

  D. 切除子宫   E. 继续观察

2. 患者,女,35 岁,孕 39 周,因胎盘早剥行剖宫产,术中子宫质软,紫蓝色,胎盘娩出后大量出血,经输血、输液,注射宫缩剂及按摩子宫、子宫压迫缝合、结扎子宫动脉等处理后仍有大量出血,血压进行性下降,应立即

  A. 使用止血药物   B. 大量输血补液待其血压恢复

  C. 宫腔填塞   D. 切除子宫

  E. 输血等待生命体征平稳

3. 产妇,28 岁,自然分娩一女婴,产后 2 小时出血约 800ml。为处理产后出血,使用宫腔填塞的指征是

  A. 胎盘因素导致的产后出血

  B. 凝血功能障碍

  C. 软产道裂伤

  D. 子宫收缩乏力,按摩子宫、注射宫缩剂无效

  E. 子宫破裂

4. 用纱条填塞宫腔止血应注意

  A. 注意无菌操作

  B. 自宫底由内向外填紧

  C. 24 小时取出,取出前应先肌注宫缩剂

  D. 宫腔填塞纱条后应密切观察生命体征及宫底高度和大小

  E. 取出纱条时需要动作迅速以减少感染

参考答案:1. C;2. D;3. D;4. ABCD。

(高 舟　米春梅)

参考文献

［1］谢幸 , 孔北华 , 段涛 . 妇产科学 . 9 版 . 北京 : 人民卫生出版社 , 2018.

［2］陈莉 , 漆洪波 . 英国皇家妇产科医师协会 "产后出血指南 (2016 版)" 要点解读 . 中国实用妇科与产科杂志 , 2017, 33 (011): 1158-1163.

［3］刘兴会 . 产后出血预防与处理指南 (中国)、2013-WHO 产后出血指南 [C]// 中华医学会杂志社指南与进展巡讲 (产科) 暨第四届两江母胎医学论坛论文汇编 .

［4］刘兴会 , 张力 , 张静 .《产后出血预防与处理指南 (草案)》(2009) 及《产后出血预防与处理指南 (2014 年版)》解读 . 中华妇幼临床医学杂志 (电子版), 2015 (04): 433-447.

［5］赵晓敏 , 王谢桐 . 宫腔填塞在产后出血中的应用 . 中国实用妇科与产科杂志 , 2009 (02): 106-108.

［6］GEORGIOU C. Balloon tamponade in the management of postpartum haemorrhage: A review. BJOG, 2009, 116: 748.

第十四章

宫颈环扎术

一、概述

宫颈环扎术是目前治疗宫颈机能不全的有效手术方式。宫颈机能不全是孕中期反复性流产及早产的常见原因,暂无统一定义及诊断金标准,因宫颈解剖结构或者功能异常而导致的宫颈缩短、扩张、展平及内口漏斗状形成,最终导致孕中期流产或早产,大多为无痛性、隐匿性。宫颈环扎术可为弱化的宫颈结构提供一定的支持,以保持宫颈长度及保留宫颈黏液栓,从而维持妊娠。

二、宫颈环扎操作规范流程

(一) 适应证

1. 病史指征性宫颈环扎术　即预防性环扎术,用于有典型宫颈功能不全病史,既往存在一次或多次孕中期流产或极早期早产史,且排除临产及胎盘早剥者。手术时机应考虑患者前次流产孕周,如经阴道宫颈环扎,一般在孕 12~16 周手术;如经腹宫颈环扎,多在孕10~14 周或者非孕期手术。

2. 体格检查指征性宫颈环扎术　又称应急性宫颈环扎术或救援性宫颈环扎术,通常用于孕期发生宫颈扩张后的挽救治疗手段。手术指征包括体查或超声提示宫颈管扩张,不伴有宫缩,伴或不伴羊膜囊外凸出宫颈外口、排除胎膜早破及绒毛膜羊膜炎。当宫颈管扩展达4cm,如无宫缩及宫内感染征象,也应考虑实施应急性环扎术。

3. 阴式超声指征性宫颈环扎术　对于既往有<34 周的自发早产史,此次妊娠孕 24 周前 B 超即发现宫颈缩短(<25mm)的单胎妊娠孕妇,有证据表明宫颈环扎术可降低此次妊娠早产风险,从而改善新生儿预后。但对于既往无自发早产病史而此次妊娠孕 16~24 周宫颈长度<25mm 的患者,环扎术无法降低早产风险。

(二) 禁忌证

1. 绝对禁忌证

(1)稽留流产或者死胎。

(2)此次妊娠存在胎儿畸形、染色体异常。

(3)阴道活动性流血,存在胎盘前置、胎盘早剥等可能。

(4)胎膜早破或怀疑存在绒毛膜羊膜炎者。

(5)合并内外科疾病不合适继续妊娠者。

2. 相对禁忌证

(1)怀疑此次妊娠存在胎儿畸形、染色体异常的情况,建议完善超声及相关血清学检查等综合评估后慎重手术。

(2)如存在宫缩,可先抑制宫缩,复查宫颈长度后评估是否需要手术。

(3)如存在生殖泌尿系统感染,建议先行抗感染治疗后评估手术的必要性。

(4)孕周超过 24~26 周。

3. 不推荐行宫颈内口环扎术

(1)既往无单胎妊娠早产病史,此次妊娠偶尔一次测得宫颈长度较短,宫颈功能不全诊断依据不足。

(2)双胎妊娠,B 超提示宫颈长度<25mm,行宫颈环扎术可增加早产风险。

(3)宫颈锥切组织活检、LEEP 术后或苗勒管发育异常等情况,目前尚无有力证据证明行宫颈环扎术对预防早产有利。

(三) 操作前准备

1. 患者准备

(1)完善胎儿超声:确定胎儿存活,完善唐氏筛查和无创产前筛查,必要时行产前诊断,排除胎儿染色体异常。

(2)常规:术前完善血常规、凝血功能、C- 反应蛋白、降钙素原、心电图检查。

(3)完善尿常规、阴道分泌物微生态等检查,排除泌尿系及生殖道感染可能。

(4)查体:确定现无宫缩、无阴道流血等情况。

(5)避免交叉感染,制订合理的消毒措施,根据消毒措施检查前完善 HbsAg、抗 HCV、抗HIV、RPR 等相关检查。

(6)术前禁食禁饮 ≥ 8 小时。

(7)签署手术同意书及麻醉同意书。

(8)术前用药:目前虽暂无可靠证据支持术前应用宫缩抑制剂及抗生素可提升手术成功率,但根据国内专家经验用药,仍考虑预防性使用以降低早产及感染风险。

(9)术前应向患者做好解释工作,消除患者的恐惧感,嘱其平静呼吸,如有不适可随时提示。

(10)麻醉:椎管内麻醉(经阴宫颈环扎),全麻插管(经腹宫颈环扎)。

(11)麻醉成功后,取膀胱截石位,适当头低脚高,并多普勒检测胎心。

2. 物品(器械)的准备

(1)准备无菌操作包,包括窥阴器、阴道拉钩两把、持针、宫颈钳、弯钳、卵圆钳、线剪、各种型号圆针等。

(2)根据手术术式及医师个人习惯准备环扎材料,通常有 Mersilene 环扎带、Prolene 不可吸收缝线、10 号丝线及少部分网状材料。

(3)监护设备、氧气及急救药品准备妥当。

3. 操作者准备

(1)核对患者信息:包括患者姓名、性别、年龄、主诉。

(2)确认禁食禁饮时间。

(3)询问患者既往有无高血压、心、肺、脑疾病等病史、有无服用抗血小板药物、抗凝药物,如阿司匹林、氯吡格雷等(如有服用需停用 5~7 天且复查凝血功能正常考虑手术)的情况及有无出凝血异常疾病史。

(4)有无麻醉药物过敏史。

(5)查看患者血常规、凝血功能、心电图、胎儿超声及既往结果。

(6)明确患者有无手术禁忌证。

(7)确定患者已签署手术同意书。

(四)操作步骤

1. 经阴道宫颈环扎

(1)手术消毒、铺单:患者取膀胱截石位,按照经阴道手术消毒常规铺单。取窥阴器暴露阴道及宫颈,再次消毒阴道、宫颈。消毒时注意手法轻柔。

(2)手术方法及步骤:预防性与紧急性手术应标注。

1)McDonald 法(图 14-0-1):即子宫颈环扎术。

①暴露子宫颈:宫颈钳钳夹宫颈,充分暴露宫颈长度及结构,尽可能靠近阴道穹窿部宫颈内口处为进针点,至少在宫颈外口上 2cm;如为紧急性环扎,评估宫颈内口松紧情况,决定环绕缝合的部位和高度,应注意避免伤及宫颈内口处羊膜囊。

②缝扎子宫颈:宫颈钳将子宫颈向下方牵引,在宫颈与阴道交界处,用中号圆针 10 号线尽量靠近子宫颈内口水平,从前唇进针,一般自宫颈 11 点处进针,在约 9 点处出针,深度至少达 2/3 以上肌层深度,但不能穿透黏膜,再继而 8 点处进针,6 点处出针,5 点处进针,3 点处出针,最后在 2 点处进针,12 点处出针,每一次出针均将 1^+cm 长橡皮管穿入线中,最终于 12 点处打结。也有的医师习惯从一点处进针,顺时针缝合包绕宫颈,最终在 12 点处打结。注意缝合时避开两侧血管。

③缩小子宫颈:将环绕宫颈管的缝线束紧,将宫颈管的直径减少至 5~10mm,以关闭宫颈内口为宜,但不能过紧,以免组织坏死。

④检查:环绕结扎后子宫颈容一小指尖为佳。如觉第一道缝合缩小宫颈效果不佳或缝合位置靠下,可于宫颈更高位置行第二道缝合,方法与第一道类似。

2)Shirodkar 手术(图 14-0-2)

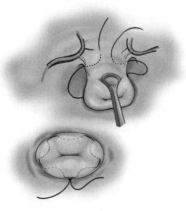

图 14-0-1 McDonald 法

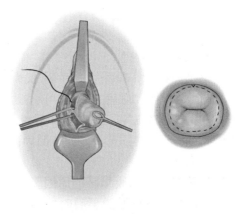

图 14-0-2 Shirodkar 环扎术

①暴露子宫颈：宫颈钳钳夹宫颈，充分暴露宫颈长度及结构，于膀胱沟下方1cm处横行切开阴道黏膜和子宫颈黏膜长2~3cm，适当上推膀胱；于宫颈后唇同前唇方法横行切开，适当后推直肠。

②缝扎子宫颈：用卵圆钳将宫颈前后唇拉近，用同一根不可吸收缝合线及大号圆针从前穹窿切开的黏膜11点处由前向后进针，穿透宫颈黏膜，自宫颈后唇8点处出针，在自宫颈后唇切开的黏膜4点处由后向前进针，从宫颈前唇切开的黏膜下1点处出针。

③缩小宫颈：将环绕宫颈管的缝线于宫颈前唇束紧，以关闭宫颈内口为宜，子宫颈容一小指尖为佳。

④连续缝合切开的宫颈黏膜，并应将缝扎宫颈的不可吸收线线端留于切口外方便日后拆除，长度约3cm。

3）U字缝合法：充分暴露宫颈后，可用大圆针10号丝线在宫颈阴道黏膜交界处从子宫颈前唇11点处进针，后唇7点出针，将针线穿过1~2cm的细橡皮管；再从后唇5点进针，前唇1点出针，同样穿过1~2cm橡皮管，并于前唇处打结束紧。可使用小号橡皮导尿管，以避免丝线嵌入宫颈组织。

2. 腹腔镜下宫颈环扎术

(1)手术消毒、铺单：患者取膀胱截石位，按照宫腹腔手术常规消毒铺单。

(2)手术方法及步骤

1）如为非孕期行此手术，予以暴露宫颈，再次消毒阴道及宫颈后举宫。

2）常规取盆腔手术腹腔镜切口，建立气腹，摆头低脚高位。

3）剪开子宫膀胱腹膜返折，稍向下游离膀胱，暴露子宫峡部，进一步游离暴露宫颈两侧血管，使用Mersilene环扎带（双针）于两侧子宫峡部前壁避开血管处垂直进针，于峡部后壁出针，修剪多余环扎带，缓慢抽出举宫棒同时在子宫后壁处束紧环扎带，通常以宫颈管内置入7号扩宫器稍困难为宜。取出缝针。

4）缝合膀胱腹膜返折，冲洗盆腔，缝合腹部切口。

3. 术后处理　术后不建议常规使用抗生素预防感染，但对于使用宫缩抑制剂抑制宫缩以及通过超声监测宫颈长度是否能够有效延长孕周或者预防早产存在争议，暂时均缺乏有力证据支持。且为了预防血栓形成，也不建议长期卧床限制活动。

4. 环扎缝线拆除　无并发症患者，经阴道宫颈环扎术后，建议在孕36~37周拆除缝线，通常无需麻醉。如发生宫缩抑制剂无效的早产临产、严重感染等并发症时需急诊拆除缝线。

(五) 并发症及处理

1. 感染　如为一般生殖道感染，仅为阴道分泌物增多，生殖道分泌物培养阳性等无绒毛膜羊膜炎及母体败血症的证据，可积极予以抗感染治疗，动态监测母儿情况，尽量延长孕周。如发生严重感染，包括绒毛膜羊膜炎及罕见的母亲败血症等，其发生在很大程度上与实施环扎术的孕周及指征有关。如有明确证据提示存在感染，应予以抗感染同时立即拆除缝线并进行引产。

2. 胎膜早破　胎膜早破的原因复杂，而对于未足月胎膜早破是否拆除缝线也存在争议，通常认为：①发生胎膜早破时的孕龄是决定新生儿结局最重要的因素；②长时间未足月胎膜早破后保留环扎缝线可能会增加感染风险；③未足月胎膜早破后保留宫颈环扎缝线超过 24 小时有利于延长妊娠时间；④有的专家建议根据胎膜早破时的孕龄考虑延长保留 48 小时(完善促胎肺成熟疗程)；⑤如在未足月胎膜早破后选择保留环扎，不推荐 7 天及 7 天以上长时间使用抗生素；⑥如有任何宫内感染或者存在绒毛膜羊膜炎征象建议拆除。

3. 出血　熟练掌握缝合技巧，缝合时应避开宫颈两侧血管，如术后少许出血，可压迫缝合止血。

4. 宫颈裂伤、缝线移位　其发生也与实施环扎术的孕周及指征有关。熟练掌握宫颈环扎术的指征及禁忌证。如发生临产，则建议在出现有痛宫缩、宫颈有扩张改变、阴道出血增加时拆除环扎带。

5. 膀胱尿道及直肠损伤　较少见，Shirodkar 手术或经腹宫颈环扎更易发生。熟练掌握子宫、膀胱、尿道及直肠解剖结构，手术中分离游离膀胱时动作轻柔、有度。如发现损伤，可行膀胱修补术，术后留置尿管 7~10 天。

6. 宫颈因素难产　宫颈环扎术后可能出现缝扎线难以发现，应详细记录缝线位置，必要时需及时中转剖宫产。如为经腹行宫颈环扎，需行剖宫产。

(六) 操作注意事项

1. 在学习宫颈环扎手术前，需学习有关宫颈环扎的相关理论，包括手术的指征、禁忌证；熟悉宫颈及相关脏器的解剖结构，掌握基本缝合技巧，轻柔操作，避免暴力。

2. 注意患者体位，紧急环扎时可采取 trendelenburg 体位(即患者处于仰卧位，并且取约 45° 头低足高位)以缓解羊膜囊外凸。

3. 术中应充分暴露宫颈，手术动作轻柔。如果宫颈口可见羊膜囊，应先将羊膜囊轻轻还纳。

4. 紧急环扎术时常可见胎膜脱出，在术前必须将脱出的胎膜还纳到宫腔。常见方法：采取大角度的 trendelenburg 体位；母亲膀胱灌注 250ml 左右；卵圆钳轻拉宫颈；用表面光滑的器具将胎膜推入宫腔，如戴手套的手指、棉垫或膀胱导管球囊等。

5. 缝合时应注意进针及出针位置，避免损伤宫颈两侧血管。束紧环扎带时以宫颈口容一小指尖为度。

6. 定时监测胎心，术前充分消毒，术中注意无菌操作，术后嘱患者适当休息，定期产检。

7. 经腹行宫颈环扎时，打结需结实，避免线结松开。

(七) 相关知识

1. 无并发症患者，经阴道宫颈环扎术后，建议在孕 36~37 周拆除缝线。

2. 理论上说，Shirodkar 手术能将缝线更接近宫颈内口，但手术步骤复杂，损伤较大。U 型缝合法更合适既往有宫颈裂伤的患者。

3. 经腹宫颈环扎术是通过开腹手术或腹腔镜来完成，针对诊断宫颈功能不全具有环扎术指征但无法经阴道实施宫颈环扎术的患者的补救治疗，如宫颈切除术后、宫颈过短、宫颈瘢痕坚硬经阴缝合困难或曾经阴道环扎失败者。需剖宫产终止妊娠，如果需要再次妊娠，剖宫产时缝线或环扎带不必取出。目前尚没有证据表明开腹宫颈环扎术和腹腔镜宫颈环扎术哪一种更优越，且经腹行宫颈环扎要求医师有足够的手术技巧及经验。

三、宫颈环扎规范操作表(表 14-0-1~ 表 14-0-2)

表 14-0-1　宫颈环扎规范操作表

项目	内容	是	部分	否
操作前准备	核对患者信息：包括患者姓名、性别、年龄、主诉			
	询问禁食禁饮情况			
	询问患者既往有无高血压、心、肺、脑疾病等病史			
	询问有无服用抗血小板药物、抗凝药物如阿司匹林、氯吡格雷等的情况(如有服用需停用 5~7 天且复查凝血功能正常考虑手术)，有无出凝血异常疾病史。麻醉前需询问有无麻醉药物过敏史			
	查看患者血常规、凝血功能、心电图及既往结果			
	明确患者有无宫颈环扎手术禁忌证			
	确定患者已签署宫颈环扎手术同意书			
	物品(器械)准备：确定宫颈环扎器具包及环扎材料完善。监护设备、氧气及急救药品准备妥当			
操作过程	手术过程			
	摆体位			
	听胎心			
	消毒			
	铺单			
	再次消毒阴道			
	消毒宫颈			
	1. McDonald 法			
	暴露宫颈			
	选择合适进针点			
	缝合			
	缩小宫颈			
	检查			
	2. 改良的 Shirodkar 手术			
	暴露宫颈			
	切开阴道前穹窿			
	选择合适进针点			
	缝合			
	检查			
	3. U 字缝合法			
	暴露宫颈			
	切开阴道前穹窿			
	选择合适进针点			
	缝合			
	检查			

续表

项目	内容	是	部分	否
操作过程	4. 经腹腔镜行宫颈环扎			
	摆体位、消毒、铺单			
	举宫			
	进腹,建立气腹,摆头低脚高位			
	游离子宫峡部及两侧血管,进针			
	束紧环扎带			
	缝合子宫膀胱返折,关腹			
操作后处置	向患者简要介绍手术情况			
	交代患者术后注意事项,监测胎心,定期产检			

表 14-0-2　宫颈环扎规范操锁评估表

项目	好(5分)	一般(3分)	差(1分)
操作过程流畅度			
操作检查熟练度			
人文关怀			

四、常见操作错误及分析

(一) 环扎线脱落

宫颈解剖结构不熟,缝合位置过低或者缝合深度过浅,应达肌层 2/3;束紧环扎带时线结不紧致滑脱。

(二) 宫颈裂伤

操作不规范,动作粗暴。

(三) 损伤膀胱、直肠等

女性盆底解剖结构不熟,行 Shirodkar 手术操作时需钝性分离直肠和宫颈后壁,以及膀胱和宫颈前壁并分离足够远,且动作需轻柔。

五、目前常用训练方法

(一) 缝合训练

宫颈环扎的基础是缝合,可利用模拟皮肤或者离体的动物肌肉等练习缝合技巧。

(二) 其他

手术方式可以用纸箱、卷纸等自制模型,还可以用盆腔手术模型来训练。

六、相关知识测试题

1. 行宫颈环扎术者早产临产,以下处理正确的是
　　A. 待其自然分娩　　　　　　　B. 立即行剖官产
　　C. 拆除宫颈口缝线　　　　　　D. 行宫颈内口修补术

E. 再次行宫颈环扎术

2. 女,35 岁,有习惯性流产史,病因已确诊为宫颈内口松弛,现孕 3 个月,请问做宫颈内口环扎术最佳时间为

A. 妊娠 10~15 周
B. 妊娠 15~20 周
C. 妊娠 14~28 周
D. 妊娠 30 周以后
E. 妊娠 14~16 周

3. 关于宫颈功能不全,以下说法**错误的**是

A. 是导致晚期自然流产的重要原因
B. 非孕期宫颈内口顺利通过 8 号扩张器,考虑有宫颈功能不全
C. 宫颈功能不全者应在再次妊娠 14~18 周行宫颈环扎术
D. 若环扎术后宫缩频密,环扎线松开,应尽快行再次环扎手术
E. 宫颈锥切术可致宫颈功能不全

4. 宫颈功能不全的病因包括

A. 分娩损伤
B. 人工流产时扩张宫颈过快过猛
C. 宫颈楔形切除术后
D. 宫颈发育不良
E. 宫颈肌瘤

参考答案:1. C;2. E;3. D;4. ABCDE。

（高 舟 米春梅）

参考文献

［1］谢幸,孔北华,段涛. 妇产科学. 9 版. 北京:人民卫生出版社. 2018.

［2］王祎祎,段华,汪沙,等. 宫颈功能不全与宫颈环扎术临床实践指南. 中国实用妇科与产科杂志. 2019, 035 (008): 880-884.

［3］夏恩兰. ACOG 宫颈环扎术治疗宫颈机能不全指南. 国际妇产科学杂志, 2016, 043 (006): 652-656.

［4］Committee on Practice Bulletins-Obstetrics. ACOG Practice Bulletin No. 199: Use of Prophylactic Antibiotics in Labor and Delivery. Obstet Gynecol 2018, 132: e103.

［5］SMITH J, DEFRANCO EA. Tocolytics used as adjunctive therapy at the time of cerclage placement: A systematic review. J Perinatol, 2015, 35: 561.

［6］MILLER ES, GERBER SE. Association between sonographic cervical appearance and preterm delivery after a history-indicated cerclage. J Ultrasound Med 2014, 33: 2181.

第十五章

子宫下段剖宫产术

一、概述

剂宫产术是指对孕周≥28周的孕妇,实施经腹切开子宫壁取出胎儿及附属物的过程。近年来,剖宫产在处理难产、妊娠合并症及并发症、降低母儿死亡率和患病率中发挥了重要作用。

有关剖宫产术的起源有多种说法,无从考证。但第一次真实可靠地施行剖宫产术是1610年,自此以后,历经了波罗手术(剖宫产同时在宫颈上切除子宫)、古典式剖宫产(子宫体部剖宫产)、腹膜外剖宫产、经腹子宫下段剖宫产。目前,应用最广泛的剖宫产术式是子宫下段剖宫产。

选择子宫下段横切口的优势在于,子宫下段血供较少,易于止血和愈合;再次妊娠子宫破裂风险低;术后发生粘连、梗阻及腹膜炎的风险低。因此,目前最广泛使用的是子宫下段横切口剖宫产术。

二、子宫下段剖宫产的规范流程

(一) 适应证

1. 绝对适应证

(1)急性胎儿窘迫:出现Ⅲ类电子监护图形且短期内不能经阴道分娩者。

(2)慢性胎儿窘迫:估计胎儿可存活,胎动减少,胎盘功能进行性减退,胎心监护出现胎心率基线异常伴基线变异异常、OCT出现频发晚期减速或重度变异减速、胎儿生物物理评分≤4分。

(3)头盆不称:绝对头盆不称,软产道梗阻或胎儿先露异常,而这些异常不是由于威胁胎儿生命的严重畸形引起;相对头盆不称经充分阴道试产失败者。

(4)瘢痕子宫:古典式剖宫产手术史;既往子宫肌瘤剔除术穿透内膜者;宫角切除手术史者。

(5)胎位异常:高直后位;横位;初产足月单胎臀位(估计胎儿出生体重>3 500g者);足先露。

(6)前置胎盘:完全性前置胎盘。

(7)前置血管。

(8)双胎或多胎妊娠:第1个胎儿为非头位、复杂性双胎妊娠、连体双胎。

三胎及以上的多胎妊娠。

(9)脐带脱垂:短时间内不能经阴道分娩、胎儿存活。

(10)胎盘早剥:产妇病情加重危及生命时,不论胎儿是否存活,均应剖宫产。

(11)孕妇存在严重合并症和并发症:如合并心脏病心功能Ⅲ~Ⅳ级、呼吸系统疾病、重度子痫前期或子痫、急性妊娠期脂肪肝、血小板减少($<50 \times 10^9$/L)及重型妊娠期肝内胆汁淤积症等,不能承受阴道分娩者。

(12)巨大儿:妊娠期糖尿病孕妇估计胎儿出生体重$>4\,000$g者。

(13)妊娠合并性传播疾病:严重的淋病;尖锐湿疣病灶广泛或病灶巨大阻塞产道;生殖器疱疹活动或有前驱症状;HIV患者满38周建议择期剖宫产。

(14)妊娠合并肿瘤:如妊娠合并子宫颈癌、巨大的子宫颈肌瘤、子宫下段肌瘤、卵巢肿瘤等阻碍产道者。

(15)引产失败、产程停滞。

(16)经腹宫颈环扎术后。

(17)母体濒死为挽救母儿生命。

2. 相对适应证

(1)前次子宫下段剖宫产史。

(2)臀位:估计胎儿体重$<3\,500$g。

(3)部分性及边缘性前置胎盘、低置胎盘、帆状胎盘。

(4)子宫畸形:包括纵隔子宫、双子宫、双角子宫等。

(5)严重的外阴、阴道静脉曲张。

(6)可治疗的胎儿畸形:如脊髓脊膜膨出,脑积水等。

(7)珍贵儿:如高龄初产、IVF-ET术后、前次孕足月死产史等。

(8)脐带绕颈三周及以上。

(9)孕妇要求的剖宫产:医师有权拒绝无指征的剖宫产,但应尊重孕妇的诉求,与孕妇及家属充分沟通剖宫产与阴道分娩的利弊,并做好记录。

(二)禁忌证

无绝对禁忌证,只有相对禁忌证。

1. 无明确手术指征。

2. 妊娠合并严重的内外科疾患,如严重的心衰、肺水肿、糖尿病昏迷、尿毒症、肝昏迷、水电解质紊乱等,需待一般情况改善,具有剖宫产手术指征时手术。

3. 胎儿异常、死胎、畸胎、胎龄过小、体重过低且母亲能够耐受阴道分娩者。

4. 腹部手术区严重化脓性感染、宫腔严重感染。

5. 不能保持剖宫产体位者。

(三)手术时机

1. 择期剖宫产 建议在孕39周后实施,除外双胎、多胎、前置胎盘等。

2. 急诊剖宫产

(1)5分钟剖宫产(即刻剖宫产):也称濒死期剖宫产(perimortem cesarean delivery,PMCD),指当孕产妇心脏骤停时,在心肺复苏4分钟后仍未建立自主循环、胎儿存活且孕周大于24周时立即剖宫产,争取于心脏骤停后5分钟内娩出胎儿。

(2)30分钟内剖宫产:当出现胎儿重度持续性心动过缓、胎儿严重酸中毒(头皮血pH<7.2)、脐带脱垂及子宫破裂等直接威胁母儿生命者,应立即剖宫产争取30分钟内娩出

胎儿。

(四) 术前准备

1. 仔细询问病史,系统查体,评估有无高危因素。对有高危因素及重症孕妇,应做好充分术前评估、术前讨论并记录。

2. 向患者及家属交代病情,告知手术风险,签署手术同意书、输血同意书、授权委托书。

3. 完善相应的检查、化验,了解胎儿宫内状况。

(1) 相关检查:心电图、胎儿彩超。

(2) 相关化验:血常规、尿常规、凝血功能、血型、输血前四项(艾滋、梅毒、乙肝、丙肝)、电解质、肝肾功能、血糖、血脂。

(3) 其他根据病情需要而定。

4. 术前禁水 4 小时、禁食 6~8 小时、备皮、留置尿管、备血、抗生素过敏试验。

5. 预防感染 剖宫产手术为Ⅱ类切口,术前半小时需预防性使用抗生素,减少术后感染的发生。

6. 手术室准备好新生儿抢救用物、药品以及剖宫产产钳等。

7. 麻醉前及手术前均需听胎心。

(五) 麻醉选择

1. 大多数剖宫产选择椎管内麻醉,但对有脊柱损伤或手术史、背部下段有皮肤感染时,不建议椎管内麻醉。

2. 产程中急诊剖宫产,可使用已留置的硬膜外导管启动麻醉。

3. 如出现严重的胎心过缓、脐带脱垂、早产臀位足先露、子宫破裂、大出血、严重胎盘早剥时,选择全麻,争取在最短时间内娩出胎儿,减少胎儿对麻醉药物的暴露。但对合并肺部疾病,如肺炎或其他难以行气管插管的患者,不建议全身麻醉。

(六) 手术步骤及注意要点

1. 体位 平卧位或侧倾斜 15°~30° 卧位,避免仰卧位低血压综合征的发生。

2. 消毒手术野,铺无菌巾。

3. 腹壁切口选择

(1) 腹壁横切口:耻骨联合上 2 横指(3cm)或下腹部皮肤皱褶水平略上,长 10~12cm。

(2) 腹壁纵切口:沿腹中线,从脐下至耻骨联合上缘一横指处,长 10~12cm,可更为迅速地进腹,适用于紧急剖宫产及术中可能需延长手术切口者。

(3) 有原手术瘢痕者:若原手术切口能够满足此次手术,尽量采用原切口。

切除原瘢痕方法:助手用组织钳提起瘢痕的一端并保持一定的张力,术者沿瘢痕两侧剔除原瘢痕。

4. 进腹

(1) 切开皮肤:按所设计的切口类型和长度,第一刀一次性切开切口全长,切开皮肤全层至皮下脂肪。

方法:右手持手术刀呈执弓式,左手拇指和示指置于切口上方使皮肤向两侧保持张力。

(2) 皮下脂肪层:用手指钝性分离,减少手术时间及血管损伤。纵切口者皮肤与皮下脂肪层一起切开。

（3）腹直肌前鞘的切开：在腹直肌前鞘正中作一短切口，显露腹直肌，用组织剪沿小切口剪开前鞘至切口两端。

（4）腹直肌的分离：组织剪在腹直肌筋膜上作一小切口，分开腹直肌直至后鞘，术者及助手分别伸入两手示指，牵拉钝性分离腹直肌至切口全长，暴露腹膜。

（5）腹膜的切开：可用手指钝性打开腹膜，避免误伤肠道、膀胱或其他可能粘连在腹膜下的器官。也可锐性分离，用两把血管钳提起腹膜，确认提起的腹膜间没有肠管及膀胱，组织剪剪开一小切口，在直视下沿小切口切腹膜至切口全长。如发现腹膜下粘连，应避开粘连。进腹后可使用一次性切口保护器或盐水垫保护切口并排开肠管。

5. 确定子宫下段切口位置，切开子宫下段。膀胱返折腹膜上缘为子宫下段的标志，子宫下段形成良好时，于返折腹膜上缘下方 2cm 处取子宫下段横切口，操作：首先用手术刀在子宫上作一个小切口，此时为避免胎儿损伤，在用手术刀切开子宫壁各层后，用右手示指以钝性分离方式进入宫腔，左手示指同时进入宫腔钝性扩大子宫切口 10~12cm，若此操作困难，可用 Allis 钳钳夹子宫小切口肌层的上下边缘，适当提高子宫肌层，血管弯钳钝性分离至胎膜膨出，再以两手示指钝性扩大子宫切口 10~12cm；子宫下段形成不良或膀胱与子宫下段粘连者，需先打开膀胱腹膜返折。方法：于返折腹膜上缘下方 2cm 处横行剪开返折腹膜 10~12cm，下推膀胱，显露子宫下段肌层，于返折腹膜切缘下 2cm 处切开子宫下段 2~3cm 并扩大子宫切口，方法同上，注意避开血管（如为瘢痕子宫，用子宫剪剪开子宫切口 10~12cm）。前置胎盘或胎盘植入孕妇避开胎盘附着部位酌情选择切口位置。

6. 刺破胎膜，缓慢放出并吸净羊水。

7. 娩出胎儿

（1）徒手娩胎儿法：手娩头法、徒手臀牵引娩出胎儿法、横位娩出法。

1）手娩头法：术者右手沿子宫切口进入宫腔达胎头最低点，利用屈肘力将胎头向上托起至切口处后，左手向上牵拉子宫切口，助手按压宫底辅助胎头娩出，清理胎儿口、鼻分泌物及羊水。助手牵拉子宫切口，术者双手将胎儿颈部向一侧牵拉，娩出一侧胎肩后，改向对侧牵拉，娩出另一胎肩，双肩娩出后向外提拉娩出胎儿。在胎头高浮于盆腔时，取头较困难，可先由助手按压宫底，使胎头下降至切口下方后，术者再进手取头，有时需要使用产钳。胎头入盆较深者，必要时可让另一助手经阴道上推胎头，对面先露或枕后位胎头极度仰伸者，可先将头旋转俯屈后再出头。

2）徒手臀牵引娩出胎儿法：单臀先露时，术者右手进入宫腔达胎臀最低点，将胎臀上托于子宫切口，双手钩住胎儿的双侧鼠蹊部，向外上方牵引并旋转呈骶前位，牵拉至脐带娩出，再按洗脸式娩上肢、骑马式娩胎头娩出胎儿。胎儿混合臀位或足先露时，先取出双足，向外牵引并旋转呈骶前位，再按上述方法娩出胎儿。

3）横位娩出法：横位剖宫产时，如胎背在上，行臀牵引娩出胎儿。如胎背在下，需行内倒转术，即术者右手伸入宫腔内，沿胎臀寻找下肢肢端，确定并握紧后轻轻向切口处牵拉，助手帮助向上推胎头，再以臀牵引方式娩出胎儿。如胎儿上肢已脱入阴道内，消毒脱出的上肢并经阴道轻轻上推，术者上提胎儿嵌顿的肩部，直至胎儿上肢还纳回宫腔；或直接牵引双足行内倒转术，旋转过程中脱出的上肢可缓慢回纳于宫腔。

（2）器械娩胎儿法：适用于剖宫产时胎头高浮、子宫下段发育不良、子宫切口较小等影响胎头娩出时。

1）单叶产钳娩胎儿法：当子宫切口较小或胎头向母体骶骨方向倾斜时，术者将左手伸入到胎头后方，右手持产钳钳柄，在左手引导下将钳叶放入胎头后方（图 15-0-1），右手用产钳向上提拉胎头至子宫切口（图 15-0-2）。

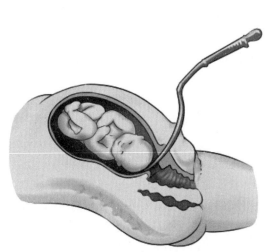

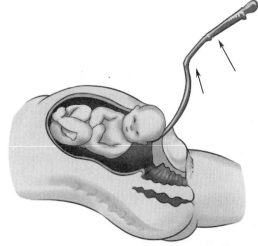

图 15-0-1　将钳叶放入胎头后方　　图 15-0-2　用产钳向上提拉胎头至子宫切口

2）双叶产钳娩胎儿法：当子宫下段发育不良或胎头较高时，以右枕横为例，在术者右手引导下，左手执左叶产钳插入胎头的下方，助手帮助固定左叶产钳，术者再放置右叶产钳滑向胎头的上方，扣合产钳检查确定胎头矢状缝在两叶产钳中间，确定钳叶与胎头之间无其他组织，握住钳柄牵出胎头。如为枕前位或枕后位，则将产钳钳叶分别置于胎头两侧，扣合产钳并牵出胎头（同前）。产钳可于胎头完全娩出后取下，也可于胎头着冠于子宫切口时分别取下（先下右叶，后下左叶）。

8. 止血　卵圆钳钳夹子宫切口、Allis 钳夹切口顶部止血，子宫肌层注射缩宫素 10U，静脉滴注缩宫素 10U+500ml 林格氏液。

9. 胎盘娩出　胎盘有剥离征象时牵拉脐带协助胎盘娩出，若 5 分钟后胎盘无剥离迹象或有明显活动性出血，立即手取胎盘，检查胎盘、胎膜是否完整，必要时再次探查宫腔，若为胎盘粘连，予以刮宫。

10. 清理宫腔　卵圆钳钳夹盐水垫擦拭宫腔2 遍。

11. 缝合子宫切口　双层连续缝合（图 15-0-3）。第一层缝合方法：从术者对侧开始，Allis 钳夹切口顶部，1 号可吸收线自切口顶端外 0.5~1.0cm 开始缝合，避免穿透内膜，对齐子宫切口上下缘，单纯连续缝合子宫肌层全层，针间距 1.5cm，针与切缘间距0.5cm，缝合至术者侧仍需超过切口顶端 0.5~1.0cm，

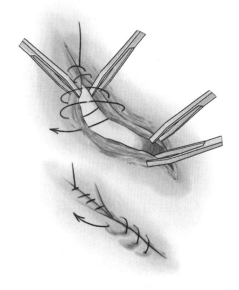

图 15-0-3　双层连续缝合

最后一针扣锁缝合或单独缝合打结;第二层缝合方法:从术者侧开始缝合,仍使用 1 号可吸收线连续缝合,进针应在第一层针距间,缝合子宫肌层外 1/3~1/2 及返折腹膜。缝合完毕后仔细检查有无出血。

12. **冲洗盆腹腔并探查** 生理盐水冲洗盆腹腔,检查子宫及双附件有无异常(如子宫肌瘤、卵巢或输卵管囊肿等),必要时进一步处理。

13. **关腹** 关腹前清点器械及敷料。

(1)腹膜缝合:2-0 可吸收线单纯连续缝合,针距 1.5cm,针与切缘间距 0.5cm,有助于减少盆腹腔内感染、出血及粘连的风险。

(2)腹直肌缝合:2-0 可吸收线间断缝合三针,有助于减少切口疝的发生,加强腹壁肌肉力量。

(3)腹直肌前鞘的缝合:2-0 可吸收线单纯连续缝合,针距 1.0cm,针与切缘间距 0.5cm,有助于加强腹壁抗张强度,减少切口疝的发生,但要避免损伤肌肉引起腱膜下血肿。

(4)皮下脂肪的缝合:可采用 2-0 可吸收线间断减张缝合。

(5)皮肤缝合:可使用皮肤吻合器、间断缝合或皮内缝合,各有利弊。皮内缝合耗时,可能致渗液引流不畅,增加感染风险;间断缝合需拆线,术后瘢痕明显;皮肤吻合器方便快速,但费用高。

(6)切口覆盖敷料:至少覆盖四块以上双层纱布,加盖棉垫。

14. **清理阴道** 手术者右手持无菌纱布,消毒外阴,食指和中指伸入阴道内,取出阴道内积血,同时左手轻轻按压宫底,确定子宫收缩情况并促进宫腔内积血排出。

(七)术后管理

1. **生命体征监测** 术后予心电监护仪监测患者心率、呼吸、氧饱和度及血压,2 小时内每 30 分钟监测 1 次,此后每小时监测 1 次,术后 6 小时可停止监护。但若生命体征不平稳,需增加监测次数和频率,延长监护时间。

2. **宫缩及出血情况监测** 术后每 15~30 分钟按摩子宫,观察子宫收缩及阴道流血情况,至术后 2 小时。若出血多,需视情况增加监测次数,至病情平稳,必要时急抽血查血常规、凝血功能等。

3. **预防血栓及肠粘连** 按摩双下肢,鼓励患者尽早翻身(麻醉后 6 小时)及下床活动,术后进行血栓评分,必要时给予穿弹力袜、气压治疗按摩双下肢、皮下注射低分子肝素等预防血栓。

4. **进食进水的时机** 根据麻醉方式酌情安排。腰麻患者术后 6 小时即可流质饮食(忌甜食及产气食物),肛门排气后半流质饮食,逐渐过渡到普食。

5. **尿管拔除时机** 术后第一天即可拔出,如术中可疑膀胱、输尿管损伤,视情况延长尿管留置时间。

6. **术后切口疼痛的管理** 一般由麻醉医生术后配备镇痛泵,缓解切口疼痛。

7. **术后促宫缩药物的应用** 术后常规每日应用缩宫素 20U+500ml 林格氏液缓慢静脉滴注,一般可维持 4 小时,视宫缩情况加用缩宫素或其他促宫缩药物。

8. **血、尿常规的复查** 术后第一天常规复查血常规,酌情复查尿常规。

9. **术后抗生素的使用** 预防性使用抗生素 24 小时,如出现感染征象适当延长抗生素使用时间。

（八）并发症及处理

1. 术中并发症

（1）仰卧位低血压综合征：指麻醉或手术过程中孕妇长时间仰卧位，增大的子宫压迫下腔静脉导致回心血量减少，出现低血压、面色苍白、出冷汗、头晕晕厥、休克等，胎儿可能出现重度窒息。

1）原因：孕晚期硬膜外静脉丛体积扩大，脑脊液易在硬膜外腔扩散，容易使麻醉范围过广或麻醉平面过高，加之增大的子宫压迫下腔静脉，回心血量减少，从而容易出现上述症状。

2）处理：硬膜外麻醉后采用左侧卧位倾斜 15°~30°，同时注射麻黄碱 15~ 20mg，剖宫产术中仍采用左侧卧位。

（2）子宫异常出血

1）子宫动、静脉损伤致出血及血肿。

①原因：多因产程长、产程停滞致使子宫下段过度拉长、组织水肿而引起子宫切口裂伤或子宫切口过大、过小撕裂引起。

②预防：严密观察产程进展，防止滞产及第二产程延长；正确选择子宫切口位置的高低及大小，对胎头过低、宫口开全者，子宫下段切口尽量呈 "C" 形，有利于胎头娩出，且不易撕裂子宫下段损伤血管及膀胱；胎头娩出时避免速度过快及暴力。

③处理：缝合止血并缝合裂伤的子宫切口，清除血肿。充分暴露术野，辨别出血位置、裂伤程度及与周围组织的关系，血管损伤予以缝扎止血，切口裂伤应找到裂伤部位顶端，超过顶端 0.5~1.0cm 缝合，若裂伤延及阔韧带，需打开阔韧带明确出血点后再缝扎，避免损伤输尿管。

2）宫缩乏力及胎盘因素出血：胎儿娩出后尽早使用促宫缩药物，必要时加强促宫缩药物使用；胎盘未剥离者及时剥离胎盘，清理宫腔；必要时宫腔球囊填塞；严重者结扎子宫动脉、髂内动脉，行子宫动脉栓塞术甚至切除子宫。

（3）脏器损伤

1）膀胱损伤

①原因：既往手术史使膀胱粘连移位、膀胱本身发育异常、子宫下段拉长膀胱随之上升等导致切开腹膜时误伤或下推返折腹膜时误伤。

②处理：发现损伤则予以修补。未损伤黏膜层者，2-0 可吸收线间断或连续缝合膀胱肌层和浆膜层，尿管保留 1 周后拔除；损伤黏膜层者，2-0 可吸收线膀胱全层缝合，尿管保留 2 周后拔出。

③预防：术前导尿，使膀胱空虚，术中保持尿管通畅；打开腹膜时仔细触摸，确认透亮区后方可切开腹膜；既往手术史者，在切开腹膜及下推膀胱时，采用钝锐性分离相结合的方法，仔细辨认解剖层次，避免损伤。

2）输尿管损伤：较少见，多发生于子宫切口裂伤至阔韧带累及输尿管，或因出血而盲目钳夹、缝扎止血所致，多于术后发现。

处理：放置 D-J 管，1~3 个月拔出。

3）肠管损伤：罕见，多见于既往盆腹腔手术史或感染史导致盆腹腔粘连者。

处理：如发现为小肠损伤则立即修补，术后预防感染、禁食、胃肠减压；如为结肠损伤，少数损伤小者可直接修补，多数需先行造瘘，待损伤愈合后再关瘘。

（4）羊水栓塞：较少见。

1）原因：挤压宫底或宫缩过强使宫腔内压力过高，羊水沿裂伤的血管或胎盘边缘血窦进入母体血循环；当合并子宫破裂、前置胎盘、胎盘早剥时，羊水可能经异常开放的子宫血管进入母体血循环。

2）预防及处理：切开胎膜后，缓慢放出羊水后再娩出胎儿，减少羊水栓塞的发生率。

（5）胎儿损伤

1）手术刀损伤：切开子宫肌层时损伤胎儿先露部，多见于产程长，子宫下段过度拉长、下段薄弱者或臀先露者。

预防：当切开子宫切口接近胎儿时，尽量钝性分离。

2）胎儿娩出时损伤：胎头位置过低导致颅骨损伤；巨大儿或复合先露致骨折或神经损伤等。

预防：娩出胎儿时按分娩机制，避开宫缩，动作轻柔，避免暴力分娩。

2. 术后并发症

（1）感染：包括宫腔感染、子宫内膜炎、盆腹腔感染、腹部切口感染、上呼吸道感染及泌尿系统感染等。

1）预防：术前把握好手术指征及时机；术中无菌操作；术后积极预防感染。

2）处理：广谱抗生素抗感染治疗，最好使用针对革兰氏阴性杆菌及厌氧菌的抗生素，细菌培养结果回报后根据药敏结果更换抗生素。

（2）产后出血

1）产时出血：指术后 24 小时内出血 ≥ 1 000ml。加强促宫缩，必要时宫腔球囊填塞，严重者再次手术结扎子宫动脉、髂内动脉，甚至切除子宫。

2）晚期产后出血：指术后 24 小时后发生的大出血，一般发生在术后 2~6 周。

①原因：感染等导致胎盘附着部位子宫复旧不全，子宫切口缝合过密或过紧导致愈合不佳或感染裂开，胎盘、胎膜残留出血，子宫内膜炎等。

②处理：使用一种或多种促宫缩药物，必要时行子宫动脉栓塞术；应用广谱抗生素；可疑胎盘、胎膜残留者，促宫缩及抗感染治疗后必要时清宫。

（3）下肢静脉血栓：表现为一侧或双侧下肢肿胀、疼痛甚至行走困难，或呼吸困难、胸痛等肺栓塞表现。

1）原因：术前或术后活动少、潜在血栓高风险、原有血栓未及时发现等。

2）预防：术后鼓励家属按摩双下肢，鼓励患者尽早翻身（麻醉后 6 小时）及下床活动；术后进行血栓评分，必要时给予穿弹力袜、气压治疗按摩双下肢、皮下注射低分子肝素等预防血栓。

3）处理：积极抗凝治疗，必要时溶栓。

（4）肠粘连、肠梗阻：表现为腹痛、腹胀，停止排气、排便等。

1）预防：术后鼓励患者尽早翻身（麻醉后 6 小时）及下床活动，预防粘连；术后使用促排气及促进肠蠕动药物，尽早排气。

2）处理：以保守治疗为主，胃肠减压、禁食禁饮、补液、抗炎、肛管排气等，如保守治疗无效，必要时剖腹探查。

（5）子宫内膜异位症：可发生在子宫切口、前鞘及腹壁切口等部位，也可发生在盆腔。

1）预防：缝合子宫切口时，避免穿透子宫内膜；关腹前反复冲洗盆腹腔，避免盆腔子宫内膜异位症；缝合腹膜、前鞘、皮肤时层层清洗，减少腹壁切口内异症发生。

2)处理：症状明显的患者予以手术切除或 HIFU 消融病灶。

(6)子宫切口愈合不良：多与感染、缝合方式及缝合技术有关。

预防：围术期预防性使用抗生素，避免感染；缝合时采用双层连续缝合，注意切口对合。

处理：如经期延长影响生活质量，可行宫腔镜下子宫切口矫形术。

(7)剖宫产儿呼吸窘迫综合征

1)原因：剖宫产儿胸廓未经产道挤压，胸腔负压形成较差，易形成肺透明膜；剖宫产儿活性纤溶酶缺乏，不能溶解纤维蛋白。

2)处理：保暖，保持呼吸道通畅，吸氧，纠正水、电解质紊乱，预防性使用抗生素，3~4 天后多能自行恢复。

(8)再次妊娠有发生切口妊娠、子宫破裂风险。

(九) 注意事项

1. 严格把握手术指征，避免不必要的剖宫产。

2. 术前充分评估，听胎心，如术前未闻及胎心，除非抢救母亲生命，否则不应实施剖宫产。

3. 要使皮下组织与皮肤切口等大，避免外大内小。

4. 充分估计腹壁厚度，操作仔细、轻柔，避免损伤肌肉、子宫甚至胎儿。

5. 分离腹直肌时需注意沿中线分离，避免损伤腹直肌后鞘表面血管，导致出血或血肿发生。

6. 产程中剖宫产注意防止损伤膀胱及肠管。滞产、产程时间长的患者，因子宫下段过度拉长，膀胱也随之升高，且产妇过度通气出现肠胀气而使肠管移向子宫前方，因此，在切开腹膜时应仔细辨认，避免损伤膀胱及肠管。

7. 产程中剖宫产子宫切口的选择　因子宫下段过度拉长，选取子宫切口前需仔细确认子宫下段的上缘，一般选择在子宫下段上缘下方 2~3cm 处切开子宫，否则可能子宫切口位置过低，容易发生切口愈合不良。

8. 刺破胎膜后要缓慢放出并及时吸净羊水，否则容易发生羊水栓塞。

9. 避免胎儿损伤　尤其产程中剖宫产时，子宫下段因过度拉伸而变得非常薄弱，切开子宫下段时容易损伤胎儿。切开前，手指在预计切口部位轻轻触诊，初步估计子宫下段的厚度，当切开子宫切口接近胎儿时，尽量钝性分离。

10. 缝合子宫切口时，先确认宫颈口位置，并辨认宫体后壁与下段交界处的皱襞，避免缝合宫颈口或将皱襞误认为是子宫切缘而缝合。

11. 巨大儿剖宫产时，可适当延长腹部及子宫切口，避免胎儿娩头困难导致新生儿窒息或子宫切口裂伤。如遇子宫下段狭窄环胎儿娩出困难时，可将子宫切口向宫体部延长成"J"形或倒"T"形。

12. 胎头位置过低娩出困难时，暴力分娩会增加胎儿颅骨骨折、子宫切口撕裂及产后出血的风险。可采用下列方法协助娩出：

(1)上提胎肩法：术者双手置于胎儿双肩，向上用力使胎头松动后，左手固定胎体，右手伸入子宫切口娩出胎头。

(2)经阴道上推胎头：术者右手伸入切口做好娩出胎头准备，助手用多个手指或手掌包绕胎头经阴道上推胎头，使胎头松动后，术者顺势娩出胎头；助手上推胎头时应避免胎儿颅骨骨折。

(3)臀倒转牵引法：按臀牵引法娩出胎儿。

13. 胎头高浮时胎头娩出相对困难，吸净羊水后助手缓慢持续按压宫底，促使胎头下降至子宫切口处后,术者再伸手娩出胎头,如仍娩出困难,可使用剖宫产产钳。

14. 双胎　第一胎儿破膜后缓慢放出并吸净羊水,避免发生羊水栓塞及腹压骤降引起胎盘早剥;第一胎儿娩出后固定第二胎儿使其保持纵产式,初步判断第二胎儿胎位并决定娩出方式后再破膜。

15. 多次剖宫产术后再次剖宫产　仔细辨认解剖结构,逐步钝锐性相结合分离粘连,钝性分离打开腹腔,避免损伤膀胱、肠管等脏器。容易发生胎盘粘连,子宫切口异形血管多,容易出血,术前应做好充分评估及准备,由有经验的医生进行手术,术中积极处理,避免大出血。

（十）相关知识

1. 即刻剖宫产　也称濒死期剖宫产(perimortem cesarean delivery,PMCD),指当孕产妇心脏骤停时,在心肺复苏 4 分钟后仍未建立自主循环、胎儿存活且孕周大于 24 周时立即剖宫产,争取于心脏骤停后 5 分钟内娩出胎儿。心脏骤停后即刻剖宫产,可缓解子宫对下腔静脉和主动脉的压迫,增加回心血量,改善孕妇的血流动力学,提高母婴存活率。胎儿预后取决于胎龄、产妇死亡前血流动力学状态及胎儿娩出时间等。通常情况下胎儿预后较差,即使存活,也可能因大脑缺氧出现脑损伤。

2. 古典剖宫产　即子宫体部剖宫产术,在子宫前壁中线上纵形切开子宫肌层 4~5cm,深达胎膜,用子宫剪上下剪开切口长 10~12cm,目前已极少采用。

优点:操作简便,易掌握,手术时间短。

缺点:容易发生出血多、粘连、愈合差等,再次妊娠易发生子宫破裂。

3. 腹膜外剖宫产　适用于存在腹腔感染或严重宫内感染者、多次腹腔手术致粘连严重者。

三、剖宫产操作规范检查表（表 15-0-1~ 表 15-0-2）

表 15-0-1　剖宫产手术操作核查表

项目	内容	是	部分	否
术前准备	手术指征及时机是否正确			
	术前评估、术前讨论			
	手术风险告知及签署同意书			
	术前检查:心电图、胎儿彩超、血常规、凝血功能、输血前四项等			
	备皮、留置尿管、备血、抗生素、新生儿抢救用物、胎心多普勒、剖宫产产钳			
手术步骤	平卧位或侧倾斜 15°~30° 卧位			
	消毒手术野,铺无菌巾			
	腹壁各层的切开:剖宫产腹壁切口的选择是否合适、各层次切开、止血的手术步骤规范性			
	子宫切开:子宫切口的选择是否合适,切开、止血的手术步骤的规范性			
	胎儿娩出方式是否正确,新生儿的评估及复苏			
	胎盘娩出及清理宫腔是否正确			
	子宫切口的缝合基本要求:子宫双层缝合,针间距合理,针与切缘间距适当,不穿透内膜,子宫肌层的缝合加固及对合整齐,子宫浆膜层 / 膀胱腹膜返折的处理,子宫肌层出血的缝合处理合理性			

项目	内容	是	部分	否
手术步骤	腹膜、筋膜、肌肉缝合的基本要求：壁层腹膜、筋膜、腹壁肌肉是否逐层单独闭合；腹膜缝合的间距合理，腹直肌的缝合方式，筋膜缝合是否损伤到神经和筋膜下肌层			
	皮肤和皮下脂肪的缝合基本要求：皮下脂肪不缝合或间断缝合，不留死腔，减张缝合；皮肤切口的缝合是否美观，是否有利于瘢痕形成最小化			
	缝合材料的选择：各层次缝合材料和型号的选择是否合理			
	手术视野清晰、团队配合好、手术过程流畅			
	术后阴道清理			
术后注意事项	交代患者术后注意事项，如饮食建议、活动时间等			

表 15-0-2 剖宫产规范检查评估表

项目	好(5分)	一般(3分)	差(1分)
操作过程流畅度			
操作检查熟练度			
人文关怀			

四、常见操作错误及分析

(一) 膀胱、肠管损伤

1. 滞产、产程时间长的患者，因子宫下段过度拉长，膀胱也随之升高，且产妇过度通气出现肠胀气而使肠管移向子宫前方。因此，在切开腹膜时容易损伤膀胱及肠管，应仔细辨认，避免损伤。

2. 有腹腔手术史的患者，可能存在盆腹腔粘连，肠管、大网膜、膀胱均可能与子宫及腹膜粘连，进腹时容易损伤，应仔细辨认，尽量钝性分离粘连。

(二) 胎儿损伤

1. **手术刀损伤** 切开子宫肌层时损伤胎儿先露部，多见于产程长，子宫下段过度拉长、下段薄弱者或臀先露者。注意切开前，手指在预计切口部位轻轻触诊，初步估计子宫下段的厚度，当切开子宫切口接近胎儿时，尽量钝性分离。

2. **胎儿娩出时损伤** 胎头位置过低可能出现颅骨损伤；巨大儿或复合先露致骨折或神经损伤等。注意娩出胎儿时按分娩机制，避开宫缩，动作轻柔，避免暴力分娩。

五、相关知识测试题

1. 以下**不是**剖宫产指征的是

  A. 骶耻外径 18.0cm,入口前后径 10.0cm   B. 尖锐湿疣

  C. 宫颈肌瘤 4cm   D. 外阴严重静脉曲张

  E. 孕妇身高 145cm

2. 剖宫产术中胎儿娩出后产妇诉呼吸困难,血氧饱和度 78%,心率 30 次/min,继而呼之不应,心脏骤停,下列处理正确的是

  A. 予以肾上腺素 1mg 静推   B. 予以地塞米松 20mg 静推

  C. 行胸外心脏按压   D. 切除子宫

  E. 气管插管

3. 患者 40 岁,10 年前剖宫产,孕 39 周,自然临产,要求阴道试产,宫口开全后突然出现胎心下降至 80 次/min,宫缩激惹试验(CST)频发重度变异减速,需要考虑胎心下降的可能原因

  A. 脐带因素   B. 子宫破裂

  C. 先兆子宫破裂   D. 胎盘早剥

  E. 以上均是

4. 瘢痕子宫患者,术中盆腔粘连严重,可疑膀胱损伤,行亚甲蓝液灌注,见蓝色液体溢出,以下说法**不正确**的是

  A. 说明损伤膀胱黏膜   B. 2-0 可吸收线全层缝合

  C. 2-0 可吸收线分层缝合   D. 留置尿管 1 周

  E. 留置尿管 2~3 周

5. 患者 40 岁,孕 33 周,重度子痫前期,血压控制欠佳行剖宫产终止妊娠,术后 48 小时出现间断胸闷,血氧饱和度波动在 89%~94%,行肺部 CT 血管造影提示肺栓塞可疑,考虑患者肺栓塞与下列选项**无关**的是

  A. 年龄 40 岁   B. 早产

  C. 重度子痫前期   D. 术前、术后下床少

  E. 未提高氧流量充分给氧

  参考答案:1. A;2. ABCDE;3. E;4. D;5. E。

(米春梅　李瑞珍)

参考文献

[1] 张为远,余艳红.剖宫产手术的专家共识 (2014).中华妇产科杂志,2014.49 (10): 721-724.

[2] BASKETT TF,产科手术学.段涛,译.北京:人民卫生出版社,2009.

[3] 张春红.实用妇产科手术学.天津:天津科学技术出版社,2018.

[4] 史常旭.现代妇产科手术与技巧.北京:人民军医出版社,2008.

[5] 段涛,刘兴会,漆洪波,等.剖宫产术缝合技术及材料选择专家共识 (2018).中国实用妇科与产科杂志,2018,(04):405-408.

第三部分　生殖医学专科技能操作

第十六章

诱导排卵及排卵监测方法

一、概述

因不孕不育就诊的夫妻中,排卵障碍发生率18%~25%,是不孕症最常见的因素。这些女性中大多数表现为月经稀发,虽然偶尔有排卵,但自然受孕率明显降低。诱导排卵(ovulation induction,OI)是指对不孕不育患者和有排卵障碍患者采用药物的方法诱发卵巢的排卵功能,即单个优势卵泡发育和排卵。对于不排卵性不孕症女性,需要了解不排卵的原因,才能确定诱导排卵的临床方法。诱导排卵不同于实施体外受精-胚胎移植(IVF-ET)时的控制性超促排卵。诱导排卵的首要目标是采用侵袭性最小、最简单、最便宜的治疗方法,诱导单个卵泡发育继而排卵,最终单胎妊娠并生育健康的新生儿,尽量降低多胎妊娠的发生率。对于接受促性腺激素治疗的女性,应尽量降低卵巢过度刺激综合征的风险,尤其是多囊卵巢综合征女性。常用的诱导排卵药物有枸橼酸氯米芬(clomiphene citrate,CC),来曲唑(letrozole,LE),外源性促性腺激素(gonadotropin,Gn)。

二、诱导排卵的规范流程

(一) 诱导排卵的适应证

1. 低促性腺激素性性腺功能减退症　由于下丘脑或垂体问题导致。
2. 多囊卵巢综合征。
3. 不明原因不孕症。
4. 黄体功能不足。
5. 轻型子宫内膜异位症。
6. 其他　如配合宫腔内人工授精(IUI)治疗的诱导排卵。

(二) 诱导排卵的慎用情况

1. 原发或继发性卵巢功能低下。
2. 血栓栓塞家族史或血栓形成倾向。
3. 患有性激素相关恶性肿瘤(乳腺癌、卵巢癌、子宫内膜癌等)治疗前后。

（三）诱导排卵的禁忌证

1. 高促性腺激素性无排卵　卵泡刺激素（FSH）≥40IU/L时提示卵巢功能低下，如性腺发育不全、医源性性腺切除、性腺损伤等、原发性卵巢功能不全、卵巢促性腺激素抵抗综合征。

2. 先天性生殖道畸形或发育异常　如先天性无阴道、无子宫或始基子宫等。

3. 双侧输卵管阻塞/缺失。

4. 急性盆腔炎症或严重全身性疾病不适合妊娠者。

5. 对卵巢刺激药物不敏感或不能耐受者。

6. 妊娠或哺乳期妇女。

7. 男方无精子症　非供精助孕周期。

三、诱导排卵的药物及使用方案

（一）芳香化酶抑制剂

来曲唑（LE）

1. 作用机制　LE是一种选择性的芳香化酶抑制剂，分别阻断睾酮向雌二醇和雄烯二酮向雌酮的转化，通过减少雌激素的产生，减除雌激素对下丘脑-垂体的负反馈抑制作用，进而增加垂体分泌FSH，促进卵泡的发育。同时，LE阻断雄激素转化为雌激素，导致卵泡内雄激素聚集，从而增加卵泡FSH受体的表达并促进卵泡的发育。同时卵泡内雄激素的蓄积还可以刺激胰岛素样生长因子-I（IGF-I）及其他自分泌和旁分泌因子的表达增多，通过IGF-I途径提高卵巢对激素的反应性。与CC不同，LE不直接抵抗雌激素，对子宫内膜和宫颈黏液没有不良影响。适用于对CC抵抗的患者，多囊卵巢综合征（PCOS）患者及不明原因不孕的患者。

2. 使用方案　LE的初始剂量为2.5mg/d，在自发月经或孕激素诱导出血的月经周期第3~7天口服，同时定期行卵泡监测。如果使用较低剂量治疗无排卵，可逐渐调整剂量，以2.5mg的增量增至最大剂量7.5mg/d。如果治疗周期有排卵但未孕，可持续同样剂量4~6个周期。

3. 卵泡监测　用药后，一般从月经周期的第10~12天开始定期超声监测卵泡发育及子宫内膜厚度；当优势卵泡直径10~14mm时，每3天监测一次，当优势卵泡直径≥14mm时，每日或隔日监测一次，并同时测血或尿LH；当主导卵泡直径达18~20mm，子宫内膜厚度≥8mm时，结合血雌二醇浓度达200~300pg/ml，血LH上升>20U/L或高于基础LH浓度3倍以上时，交代患者24~36小时后同房，次日超声监测是否排卵；若未出现LH峰，可予以人绒毛膜促性腺激素（HCG）5 000~10 000U扳机，24~36小时夫妻双方同房。

4. LE诱导排卵的周期特点

（1）由于LE是芳香化酶抑制剂，可阻断颗粒细胞内芳香化酶的活性，阻断雌激素的产生，因此单个卵泡产生的雌激素浓度低于正常自然排卵者和CC促排卵的卵泡分泌的雌激素。

（2）LE诱导排卵时，单卵泡发育的可能性大于CC，多胎风险降低。

（3）对子宫内膜的容受性影响较CC小。

5. LE 诱导排卵的副作用

(1)文献报道使用 LE 诱导排卵的女性大约有 12% 出现乏力和头晕。

(2)胎儿的安全性：此类药物可能在胎儿发育早期破坏正常的芳香化酶活性,如果不慎在早期妊娠阶段使用,则有可能致畸,人类目前还未观察到 LE 的致畸风险高于使用 CC 的致畸风险,理论上可能更好,因为 LE 的半衰期短,在排卵前可被清除,降低了对胎儿器官影响的可能性。

(二)抗雌激素类药物

枸橼酸氯米芬(CC)

1. 作用机制　雌激素与雌激素受体结合的竞争性抑制剂。CC 与下丘脑的雌激素受体结合,阻断了内源性雌激素的负反馈效应,导致下丘脑促性腺激素释放激素(GnRH-α)脉冲频率增加以及垂体 FSH 和 LH 释放增加,从而促进卵泡的发育。CC 还可以直接作用于卵巢,增强颗粒细胞对垂体促性腺激素的敏感性和芳香化酶的活性。适用于下丘脑 - 垂体 - 卵巢轴(H-P-O 轴)正常的排卵障碍性不孕及不明原因不孕患者的诱导排卵治疗,黄体功能不足的患者也可试用 CC 诱导排卵。

2. 使用方案　CC 可以单独使用,也可以与人绝经尿促性素(HMG)和 FSH 联用。初始剂量为 50mg/d,在自发月经或诱导出血后的月经周期第 3~5 天开始,每日的总剂量一次性服用,连用 5 日,同时定期行卵泡监测。如果最后一片 CC 后 5~7 天 B 超监测没有 10mm 以上的优势卵泡,而且雌二醇水平和子宫内膜厚度没有变化,可联合加用 HMG 或 FSH 促卵泡发育;当第一个治疗周期无排卵时,可增加剂量至 100mg,最大剂量为 150mg/d。如果治疗周期有排卵但未孕,可持续同样的剂量 4~6 个周期。

3. 卵泡监测　用药后,一般从月经周期的第 10~12 天开始定期超声监测卵泡发育及子宫内膜厚度;当优势卵泡直径 10~14mm 时,每 3 天监测一次,当优势卵泡直径 ≥14mm 时,每日或隔日监测一次,并同时测血或尿 LH 浓度;当主导卵泡直径达 18~20mm,子宫内膜厚度 ≥8mm 时,结合血雌二醇浓度达 200~300pg/ml,血 LH 上升>20U/L 或高于基础 LH 浓度 3 倍以上时,指导患者 24~36 小时后同房,次日 B 超监测是否排卵;若未出现 LH 峰,可予以人绒毛膜促性腺激素(HCG)5 000~10 000U 扳机,注射后 24~36 小时夫妻双方同房,次日 B 超监测是否排卵。

4. CC 诱导排卵的周期特点

(1)存在 CC 抵抗:连续 3 个周期使用 CC 诱导排卵,剂量达到 150mg/d 仍无反应称为 CC 抵抗,发生率 15%~40%。

(2)CC 诱导排卵时单个卵泡发育形成的雌激素浓度高于自然周期发育的卵泡雌激素水平。

(3)因为 CC 有抗雌激素作用,影响子宫内膜发育,因此子宫内膜厚度较薄。

(4)CC 的血药浓度与体重有关,由于 CC 的抗雌激素效用对子宫内膜和宫颈黏液的影响,体重低于 60kg 的女性,起始剂量不应超过 50mg/d,对体重 ≥75kg 的女性,建议起始剂量为 100mg/d,同时监测子宫内膜厚度情况。

5. CC 诱导排卵的注意事项

(1)诱导排卵用药前需超声检查:在第一次 CC 治疗前,对卵巢进行超声检查,以除外卵巢肿瘤、子宫内膜异位症或持续存在的黄体囊肿,评估卵泡数量和窦卵泡大小。

(2)因排卵障碍导致的不孕患者,建议先纠正引起排卵障碍的相关内分泌及代谢因素。

(3)单用 CC 诱导排卵失败时,建议根据患者具体情况加用外源性 Gn、或二甲双胍等来诱发排卵。

6. CC 诱导排卵的副作用　CC 可诱导多卵泡发育,因此多胎发生率高,文献报道双胎发生率 7%~10%。

(三)外源性促性腺激素(Gn)

1. Gn 的种类　外源性 Gn 包括天然 Gn 和基因重组 Gn。天然 Gn 包括:从绝经妇女尿液中提取的 HMG,尿源性卵泡刺激素(uFSH),从孕妇尿中提取的人绒毛膜促性腺激素(uHCG)。基因重组的 Gn 包括重组 FSH(rFSH),重组 LH(rLH),重组的 HCG(rHCG)

2. 作用机制　FSH 能够募集卵泡及促进卵泡发育;LH 协同 FSH 促进卵泡发育和刺激排卵,HCG 有诱发排卵和黄体支持的作用。Gn 适应于 LE 或氯米芬治疗无效的 PCOS 女性、低促性腺激素性性腺功能减退不孕女性及不明原因不孕女性。

3. 使用方案

(1)递增法:对于低促性腺激素性腺功能减退和氯米芬抵抗无排卵妇女,应用递增法,初始剂量为 37.5~75U/d,逐渐增加剂量,直到出现理想的反应阈值。自然月经出血或黄体酮诱导出血后第 2~3 天开始持续使用,4~7 天后通过阴道超声检查卵泡发育情况或通过测定血清雌二醇浓度判断治疗反应,以决定是否增加促性腺激素剂量,每次增加 37.5~75U,最大剂量为 225U/d。根据卵泡发育情况及血清雌二醇浓度决定超声监测频率,当出现优势卵泡时,每 2~3 天监测一次,卵泡晚期每 1~2 天监测一次,当优势卵泡直径达 18~20mm 和 / 或血清雌二醇浓度达到每个优势卵泡 200pg/ml 时,使用 HCG(尿提取 HCG 剂量 5 000~10 000U,重组 HCG 250μg)触发排卵。

(2)氯米芬 /LE 和促性腺激素序贯治疗:适应于氯米芬抵抗和不明原因不孕妇女,先予以氯米芬(50~100mg/d)/LE(2.5~5mg/d)治疗,结束后开始给予小剂量 FSH 或 HMG(37.5~75U/d)治疗,并按照促性腺激素标准治疗进行排卵监测。

4. Gn 诱导排卵的周期特点　须注射用药,费用高,易导致多卵泡发育,多胎和卵巢过度刺激综合征(OHSS)的风险增加。但对子宫内膜影响不大,妊娠率相对较高。

5. Gn 诱导排卵的副作用　多卵泡发育导致多胎妊娠发生率增加,OHSS 发生率增加;注射部位可能发生疼痛、皮疹等

四、诱导排卵的并发症及处理

(一)多胎妊娠

使用药物诱导排卵治疗后(尤其是使用促性腺激素诱导排卵后),多胎妊娠发生率增加。多胎妊娠是高危妊娠,易引起早产、低体重儿、妊娠糖尿病、子痫前期等妊娠期并发症以及较高的围产儿死亡率和患病率。

预防措施:严格掌握诱导排卵的适应证;当血清雌二醇浓度升高 ≥900~1 400pg/ml,或超声监测发现 4~6 个以上,直径 ≥10~14mm 卵泡时,应建议患者取消本治疗周期或改为 IVF 治疗;虽然尽最大努力避免并发症的发生,但患者仍然出现多胎妊娠时,建议行选择性减胎术治疗。

(二)卵巢过度刺激综合征(ovarian hypersitimulation syndrome,OHSS)

卵巢过度刺激综合征是一种由于促排卵引起的医源性并发症,自然妊娠诱发 OHSS 罕见。

1. OHSS 的类型 根据发生时间不同,OHSS 分为两种临床类型。

(1)早发型 OHSS:发生在给予 HCG 注射诱发排卵后 9 天内,与卵巢刺激有关。

(2)晚发型 OHSS:发生在给予 HCG 注射诱发排卵 9 天后,与早期妊娠分泌的内源性 HCG 及黄体支持的外源性 HCG 有关。

2. OHSS 的高危因素

(1)年龄:年轻女性较年龄大的女性 OHSS 发病风险更高。

(2)体重指数:OHSS 常发生在低体重患者。

(3)多囊卵巢综合征患者。

(4)既往有 OHSS 病史,再次诱导排卵 OHSS 风险增加。

(5)OHSS 与 HCG 的暴露有关,促排卵过程中使用 HCG 扳机以及排卵后给予 HCG 支持黄体功能,及妊娠尤其是多胎妊娠会增加晚期 OHSS 风险。

(6)OHSS 与诱导排卵的药物种类有关,应用 Gn 促排卵治疗 OHSS 风险增加。

(7)大剂量促性腺激素治疗后多卵泡发育,雌激素浓度高。直径>10mm 的卵泡数量≥20 个,数量越多,风险越大;排卵前血清雌二醇浓度大于 3 500pg/ml 风险开始增加。

3. OHSS 的病理生理学特征 毛细血管通透性增加,体液从血管内向血管外间隙转移,导致第三体腔积液(盆腔、腹腔、胸腔等)。对于易感患者,在促排卵过程中,使用 HCG 促进卵泡最终成熟和诱发排卵是造成 OHSS 的主要刺激。目前 OHSS 的病理生理学尚不完全清楚,可能与使用 HCG 后导致卵巢中血管内皮生长因子的过度表达,血管活性 - 血管生成物质的释放增加,血管通透性增加导致体液外渗引起相应临床症状。

4. OHSS 的临床表现 根据症状、体征和实验室检查的严重程度,将 OHSS 分为 4 级。

(1)轻度 OHSS:表现为轻度腹部不适,恶心、少见情况下有呕吐、腹泻、卵巢轻度增大伴多个卵泡囊肿和黄体囊肿,无生化异常。

(2)中度 OHSS:包括所有轻度 OHSS 的症状,腹部不适和胃肠道症状较轻度更频繁和强烈;同时超声检查证实腹水,卵巢增大,最大直径可达 12cm,体重突然增长超过 3kg 可能是中度 OHSS 的早期征象之一;实验室检查示白细胞计数>15 000/ml,血细胞比容>41%,伴低蛋白血症。

(3)重度 OHSS:在中度 OHSS 基础上,腹水伴严重腹痛,部分患者还存在胸腔积液。腹水和胸腔积液可能损害肺功能导致缺氧,低血容量导致肝肾功能损害,出现少尿、无尿、肌酐增加,电解质紊乱,转氨酶升高,血细胞比容大于 55%,白细胞计数大于 25 000/ml,同时血液浓缩,增加了血栓栓塞的风险。

(4)OHSS 危象:OHSS 危象患者的重要器官和系统功能严重受损,出现肝肾功能和心血管功能衰竭,DIC 等可能导致死亡。

5. OHSS 的诊断 结合患者有卵巢刺激后排卵或应用 HCG 病史,结合病史和临床表现及超声检查等结果作出诊断。

6. OHSS 的处理 OHSS 是一种医源性自限性疾病,对于确诊的 OHSS 处理主要是保守治疗和对症治疗。大多数 OHSS 为轻度,可以在门诊接受治疗,避免重体力劳动,轻度 OHSS 患者可进展为中度或重度,因此应观察患者腹痛、体重及腹围增加的情况,一般观察至少 2 周或直到月经来潮。对于中度 OHSS 患者,避免重度体力活动,避免性交,可适当下床活动,每日摄入 1~2L 液体,慎用利尿剂,以免加重低血容量。每日记录体重、腹围和尿量。

对于存在栓塞等高危因素的患者(年龄大于 35 岁,肥胖,活动不便,有血栓形成的个人史或家族史等),应使用低分子肝素预防血栓栓塞。对于重度 OHSS 或危象患者,应住院治疗。

7. OHSS 的预防　OHSS 是一种医源性疾病,因此预防是关键。临床医生在使用药物促排卵前必须对患者进行准确的评估,首先需要警惕具有高危因素的患者:如 PCOS 患者、年轻、瘦小或有 OHSS 病史的患者,选用适当的促排卵方案和 Gn 剂量。如在诱导排卵过程中出现 OHSS 的倾向,可采用取消周期、coasting 疗法、减少 HCG 剂量扳机或联合 GnRH-α 扳机,IVF-ET 患者卵巢刺激周期中可采取全胚胎冷冻等方案,以最大限度减少 OHSS 的发生,特别是重度 OHSS 的发生。

(三) 卵泡黄素化不破裂综合征

1. 定义　卵泡黄素化不破裂综合征(luteinized unruptured follicle syndrome,LUFS)是指卵泡成熟但不破裂,不能排出卵细胞,在 LH 作用下黄素化。

2. 发生机制　目前发生机制不明。可能和高雄激素患者卵巢结缔组织弹力纤维增加,卵泡膜增厚及某些疾病如炎症、子宫内膜异位症等形成卵巢外局部粘连所致。

3. 诊断　超声是诊断 LUFS 的最好方法。若超声检查提示卵泡未破裂未排卵但黄体中期孕酮水平增加,大于 3ng/ml,即可诊断 LUFS。

4. 处理　诱导排卵患者可先进行降雄激素及炎症和内异症相关预处理,有研究发现在 HCG 注射前 24~48 小时内使用集落刺激因子 100μg 皮下注射可减少 LUFS 的发生。若反复出现 LUFS,则可使用 IVF 进行助孕治疗。

(四) 相关肿瘤

目前无明显临床证据证明诱导排卵治疗与乳腺癌、卵巢肿瘤、生殖道肿瘤和激素依赖性肿瘤的发生存在相关性,但长期治疗有一定风险,因此当成功希望不大时应避免长期促排卵治疗。

五、诱导排卵的注意事项

1. 孕前咨询　与任何计划生育的夫妻一样,对于考虑诱导排卵受孕的夫妻,首先应进行孕前咨询。评估妊娠危险因素,是否存在遗传性疾病或家族史。

2. 根据患者的具体情况,制订相应的诱导排卵方案。

3. 对于超重或肥胖的 PCOS 女性,应尝试先从运动和减重开始,部分患者适当的减重可以恢复排卵,如果有必要随后再进行诱导排卵。40 岁以上的女性,生育能力迅速下降,因此,对于 40 岁以上的肥胖不孕女性,医生需要权衡体重减轻的健康益处与推迟诱导排卵导致的生育能力下降的风险。

4. 对于原发性卵巢功能不全(POI)的女性,所有诱导排卵策略均不成功,不建议使用诱导排卵策略。

5. 对于高催乳素血症的不排卵女性,首选多巴胺激动剂治疗。

六、相关知识测试题

1. 30 岁女性,G_0P_0,结婚 4 年,性生活正常,未避孕一直未孕。既往月经规律,近 4 年来月经稀发,周期 35~60 天,经量少,基础体温单相。输卵管造影提示双侧输卵管通畅,妇科超声提示双侧卵巢多囊样改变,子宫底部浆膜层可见一直径约 1.5cm 的肌瘤。甲状腺功能检

查正常,泌乳素正常。身高165cm,体重55kg,丈夫精液分析正常。该患者不孕最大的可能原因是

  A. 子官内膜异位症   B. 子宫肌瘤

  C. 免疫性不孕   D. 排卵障碍

  E. 不明原因不孕

2. 题1患者主要的治疗方法

  A. 腹腔镜下卵巢楔形切除术   B. 子官肌瘤剔除术

  C. 子官内膜活检术   D. 夫精官腔内人工授精术

  E. 药物诱导排卵

3. 简答题

诱导排卵的药物主要有哪些?

  参考答案:1. D;2. E;3. 诱导排卵的药物主要有 LE,CC,外源性促性腺激素。

(李玉梅 施晓波)

参考文献

[1] MITWALLY MF, CASPER RG. Aromatase inhibitors in ovulation induction. Semin Reprod Med, 2004, 22: 61-78.

[2] KAMAT A, HINSHELWOOD MM, MURRY BA, et al. Mechanisms in tissue-specific regulation of estrogen biosynthesis in humans. Trends Endocrinol Metab, 2002, 13 (2): 122-128.

[3] VENDOA KA, ZHOU J, ADESANYA OO, et al. Androgens stimulate early stages of follicular growth in primate ovary [J]. J Clinlnvest, 1998, 101 (12): 2622-2629.

[4] GIUDICE LC. Insulin-like growth factors and ovarian follicular development. Endocr Rev, 1992, 13: 641-699.

第十七章

控制性卵巢刺激方案及排卵监测

一、概述

控制性卵巢刺激（controlled ovarian stimulation，COS）是指使用促排卵药物诱导多个优势卵泡发育（即多个卵母细胞成熟），以增加妊娠概率。随着国家生育政策的调整，有生育需求的高龄妇女明显增加，不孕症患病率上升，接受辅助生殖技术助孕的患者随之增多，控制性促排卵药物的使用也随之增多。严格掌握适应证和禁忌证，合理适当地使用控制性卵巢刺激方案，是提高体外受精 - 胚胎移植（IVF-ET）的成功率，有效控制促排卵的并发症的重要环节。随着辅助生殖技术临床实践进步和药物研发进展，控制性卵巢刺激（COS）方案日渐增多。目前临床常用方案有 GnRH-a 相关方案、GnRH 拮抗剂方案、微刺激方案、高孕激素状态下卵巢刺激方案以及自然周期方案等。

二、控制性卵巢刺激的适应证和禁忌证

（一）适应证
需要进行 IVF-ET 及其衍生技术治疗的患者。

（二）慎用情况
1. 原发或继发性卵巢功能衰竭。
2. 血栓栓塞家族史或血栓形成倾向。
3. 患有性激素相关恶性肿瘤（如乳腺癌、子宫内膜癌、卵巢癌）治疗前后。

（三）禁忌证
1. 严重的精神疾病、泌尿生殖系统急性感染、性传播疾病活动期。
2. 有吸毒等严重不良嗜好或接触致畸量的射线、毒物、药品并处于作用期。
3. 子宫不具备妊娠功能或严重躯体疾病不能承受妊娠。
4. 原因不明的子宫出血。
5. 对 COS 药物过敏或不耐受者。

三、控制性卵巢刺激前的准备

（一）患者准备
1. 完善 IVF-ET 前的常规实验室检查及影像学检查　（女方：血尿常规、肝肾功能、凝血

功能、甲状腺功能、血型、输血前检查、妇科内分泌检查、白带常规、衣原体和支原体和淋球菌检查、宫颈癌筛查、心电图、胸片、肝胆脾肾 B 超、甲状腺 B 超；男方：血常规、输血前检查、精液分析、前列腺液常规及衣原体和支原体和淋球菌检查)，必要时夫妻双方进行染色体检查。

2. 在卵巢刺激前必须行阴道超声检查评估子宫及卵巢情况 主要包括双侧卵巢大小、位置、有无病理性卵巢病变、窦卵泡数目，同时注意子宫形态、大小、内膜厚度、子宫肌层回声，有无子宫肌瘤(类型、大小)，腺肌瘤、腺肌病、子宫内膜息肉、子宫内膜增生等，明确有无促排卵的禁忌证。

3. 准备夫妻双方的结婚证和身份证的原件和复印件。

(二) 医务人员的准备

1. 相关医师核对病史、体格检查及辅助检查等临床资料，并进行归纳总结，明确促排卵指针等。

2. 促排卵前医患沟通，与拟接受 IVF-ET 的夫妻双方交代卵巢刺激相关风险并签署相关知情同意书。

四、各种控制性卵巢刺激方案的适应证及具体方法

(一) 促性腺激素释放激素激动剂(GnRH-a)相关方案

GnRH-a 的研制成功和临床应用是辅助生殖技术(ART)卵巢刺激治疗的重大进展，被用于各种 COS 方案中。GnRH-a 的作用机制：GnRH-a 与 GnRH 受体结合，使用早期刺激垂体 Gn 急剧释放，使 FSH 和 LH 一过性升高(flare up 效应)，使用长效制剂或持续使用短效制剂 7~14 天后，垂体细胞表面的 GnRH 受体被下调，垂体对进一步的 GnRH-a 刺激不再敏感，即发生降调节作用(down regulation)，垂体分泌的内源性 FSH 和 LH 分泌被抑制，再通过使用适当剂量外源性 Gn 刺激卵巢以获得足够卵母细胞，并可预防外源性促性腺激素治疗期间过早出现内源性 LH 峰，避免了 IVF 取卵前出现的卵泡过早黄素化，以及过早黄素化引起的高周期取消率。GnRH-a 为合成类药物，目前临床上应用的 GnRH-a 分为长效和短效两种制剂，卵泡期和黄体期均可应用。长效 GnRH-a 半衰期 28~35 天，短效 GnRH-a 半衰期约 3 小时。临床上使用 GnRH-a 的相关方案有长方案，短方案，超短方案，超长方案等。

1. GnRH-a 长方案

(1) 原理：使用 GnRH-a 平均 14~21 天，垂体达到降调节标准后，适当使用外源性 Gn 促进卵泡发育，有效抑制促排卵过程中早发性内源性 LH 峰，同时可以改善卵泡发育的同步化，是常规的促排卵用药。经典的 GnRH-a 垂体降调节标准为：血清 $E_2 < 50pg/ml$，$LH < 5U/L$，子宫内膜厚度 $< 5mm$，且卵泡直径 $\leqslant 5~10mm$。

(2) 适应证：适应于卵巢储备功能正常的不孕女性。

(3) 具体方案

1) 垂体降调节：长效长方案(图 17-0-1)是黄体中期开始给予长效 GnRH-a 一次，酌情选择 GnRH-a 剂量，14~16 天后检查垂体达到降调节标准，给予外源性 Gn 促排卵；短效长方案(图 17-0-2)是黄体中期开始每日注射短效 GnRH-a 0.05~0.1mg，14~16 天后启动 Gn 促排卵；卵泡期长方案是月经周期第 2~4 天注射长效 GnRH-a 3.75mg 一次，注射后 30~35 天了解垂体降调节情况，适时启动 Gn 促排卵。

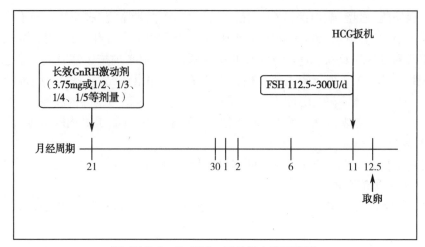

图 17-0-1 GnRH-a 长效长方案示意图

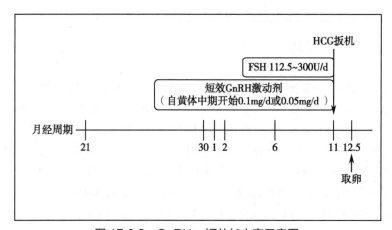

图 17-0-2 GnRH-a 短效长方案示意图

2）启动 Gn 促排卵及排卵监测：达到垂体降调节标准后，启动外源性 Gn 进行卵巢刺激，常规 Gn 启动剂量为 75~300U/d，结合患者的年龄、体重指数（BMI）、基础窦卵泡数及 AMH 等具体情况确定适当启动剂量，一般在 Gn 刺激第 4~6 天开始，定期行阴道超声监测，了解卵泡发育和子宫内膜发育情况，在用药过程中根据卵巢反应性和激素水平调整 Gn 用量，以获得合适数目的卵泡发育，同时避免卵巢过度刺激综合征（OHSS）或卵泡反应不良（POR）等并发症的发生。短效长方案患者，使用 Gn 促排卵过程中继续使用 GnRH-a 0.05~0.1mg/d，直至 HCG 日。

3）扳机时机和扳机药物选择及取卵：正确掌握扳机时机是卵巢刺激过程中的一个重要环节，卵泡直径大小 / 数量和外周血中雌激素水平是决定扳机时机和扳机药物剂量的主要参考依据。当 1 个主导卵泡直径大于 18mm 或 3 个大于 17mm 时，结合雌激素水平（平均每成熟卵泡 E_2 浓度为 200~300pg/ml 时），适时给予 HCG 扳机。HCG 剂量 2 000~10 000U。HCG 用药后 34~36 小时经阴道超声引导下取卵。

（4）GnRH-a 长方案异常情况及处理。

1）降调节失败：使用 GnRH-a 后，未达到垂体降调节标准，应积极寻找原因，超声检查卵巢内是否有提前发育的卵泡,有无异常的卵巢包块,发现异常包块应排除卵巢肿瘤的可能。同时仔细询问患者是否存在饮食习惯的改变,服用含有雌激素成分的药物等,排出外源性摄入药物等导致的雌激素浓度高。排除各种原因后,可改用 GnRH-a 超长方案,或 Gn 启动日加用短效 GnRH-a,必要时卵巢刺激后期加用拮抗剂等。

2)卵巢过度抑制或慢反应:不同个体对 GnRH-a 的敏感性存在差异,垂体过度抑制可导致卵巢反应性降低,反应不良。卵巢慢反应是指需要大量 Gn 药物来刺激卵巢但产生的卵母细胞数少和 / 或达到的雌激素浓度相对较低,临床表现为:使用 Gn 剂量增加,促卵泡发育时间延长,雌激素与卵泡大小不符,获卵数少等。目前对卵巢慢反应没有被普遍接受的定义,当 Gn 刺激第 8 天,至少有 6 个卵泡直径在 6~10mm,每卵泡血雌激素浓度低于 100pg/ml 时考虑为卵巢慢反应。当出现卵巢慢反应时,应降低 GnRH-a 剂量,适时添加 LH,或增加 Gn 剂量等。

3)卵巢高反应:卵巢刺激引起的异常高的卵泡反应,出现卵巢异常增大,多个大小不等的卵泡发育,血清雌二醇浓度明显升高。卵巢高反应患者 OHSS 发生风险明显增加,同时高浓度激素影响卵母细胞和胚胎质量、子宫内膜容受性,降低妊娠率。临床处理:降低 Gn 用量;必要时采用 Coasting 治疗:在出现血清雌二醇浓度显著升高时,暂时不给予 Gn 和 HCG 注射 1~3 天,全胚胎冷冻等。

4)HCG 日孕激素提前升高:HCG 日出现孕激素提前升高,导致子宫内膜容受窗口期提前,影响子宫内膜容受性。一般见于卵泡较多的患者。目前孕激素升高等诊断标准尚未统一,应根据各生殖中心的 cut-off 值判断。如果孕激素超过该中心的 cut-off 值,建议全胚胎冷冻。

5)GnRH-a 降调后妊娠:因黄体期长方案用药于排卵后 5~7 天,因此降调节后有妊娠可能。如果降调节后月经未如期来潮,应及时予以尿妊娠试验或抽血查 HCG,确认是否妊娠。一旦确认妊娠,应立即停用 GnRH-a 用药,同时加强黄体支持,因为 GnRH-a 可影响垂体 LH 分泌,影响黄体功能。

2. GnRH-a 短方案和超短方案

(1)原理:利用 GnRH-a 在卵泡早期的激发作用,在卵泡早期(月经第 2~5 天)开始使用小剂量 GnRH-a,刺激垂体分泌内源性 Gn(flare up 效应),同时联合外源性 Gn 同时作用,募集卵泡,5~7 天后继续使用短效 GnRH-a 至 HCG 日,发挥垂体降调节作用,内源性 Gn 逐渐被抑制,降低内源性 LH 峰的出现。超短方案只利用 GnRH-a 的 flare up 效应,在早卵泡期使用数天小剂量 GnRH-a 使 FSH 分泌增加募集卵泡发育。

(2)适应证:短方案适应于年龄偏大,卵巢反应不良的女性。

(3)具体方案:短方案在月经第 2 天开始使用短效 GnRH-a 0.1mg/d,直至 HCG 日,同时月经第 3 天开始联合使用外源性 Gn。超短方案:月经第 2~7 天使用短效 GnRH-a,月经第 3 天开始加用 Gn 促卵泡发育,扳机日标准及药物同长方案。

(4)短方案及超短方案异常情况及处理:患者容易出现卵泡发育不同步现象,选择合适的应用人群及用药前进行适当的预处理可降低卵泡发育不均匀的发生率。超短方案未充分降调节,不能有效抑制内源性 LH 峰,容易发生过早黄素化或提前排卵,周期取消率高,因此需严密监测激素变化,必要时添加 GnRH-ant。

3. GnRH-a 超长方案

(1)原理:通过连续应用长效 GnRH-a,充分抑制下丘脑 - 垂体 - 卵巢轴,使体内雌激素浓度持续处于低值,对于内异症患者,可以显著抑制异位的子宫内膜活性,使异位病灶萎缩,改善盆腔、卵巢及子宫内环境,为后续的卵巢刺激及妊娠提供保障。同时,超长方案用药后降低子宫内膜异位症患者卵泡液中的毒性细胞因子,改善卵母细胞和胚胎质量;通过降低氧化应激和毒性细胞因子的作用而改善子宫内膜容受性,提高妊娠率和活产率,降低妊娠并发症。

(2)适应证:子宫内膜异位症,子宫腺肌瘤,反复着床失败患者。

(3)具体方案:月经第 2~4 天或黄体中期(排卵后 5~7 天)注射第 1 针长效 GnRH-a(全量或半量),用药后 28~35 天注射第 2 针(全量或半量),再经 2~3 周后抽血查内分泌,同时阴道超声检查,了解降调效果,达到降调节标准后予以 Gn(75~300U)启动促卵泡发育。使用 HCG 扳机,扳机标准同长方案。

(4)超长方案异常情况及处理:如果使用 2 针 GnRH-a 后子宫腺肌瘤萎缩不满意,或降调节效果不满意,可继续给予 GnRH-a 降调,使达到降调节标准。

(二) GnRH 拮抗剂(GnRH-ant)方案

1. 原理 GnRH-ant 以剂量依赖性方式直接阻断 GnRH 受体功能,与激动剂方案相比,无治疗初期的首过效应(flare up 效应),对促性腺激素的抑制作用迅速快捷,通过抑制 LH 分泌,降低 LH 水平,防止内源性 LH 峰的出现。同时保留垂体的反应性,对于拮抗剂方案卵巢刺激过程中出现高反应的患者,联合使用 GnRH-a 扳机可显著降低 OHSS 发生率。

2. 适应证 各种卵巢反应人群均适应。

3. 具体方案 根据添加拮抗剂的时机不同将拮抗剂方案分为固定方案和灵活方案。固定方案:月经第 2~3 天开始使用外源性 Gn 募集和促进卵泡发育,Gn 刺激第 6~8 天后开始加用 GnRH-ant 至 HCG 日。灵活方案:月经第 2~3 天开始使用外源性 Gn,根据卵泡大小/数目和外周血 LH 水平加用 GnRH-ant。灵活方案何时开始使用拮抗剂目前尚无统一标准。一般在主导卵泡达到 12~14mm,或 LH 水平大于等于 10U/L 时开始加用,两种方案妊娠结局无差异,但因灵活方案需要准确把握拮抗剂使用的时机,适合有一定临床经验的医生使用。拮抗剂方案扳机时机:当至少 1 个卵泡 ≥18mm 或 3 个卵泡 ≥17mm 时予以扳机。拮抗剂方案扳机药物的选择:当卵泡数量适中,没有 OHSS 风险时,可选择 HCG 扳机;当卵泡数量发育过多,有 OHSS 风险时,建议 GnRH-a 扳机。

4. 拮抗剂方案的异常情况及处理

(1)早发 LH 峰的预防及处理:在卵巢刺激周期中,在卵泡发育成熟前出现内源性 LH 峰称为早发 LH 峰。早发 LH 峰易引起过早排卵和卵泡黄素化,影响获卵率,卵母细胞质量和胚胎质量及子宫内膜容受性。

早发 LH 峰诊断标准:LH 大于 2~3 倍基础值或大于 10U/L 时,或孕激素大于 2ng/ml。在拮抗剂使用前,对于高反应患者,如果启动剂量过大,导致卵泡发育过多过快,引起雌激素浓度升高,正反馈作用于垂体,引起 LH 提前释放,但尚未出现 P 的升高,在这种情况下,及时给予拮抗剂可以有效降低 LH 水平,不影响临床结局。有部分患者,特别是卵巢低反应或储备功能减退的患者,由于卵泡发育慢,卵巢刺激时间延长,由于拮抗剂使用时间过长出现耐药现象,升高的雌激素正反馈作用引起 LH 升高,易引起 P 升高,影响卵母细胞质量等,这种情况下,促排卵过程中应严密监测血 LH,E_2 和 P 的浓度变化,必要时提早取卵,同时尽量全胚冷冻,能有效改善预后。

(2)拮抗剂方案使用前患者的预处理:对于正常反应患者行拮抗剂方案前,无需预处理。对于高龄或卵巢储备功能差的患者,这类患者卵泡期相对较短,在行卵巢刺激时易出现卵泡发育不同步而导致获卵数明显减少,建议在卵巢刺激前预处理。大量文献结果显示,对于这类患者,黄体期补充雌激素,戊酸雌二醇 4mg/d 直至月经来潮,周期取消率降低,同时临床妊娠率得到改善。对于卵巢高反应患者,如 PCOS 患者,在卵巢刺激前予以二甲双胍进行预处理,可以改善胰岛素抵抗,降低患者雄激素水平,避免过多卵泡发育,降低 OHSS 发生风险。

(三) 卵巢微刺激方案

1. 定义　根据 WHO 和国际辅助生殖技术监测委员会的定义,卵巢微刺激是指应用小剂量 Gn 或其他口服药物刺激卵巢,其目的是获得有限的不超过 7 个卵母细胞用于 IVF。

2. 适应证

(1)卵巢低反应(POR)及卵巢储备功能差的患者:根据博洛尼亚标准,具备以下三个条件中的两个可诊断 POR。具有 POR 的危险因素(年龄>40 岁,或其他 POR 危险因素:炎症,卵巢子宫内膜异位囊肿,既往有卵巢手术史或染色体异常等);既往常规卵巢刺激方案中发生了卵巢低反应(Gn 用量至少 150U/d 的情况下获卵数 ≤ 3 个);卵巢储备功能下降(窦卵泡计数<5~7 个,AMH<0.5~1.1ng/ml)。

(2)有特殊疾病史的患者:年轻,有生育需求的恶性肿瘤患者(早期乳腺癌,早期子宫内膜癌,早期卵巢癌患者等)。

(3)反复常规方案助孕失败的患者或反复胚胎质量差的患者。

3. 微刺激用药方案

(1)CC 微刺激方案。早期使用 CC:月经第 3~5 天开始口服 CC50~100mg/d,连用 5 天后停药,同时给予小剂量 Gn。持续使用 CC 方案:月经第 3~5 天开始口服 CC 50~100mg/d 至 HCG 日,联合 Gn 使用。可予以 HCG 或 GnRH-a 扳机取卵,必要时加用拮抗剂抑制内源性 LH 峰。

(2)LE 微刺激方案:月经第 3~5 天开始口服 LE 2.5~5mg/d,连用 5 天,同时给予小剂量 Gn,必要时应用 GnRH-ant 抑制内源性 LH 峰。可予以 HCG 或 GnRH-a 扳机取卵。

4. 微刺激方案中异常情况及处理　早发 LH 峰的处理:微刺激方案没有进行降调节,当多个卵泡发育时,雌激素水平升高正反馈作用于下丘脑和垂体易出现早发性内源性 LH 峰,因此卵巢刺激过程中应严密监测血 LH、E_2、P 的水平变化情况,一般卵泡直径大于 12~14mm,E_2 水平达到 200pg/ml 以上时,及时添加 GnRH-ant。

(四) 高孕激素状态下卵巢刺激方案

1. 卵泡期高孕激素状态下卵巢刺激方案(PPOS 方案)

(1)原理:孕激素在下丘脑 - 垂体 - 卵巢轴中具有多重调控作用,在卵泡早期添加足量的孕激素,能直接对下丘脑和垂体起负反馈作用,抑制 LH 峰的发生,从而达到抑制排卵的作用。

(2)适应证:传统方案失败;GnRH-ant 抑制作用不敏感;暂不行胚胎移植的常规卵巢刺激患者,使用此方案可降低卵巢刺激药物成本。

(3)刺激方法:月经第 2~3 天开始使用 Gn,同时加用黄体酮 8~10mg/d 或微粒化黄体酮 200mg/d,每隔 2~4 天阴道超声监测卵泡发育情况,同时监测血 FSH、LH、P、E_2 变化情况,当 ≥ 3 个卵泡直径达到 18mm 或一个卵泡直径达到 20mm 时,HCG 6 000~10 000U 扳机,

36~38 小时后取卵,全胚冷冻。

(4)异常情况处理:PPOS 方案中如果出现内源性 LH 峰,可予以 GnRH-ant 处理。对于 PPOS 不敏感的患者,可添加口服卵巢刺激的药物如 CC 或 LE 增加卵泡发育的敏感性。

2. 黄体期卵巢刺激方案(luteal phase ovarian stimulation,LPS)

(1)原理:排卵后,高水平孕激素负反馈作用可有效抑制垂体 FSH 和 LH 的分泌,此时给予外源性 Gn 可是卵泡在高孕激素状态下生长发育,且不影响卵母细胞质量。

(2)适应证:需要生育力保存的肿瘤患者进行放化疗前,卵巢储备功能减退患者;暂不行胚胎移植的常规卵巢刺激患者。

(3)刺激方法:排卵后的 1~3 天,阴道超声检查,如最大卵泡直径小于 8mm 时,可以开始注射外源性 Gn,可同时口服 LE 2.5~5mg/d 或 CC 50mg/d,定期阴道超声监测卵泡发育情况,同时监测血 FSH、LH、P、E_2 变化情况,当大于等于 3 个卵泡直径达到 18mm 或一个卵泡直径达到 20mm 时,HCG 6 000~10 000U 或 GnRH-a100μg 扳机,36~38 小时后取卵,全胚冷冻。

(4)异常情况及处理:对于不敏感的患者,可添加口服卵巢刺激的药物如 CC 或 LE 增加卵泡发育的敏感性。

3. 双刺激方案

(1)原理:同一次月经周期中联合使用卵泡期非降调的卵巢刺激方案和黄体期卵巢刺激方案。

(2)适应证:需要累积胚胎的卵巢储备功能低下的患者

(3)方法:卵泡期使用自然周期、微刺激、拮抗剂方案或 PPOS 方案等,取卵后,在黄体期继续使用黄体期卵巢刺激方案募集卵泡。

(4)注意事项:卵泡期扳机不可使用大剂量 HCG,避免对卵泡产生黄素化影响,第一次取卵后至少有 2~3 个都卵泡(直径不超过 8mm)才开始黄体期卵巢刺激。

(五) 自然周期方案

1. 原理 对生理情况下自然生长的优势卵泡进行取卵。

2. 适应证 高龄且卵巢储备功能低下的患者。

3. 方法 根据患者月经周期的规律性,一般于月经第 8~10 天开始定期进行超声监测优势卵泡发育的情况,同时监测血 FSH、LH、P、E_2 的变化情况,当优势卵泡直径达到 16~18mm 时,使用 HCG 6 000~10 000U 扳机,34~36 小时后取卵。

4. 注意事项 自然周期方案易发生自然排卵,因此周期取消率高,获卵率低,因此在超声监测卵泡发育时密切关注激素变化情况,必要时可及时添加 GnRH 拮抗剂预防早发内源性 LH 峰,灵活决定取卵时机。

五、卵巢刺激治疗的不良作用

(一) 增加多胎妊娠及其相关母婴危险

多胎妊娠是指双胎及以上的妊娠的总称。自然妊娠的多胎发生率约 1.2% 左右,IVF-ET 可增加多胎妊娠的风险。多胎妊娠孕产妇孕产期并发症显著高于单胎妊娠,妊娠剧吐、妊娠高血压疾病、妊娠期糖尿病、贫血、剖宫产率及产前产后出血的发生明显增加。胎儿宫内生长受限、早产儿、新生儿窒息、新生儿颅内出血及新生儿窒息发生率亦显著增加。因此应严格掌握卵巢刺激的适应证,控制胚胎移植数目,提倡单胚移植。如果发生多胎妊娠,可以进行多胎妊娠减胎术。

(二)卵巢过度刺激综合征(OHSS)

使用药物促排卵与卵巢肿瘤、生殖道肿瘤、乳腺癌及其他激素依赖性肿瘤发生的相关性目前尚无定论。但临床上使用促排卵药物需警惕可能的风险,对有肿瘤发病高危因素的不孕妇女,因选择合适的卵巢刺激方案,同时进行追踪观察,加强监测。

六、控制性卵巢刺激过程中的注意事项

卵巢刺激过程中常规行激素测定以协助了解卵泡发育状况及确定扳机时间

1. 血清雌激素水平测定 血清雌激素水平与卵巢刺激过程中卵泡发育数量和卵泡生长速度相关。一般需要检测的几个时间点包括:

(1)各种卵巢刺激方案开始启动 Gn 用药时,协同 FSH 和 LH 以评估降调节效果、确定 Gn 启动时机等。

(2)HCG 扳机日的监测:协助判断卵泡成熟水平及 OHSS 发生的可能。

(3)不同卵巢刺激方案促排卵过程中,结合卵泡发育情况判断卵巢反应性以决定是否调整 Gn 用量。

2. 血清 FSH FSH 水平监测主要用于降调节方案中在启动 Gn 前评价降调节效果。

3. 血清 LH 水平 血清 LH 水平测定,长方案中在 Gn 启动前了解降调节效果;拮抗剂方案中当卵泡直径大于 12~14mm 时适时检测 LH 浓度以监测是否出现早发的内源性 LH 峰;HCG 扳机日常规检查 LH 水平了解是否出现隐匿性 LH 峰。

4. 血清孕酮(P)水平 主要在卵泡发育晚期监测 P 的浓度来评估是否出现卵泡黄素化、HCG 扳机日常规检查。

七、相关知识测试题

1. 35 岁女性,继发不孕 8 年,3 年前有结核性盆腔炎病史,抗结核治疗后治愈。子宫输卵管碘油造影提示双侧输卵管阻塞。月经规律,丈夫精液分析正常。该患者的治疗方法应该选择(   )

    A. 排卵监测试孕

    B. 夫精宫腔内人工授精

    C. 胚胎植入前遗传诊断

    D. 体外受精 - 胚胎移植

    E. 供精人工授精

2. 简答题:控制性卵巢刺激的适应证和禁忌证?

参考答案:1. D;2. 控制性卵巢刺激的适应证包括有生育需求的无禁忌证的女性。禁忌证是有生育禁忌证的女性或对促排卵药物过敏的女性。

(李玉梅　施晓波)

第十八章

人工授精

一、概述

人工授精（artificial insemination，AI）是指将男性精液通过非性交的人工方式注入女性生殖道内，使卵子和精子自然受精达到妊娠的目的。人工授精是目前不孕症或生育力低下夫妇较常采用的治疗方法之一。此种技术最早由 Dickinson 于 1921 年报道，1980 年后开始逐渐普及。1983 年，中国首例利用冷冻精液实施人工授精在湖南医科大学实施，获得妊娠并顺利分娩，之后该技术在中国多家医院开展。

人工授精的技术包含了各种形式的授精方式。无论采用何种方法，其主要目的是将活动度高的浓缩精子输送到尽可能靠近卵细胞的位置。目前临床上采用最多的方法是将精子洗涤后植入宫腔内人工授精。总的来说，现有的研究显示在明确适应证后，各种方法的临床妊娠率或活产率没有显著地差异。

二、人工授精操作规范流程

（一）人工授精的适应证

1. 夫精人工授精（artificial insemination by husband，AIH）适应证

（1）男方精液正常，但因性功能障碍、畸形、心理因素等导致性交困难或精液不能射入阴道内，如早泄、严重的阳痿、逆行射精或不射精、尿道下裂以及尿道上裂。

（2）男性精液轻度异常：轻度少弱精（10×10^6/ml<精子密度<20×10^6/ml，前向运动精子 20%~32%），精液不液化或液化不全。

（3）女性因素：如生殖道异常、心理因素等导致性交困难，或由于宫颈因素使精子在女性生殖道内运行受阻，不能进入宫腔内。

（4）免疫因素。

（5）不明原因的不孕症。

（6）轻度子宫内膜异位症。

2. 供精人工授精（artificial insemination by doner.AID）的适应证

（1）不可逆的无精子症、严重少精子症、弱精子症和畸形精子症。

（2）输精管绝育术后期望生育而复通失败者。

（3）射精障碍。

(4)男方和/或家族有不宜生育的严重遗传性疾病。

(5)母儿血型不合不能得到存活的新生儿。

(6)适应证(1)~(3)中,医务人员必须向患者交代清楚:除不可逆的无精子症外,其他情况可能通过卵胞浆内单精子显微注射技术获得具有自己血缘关系的后代,如果患者本人仍然坚持放弃通过卵胞浆内单精子显微注射技术助孕的权益,则必须与其签署相关知情同意书后,方可采用供精人工授精技术助孕。

(二)人工授精的禁忌证

1. 夫精人工授精的禁忌证

(1)男女任何一方患有严重的精神疾患、泌尿生殖系统急性炎症感染、性传播疾病。

(2)患有《母婴保健法》规定的不宜生育的疾病。

(3)患者及其配偶任一方具有吸毒等严重不良嗜好。

(4)患者及其配偶任一方接触致畸量的射线、毒物、药品并处于作用期。

(5)女方子宫不具备妊娠功能或患有严重躯体疾病不能承受妊娠(如严重心脏病、肝肾疾病等)。

(6)女方输卵管因素导致的不孕。

2. 供精人工授精的禁忌证

(1)女方输卵管因素导致的不孕。

(2)女方子宫不具备妊娠功能或患有严重躯体疾病不能承受妊娠(如严重心脏病,肝肾疾病等)。

(3)女方患有《母婴保健法》规定的不宜生育的疾病。

(4)女方接触致畸量的射线、毒物、药品并处于作用期。

(5)女方患有生殖泌尿系统急性感染性或性传播疾病。

(三)人工授精前的准备

1. 患者准备

(1)夫妇双方感染性和性传播疾病的筛查(女方白带常规、支原体、衣原体、淋球菌检查、宫颈癌筛查、输血前检查;男方输血前检查、前列腺常规检查、前列腺衣原体和淋球菌和支原体检查)。

(2)男性检查:评估躯体健康情况(血常规、肝肾功能),至少2次精液常规分析,以及治疗后精液的改变情况,必要时行精子形态学分析。

(3)女性检查:评估躯体健康情况(血常规、肝肾功能、凝血功能、血型、心电图),女方常规妇科检查,阴道超声的基本评估,卵巢功能的监测(窦卵泡计数、AMH检测),输卵管通畅性检查(子宫输卵管碘油造影或超声子宫输卵管造影)。

2. 手术者的准备 患者夫妻双方检查完善后,由相关医务人员对病史、体格检查及辅助检查等临床资料进行归纳总结,明确手术指征、人工授精方式、手术风险及预案,与拟接受人工授精的夫妇进行沟通,交代相关事项并签署相关知情同意书(促排卵知情同意书、人工授精知情同意书、随访知情同意书等,如为供精人工授精,需进一步签署供精人工授精知情同意书)。

（四）人工授精的诱导排卵及排卵监测方案

1. 自然周期方案

（1）适应证：适用于规律排卵的患者。

（2）卵泡监测方法：结合患者平时月经周期，以28天为例，一般从月经周期的第10~12天开始定期阴道超声监测了解卵泡发育及子宫内膜发育情况；当优势卵泡直径10~14mm时，每3天监测一次，当优势卵泡直径≥14mm时，每日或隔日监测一次，并同时测血或尿LH了解内源性LH峰。

（3）人工授精时机：自然周期中卵泡破裂发生在血LH峰后34~36小时，在排卵前行人工授精，可以使大量精子上游至受精部位，等待卵子排出，可能有助于增加其成功率。当主导卵泡直径达18~20mm，子宫内膜厚度≥7mm时，结合血E_2浓度达200~300pg/ml，血LH上升>20U/L或高于基础LH浓度3倍以上时，可于24~36小时后行人工授精，次日阴道超声监测是否排卵；若未出现LH峰，可予以HCG 5 000~10 000IU扳机，注射后24~36小时行人工授精；次日阴道超声监测是否排卵。

2. 诱导排卵周期方案

（1）适应证：①排卵障碍，如低促性腺激素性排卵障碍，PCOS；②卵泡发育异常史；③卵泡未破裂黄素化综合征；④月经不规律，月经周期缩短或延长患者。

（2）常用诱导排卵的药物：CC，LE，Gn。

（3）常用诱导排卵的方案（具体方案参见本章第一节"诱导排卵及排卵监测方法"）。

　　CC+HCG

　　LE+HCG

　　CC+HMG/FSH+ HCG

　　LE+HMG/FSH+ HCG

　　Gn+HMG/FSH+ HCG

（4）人工授精时机：用药后定期阴道超声监测卵泡发育及子宫内膜情况（超声监测频率同自然周期超声监测方法）；如果口服促排卵药物联合Gn诱导排卵或单独Gn诱导排卵，则在超声监测过程中根据卵泡发育情况调整Gn用量，当优势卵泡≤3个，最大卵泡直径达18~20mm时，可肌注HCG 5 000~10 000U扳机，或自然LH峰后24~36小时行人工授精。

（五）人工授精操作日步骤

1. 人工授精操作日精液制备

（1）实验室精液处理人员双人核对取精者身份，嘱咐患者通过手淫方式取精，如不成功可通过性交方式将精液收集于特制的无毒无味的避孕套内，取精后30分钟内送进实验室。

（2）实验室精液处理人员对精液进行常规分析，同时采用直接上游法或非连续密度梯度离心法处理精液；如果是供精人工授精，实验室人员对根据受者情况匹配的精子库精子进行处理备用。

2. 人工授精日操作者准备

（1）医生和手术室护士核对患者夫妻双方身份信息。

（2）确认实验室精液已经处理好。

（3）手术室护士指导患者摆好体位：患者取膀胱截石位，和患者做好解释工作，缓解患者的紧张情绪。

3. 宫腔内人工授精(IUI)具体操作步骤

(1)以生理盐水冲洗外阴、阴道,用干棉球抹净阴道。

(2)用 1ml 的注射器缓慢抽吸已经处理好的精子悬液 0.3~0.5ml,将去除针尖的注射器针筒连接到人工授精管(图 18-0-1)上并排除注射器和人工授精管内的空气。

(3)将人工授精管自宫颈口沿宫腔方向缓慢插入,至宫颈内口上方 2~3cm 处将精子悬液缓慢注入。

(4)注射之后将人工授精管慢慢移出宫腔,嘱患者取臀高仰卧位体位休息 15~30 分钟。

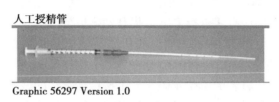

人工授精管

Graphic 56297 Version 1.0

图 18-0-1　移植管

(六) 人工授精术后的黄体支持和随访

1. 黄体支持　术后第一天再次给患者阴道超声确定是否已经排卵,同时给予黄体支持。一般予以口服黄体酮 200mg/d,或地屈孕酮 20mg/d,或肌注黄体酮 20mg/d,或阴道用黄体酮进行支持。

2. 术后随访　术后 14~16 天测尿妊娠试验,阳性者抽血查 HCG 进一步确诊,继续黄体支持,术后 4~5 周超声检查确定临床妊娠,可继续黄体支持至 8~10 周,妊娠 10~12 周转产科定期产检。

(七) 人工授精治疗的并发症及处理

1. 感染、损伤出血　人工授精是侵入性操作,子宫、输卵管感染的机会增加,因此授精前排除女方生殖道的炎症,并注意精液采集处理过程,手术过程中严格无菌操作以降低感染风险。由于宫颈原因等操作过程中可能引起出血,如果为宫颈表面少量出血,一般不会影响人工授精结局,但宫腔内出血可能影响结局,操作过程中应该动作尽量轻柔。

2. 腹痛　发生较少见,如果人工授精时注入精液过快、过量可能导致痉挛性腹痛,因此操作过程中动作应缓慢,注入精液量不应超过 1ml。

3. 卵巢过度刺激综合征(OHSS)　任何诱导排卵方式均可能发生 OHSS,尤其是多囊卵巢综合征(PCOS)患者,诱导排卵过程中尽量调整药物,预防 OHSS 的发生,如果多个卵泡发育可考虑取消周期或改为体外受精 - 胚胎移植(IVF-ET)。

4. 多胎妊娠　卵巢刺激周期中多胎妊娠为常见并发症,应严格掌握诱导排卵的适应证,当患者同时出现 3~4 个成熟卵泡时建议患者取消本治疗周期。

(八) 人工授精后的注意事项

1. 专职人员对实施人工授精成功的患者,应定期进行孕早期、中期和孕晚期及分娩的随访并记录。我国《人类辅助生殖技术规范》规定,供精人工授精术后随访率必须达到 100%,并定期向精子库反馈信息,一人份的精子标本最多只能使 5 名妇女受孕。

2. 有效人工授精 3 次失败后,需重新评估患者不孕原因,如果卵巢功能好可以考虑腹腔镜手术明确盆腔因素并治疗;如果男方因素所致不孕可考虑体外受精 - 胚胎移植技术

(IVF-ET)助孕;卵巢功能减退患者建议尽快 IVF-ET 助孕。

3. 宫腔内人工授精时联合诱导排卵治疗可以改善自然排卵正常女性的妊娠率。

三、影响人工授精治疗结局的因素

1. 女性年龄 女性的年龄在决定其生育力方面起重要作用,是最重要的独立预测因子。随着年龄的增加,卵细胞质量下降,卵巢对药物的反应性降低,流产率增加,都会导致人工授精成功率降低。2018 年中华医学会生殖医学分会专家共识意见提出:对于 30 岁以上的女性,其 IUI 临床妊娠率随年龄增长而逐渐下降,40 岁以上尤其明显。故对于 40 岁以上患者不建议行 IUI 治疗,而应直接进行 IVF 以提高妊娠机会。

2. 卵泡计数 IUI 治疗周期中的窦卵泡数和优势卵泡数的增加与妊娠率的增加显著相关,但多胎妊娠风险也随之增加。

3. 不孕年限 不孕症患者的不孕年限与人工授精治疗后的妊娠率呈负相关,不孕年限越长,妊娠率越低。可能不孕年限越长,患者心理压力越大,精神因素间接影响临床结局。

4. 不孕原因 子宫内膜异位症和盆腔感染,虽然输卵管可能通畅,但由于局部不良环境的影响,妊娠率仍然低于由男性因素和不明原因不孕以及排卵障碍导致的不孕。

5. 子宫内膜 子宫内膜厚度和形态对妊娠的建立很重要。

6. 人工授精的时机 准确地人工授精时机选择可确保精子在排卵时存活于女性的生殖道中。临床可根据超声监测,激素水平测定等来决定时机。一般在内源性 LH 峰或注射 HCG 扳机后 24~36 小时进行人工授精。

7. 人工授精次数 目前同一周期内单次或多次授精对妊娠率的影响尚无定论。

8. 精液质量 每次精液注射时的活动精子总数、精子活动度与 IUI 临床妊娠率和活产率直接相关。精液标本处理后如果活动精子总数低于 2×10^6/ml 时难以获得妊娠。常规检查精子活动率低于 20% 时临床妊娠率明显降低。

9. 人工授精操作 如果操作刺激子宫内膜导致出血会明显降低成功率。

四、人工授精的相关知识

1. 根据授精部位分类

(1)阴道内人工授精(intravaginal insemination,IVI):将采集的未洗涤的整份新鲜精液使用注射器注入女性阴道后穹窿和宫颈外口,主要适用于女方无生育障碍、男方精液正常但性交困难者。

(2)宫颈管内人工授精(intracervical insemination,ICI):将处理过的精液直接注入宫颈管内,主要适用于宫腔内人工授精困难者。

(3)宫腔内人工授精(intrauterine insemination,IUI):将洗涤处理过的精子悬液通过导管直接注入宫腔内,注入体积为 0.5ml 左右。该方法临床应用最为广泛,主要适用于男性不育、女性宫颈因素不孕、免疫性不孕以及不明原因不孕。

2. 根据精液来源分类

(1)夫精人工授精(artificial insemination with husband's sperm,AIH):使用丈夫的精子进行人工授精。

(2)供精人工授精(artificial insemination by donor,AID):使用非配偶关系的男子提供的

健康、正常的精子(我国《人类辅助生殖技术规范》规定只能使用国家认可的精子库中的冷冻精子)进行人工授精。

五、人工授精临床实践关键点

1. IUI 对不明原因不孕、宫颈因素不孕、性功能障碍引起的不孕等有效。

2. IUI 是所有人工授精方式中效果最好的。

3. 除了多胎妊娠和 OHSS 以外,IUI 带来的风险较小。

4. 女性年龄是影响成功率的最重要的因素。

5. 治疗周期 3 次仍然未孕,建议重新评估不孕原因,调整不孕治疗方案。

6. 人工授精时机非常重要,一般建议排卵前 24~36 小时内进行 IUI。

六、相关知识测试题

1. 28 岁女性,原发不孕 3 年,月经规律,输卵管造影提示输卵管通畅,丈夫精液分析多次提示轻度少弱精症。排卵监测 3 个周期均有排卵,仍然未孕。该患者的治疗方法应该选择

  A. 腹腔镜手术   B. 体外受精 - 胚胎移植

  C. 供精人工授精   D. 夫精宫腔内人工授精

  E. 卵胞浆内单精子显微注射

2. 以下不属于人工授精并发症的是

  A. 胎膜早破   B. 感染   C. 多胎妊娠

  D. 卵巢过度刺激综合征   E. 出血

3. 宫颈人工授精中,一份精液最多可供( )个受孕。

  A. 2 人   B. 3 人   C. 1 人

  D. 4 人   E. 5 人

4. 30 岁女性,结婚 4 年未孕,女方检查正常,男方为无精子症,行附睾和睾丸穿刺均未见精子,应建议患者处理的方法是

  A. IVF-ET   B. AIH   C. AID

  D. ICSI-ET   E. PGD

5. 简答题

夫精宫腔内人工授精的适应证?

参考答案:1. D;2. A;3. E;4. C。

5. 夫精宫腔内人工受精的适应证如下。

(1)男方精液正常,但因性功能障碍、畸形、心理因素等导致性交困难或精液不能射入阴道内,如早泄、严重的阳痿、逆行射精或不射精、尿道下裂以及尿道上裂。

(2)男性精液轻度异常:轻度少弱精(10×10^6/ml<精子密度<20×10^6/ml,前向运动精子20%~32%),精液不液化或液化不全。

(3)女性因素:如生殖道异常、心理因素等导致性交困难,或由于宫颈因素使精子在女性生殖道内运行受阻,不能进入宫腔内。

(4)免疫因素。

(5)不明原因的不孕症。

(6)轻度子宫内膜异位症。

（李玉梅　施晓波）

参考文献

［1］NOCI I, DABIZZI S, EVANGELISTI P, et al. Evaluation of clinical efficacy of three different insemination techniques in couple infertility. A randomized stydy. Minerva Ginecol. 2007, 59 (1): 11-18.

［2］SILLS ES, PALERMO GD. Intrauterine pregnancy following low-dose gonadotropin ovulation induction and direct intraperitoneal insemination for severe cervical stenosis. BMC Pregnancy Childbirth. 2002, 26, 2 (1): 9.

［3］STEURES P, VAN DER STEEG, MOL BW, et al. Prediction of an ongoing pregnancy after intrauterine insemination. Fertil Steril, 2004, 82 (1): 45-51.

第十九章

经阴道超声引导下取卵术

一、概述

体外受精-胚胎移植（in vitro fertilization and embryo transfer,IVF-ET）技术,俗称"试管婴儿",是指从女性卵巢内取出卵细胞,在体外与精子发生受精并培养 3~5 天,再将发育到卵裂期或囊胚期阶段的胚胎移植入宫腔内,使其着床发育成胎儿的全过程。IVF-ET 是一种旨在通过干预直接克服不孕障碍,从而让不孕夫妇获得妊娠的治疗。1978 年英国学者 Steptoe 和 Edvards 采用该技术诞生了世界上第一例"试管婴儿"。1988 年北医三医院诞生了我国第一例试管婴儿。一般而言,IVF-ET 主要步骤包括:控制性超促排卵（COS）、经阴道超声引导下穿刺取卵、精液处理、体外受精、胚胎体外培养、胚胎移植等。

经阴道超声引导下取卵是体外受精-胚胎移植（IVF-ET）收集卵细胞的常规方法。一般通过负压吸引抽吸 10mm 以上的卵泡,获卵率与手术者熟练程度,负压是否稳定有效,卵泡成熟度等有关。

二、经阴道超声引导下取卵术操作规范流程

(一) 适应证
进行 IVF-ET 及其衍生技术治疗的患者。

(二) 禁忌证
1. 严重的精神疾病、泌尿生殖系统急性感染、性传播疾病活动期。
2. 有吸毒等严重不良嗜好或接触致畸量的射线、毒物、药品并处于作用期。
3. 子宫不具备妊娠功能或严重躯体疾病不能承受妊娠。
4. 原因不明的子宫出血。
5. 对 COS 药物过敏或不耐受者。

(三) 经阴道引导下取卵术操作前的准备
1. 患者准备
(1) HCG 日生理盐水冲洗清洁外阴阴道。
(2) HCG 日进行取卵和胚胎移植术前宣教,了解取卵日及取卵移植术后相关注意事项。
(3) 取卵日患者排尿后,更换手术病号服,等待取卵。

2. 取卵日医护的准备

(1)手术室护士引导患者进入手术室,核对患者身份信息。

(2)护士准备好取卵器械包,调节 B 超参数(放大倍数、增益强弱、打开穿刺线),检查恒温试管架温度是否达标(37~37.2℃)。

(3)医生洗手消毒,与患者交流,安慰患者缓解患者紧张情绪。

(四) 手术操作具体步骤

1. 麻醉及体位

(1)患者取膀胱截石位,监护仪监测生命体征。

(2)根据患者情况及医院具体安排,可采用静脉麻醉、肌注哌替啶、术前阴道或肛门塞药等方式止痛。

2. 具体手术步骤

(1)生理盐水冲洗清洁外阴阴道,铺巾,摆好取卵器具(套好阴道探头等),嘱患者尽量放松,阴道窥检,用面纱块擦尽穹窿及阴道部。用磷酸盐缓冲液冲洗取卵针,检查穿刺针是否通畅,负压是否合适。

(2)将阴道探头放入阴道内,调节 B 超参数(放大倍数、增益强弱、打开穿刺线),在穹窿部分别探测子宫内膜、双侧卵巢及卵泡,设计合适的穿刺路线,使其稳定在阴道穹窿与卵巢的最近距离上,并避开膀胱、肠道、子宫肌层及宫颈等组织器官及宫旁血管丛。如果避开膀胱和子宫有困难者,可由手术护士帮助轻压患者腹部,适当改变卵巢位置后查看是否有所改善。术中无法避开膀胱、子宫者应该尽量选择最短路径、避开血管,并详细记录穿刺情况,穿刺经过子宫者需详细记录是否有过子宫内膜等。

(3)16~19G 取卵针沿穿刺线穿刺,从最靠近阴道壁的卵泡开始,由近及远,顺次穿刺位于穿刺线上的所有卵泡。抽吸干净每个卵泡的卵泡液,待一侧卵巢内所有可见卵泡吸尽后退出穿刺针,同法再穿刺对侧卵巢,尽可能减少穿刺针进出阴道壁的次数。穿刺针应沿卵泡最大径线刺入卵泡,并保持在卵泡的中央,卵泡壁围绕针尖塌陷,确认已经抽吸尽卵泡后再穿刺另一个卵泡,沿长轴方向转动穿刺针有利于卵泡液的排空。

(4)如果卵泡数量少(少于 5 个)或取卵数量与穿刺卵泡数不符合,则及时用卵泡冲洗液反复冲洗卵泡腔取卵,依据卵泡大小选择冲洗卵泡液的量(一般大卵泡冲 3~5ml,中等卵泡冲 2~3ml)。

(5)收集的卵泡液及冲洗液及时送实验室拾卵。

(6)一侧卵巢取卵结束时冲洗穿刺针,以免卵细胞残留在穿刺针内。

(7)卵泡穿刺完后,如果有卵巢囊肿或附件区积液,最后穿刺囊肿或积液。

(8)穿刺结束后,将穿刺针退至体外,再次以 PBS 冲洗取卵针,常规超声扫查盆腔,检查盆腔有无卵巢出血形成,如果发现出血,密切观察,必要时可加用止血药物治疗。

(9)缓慢退出阴道探头,窥开阴道,观察阴道壁或宫颈有无活动性出血(如有,可予以棉纱加力按压出血点),再次擦拭宫颈及阴道无出血后退出阴道窥器。

3. 术后处理

(1)术后监测患者生命体征:观察血压、脉搏、呼吸等,嘱患者休息室休息 5~10 分钟。

(2)取卵日开始按医嘱进行黄体支持用药。

(3)根据具体情况取卵术后第三天或第五天了解胚胎发育情况并行胚胎移植。

（4）如 HCG 日雌激素水平高,获卵数多,有 OHSS 风险,建议进行相应的预防性治疗。

（五）取卵术并发症及处理

1. **出血**　血管损伤是取卵过程中常见的并发症。一般是损伤阴道壁小血管,不会引起严重后果。但是如果取卵过程中损伤卵巢血管或其他骨盆血管如髂血管导致腹内出血是一个比较严重的并发症,严重时需要紧急剖腹手术和输血来救治。因此手术中应该避开血管等位置,建议在横截面图中观察一个外周卵泡,以将它从血管中区分出来。注意设计进针路径,同时抽吸时不需要从卵巢中拔出针头,避免穿刺针反复进出卵巢,尽量避免从侧穹窿进针。

（1）临床表现:取卵过程中患者出现头晕、面色苍白、心率增快,同时出现腹痛、腹部压痛、反跳痛等腹膜刺激征等临床表现,同时可能发生血压下降、脉搏增快、超声检查发现盆腹腔内积液逐渐增加。

（2）处理:取卵时如果出现穿刺点阴道壁少量出血,首选纱布局部压迫止血,必要时宫颈钳夹止血;怀疑或确诊腹腔内大出血时,要立即吸氧、建立静脉通道,积极扩容,止血治疗,严密监测生命体征,必要时抗生素预防感染,当生命体征不稳定时,应立即开腹或腹腔镜手术治疗止血。

2. **膀胱和输尿管损伤**　经阴道前穹窿两侧穿刺进针取卵时可能损伤膀胱和输尿管,特别是盆腔粘连严重的患者。

（1）临床表现:患者术后数小时或数天后出现腹痛,发热、排尿困难、血尿、腹部压痛、反跳痛等腹膜刺激征表现,导尿时发现血尿、超声检查可发现膀胱积血等临床表现。

（2）处理:一旦发现膀胱或输尿管损伤,应立即住院观察,监测生命体征及血色素变化;同时静脉补液、扩容、止血治疗;放置三腔导尿管,持续保持膀胱灌注冲洗膀胱,引流出积血和血块;抗生素预防感染;如果保守治疗无效,必要时膀胱镜或输尿管镜探查止血。

3. **肠管损伤**　盆腔粘连严重的患者,取卵时可能损伤直肠和结肠。大多数肠管的穿刺损伤较小,可以观察,但如果出现较大的肠管撕裂伤则可能导致严重的并发症。

（1）临床表现:手术后患者如果出现持续且进行性加重的急腹症症状,伴有恶心呕吐,体格检查发现典型的腹膜刺激征以及移动性浊音,肠管蠕动亢进,腹部超声或腹部平片发现膈下气体、盆腔积液、肠管扩张等表现。

（2）处理:可疑肠管穿刺损伤,但生命体征平稳、急腹症症状不典型或不严重者,可住院观察 24 小时;禁食禁饮,静脉营养;广谱抗生素预防感染。对症状严重和典型的患者,立即行术前准备,建立静脉通道,术前广谱抗生素预防感染,并行剖腹探查术。

4. **感染**　取卵时经阴道到卵巢反复抽吸、穿刺输卵管积液等操作可引起急性炎症发作。严重者可形成盆腔脓肿、卵巢脓肿。感染来源可能为既往有慢性炎症病史的患者体内潜在性感染的再激活,穿刺时损伤肠道后的污染,阴道微生物的直接接种或者输卵管积水穿刺后感染。

（1）临床表现:腹痛发热,腹膜刺激征症状,阴道分泌物异味;白细胞计数升高,中性粒细胞增多;超声检查盆腔积液,超声引导下盆腔穿刺可帮助进一步明确诊断。

（2）处理:足量静脉滴注量广谱抗生素治疗,必要时手术切开引流;当发生上述严重并发症时,取消新鲜胚胎移植,实行全胚胎冷冻,待症状控制,病情痊愈后再行冻存胚胎移植。

5. **术后疼痛**　大部分患者取卵术后都很好,文献报道约 3% 的患者术后出现严重的术后疼痛,疼痛水平随着获卵数量的增多而提高,大约 0.7% 的患者要求住院接受疼痛治疗。

(六) 经阴道超声引导下取卵术注意事项

1. 认真核对患者身份信息。

2. 手术过程中注意负压及恒温架的稳定性。

3. 抽吸过程中与实验室工作人员交流获卵数情况,如果获卵数和抽吸卵泡数相差较大及时查找原因。

4. 手术过程中如穿刺一侧卵巢未见卵细胞或穿刺多个卵泡均为未见卵细胞,应终止手术操作,询问患者 HCG 注射时间,抽血复查性激素及 HCG 浓度,查找原因,必要时加注 HCG,适时再次取卵。

5. 手术过程中关注患者的生命体征情况。

6. 术中如果因卵巢位置深取卵困难需穿过子宫肌层时,尽量避免穿过子宫内膜以免影响之后的胚胎移植,如果获卵数足够,可放弃部分卵泡。

7. 发现卵巢巧克力囊肿或输卵管积水,尽量待抽吸完所有卵泡后再处理,如果术中抽吸出异常液体如巧克力囊肿或输卵管积水,应注意及时更换试管、冲洗取卵针,并术后适当使用抗生素。

8. 穿刺时尽量减少反复进针次数,穿刺前设计好进针路线。

9. 尽量避免经过膀胱,如果因为卵巢位置特殊须经膀胱取卵,争取 1~2 次内完成,嘱患者术后多喝水多小便,注意尿量和尿多颜色,必要时使用适量抗生素。

三、相关知识测试题

简答题

取卵术常见的手术并发症有哪些?

参考答案: 取卵手术常见的手术并发症有出血,感染,输尿管和膀胱损伤,肠管损伤,术后疼痛。

(李玉梅 施晓波)

第二十章

胚胎移植术

一、概述

用移植管将体外培养形成的卵裂期胚胎或囊胚经宫颈管送入宫腔的过程称为胚胎移植（embryo transfer，ET），卵裂期胚胎一般在取卵后 48~72 小时进行，囊胚期胚胎一般在取卵后5~6 天移植。胚胎移植是 IVF-ET 的最后环节，也是关键步骤之一，对于整个 IVF 的成功至关重要，胚胎移植后的妊娠率随临床医师的手术操作而有所不同。

二、胚胎移植操作规范流程

（一）胚胎移植前评估

1. 子宫是胚胎种植的场地。子宫内膜容受性在胚胎成功种植中起重要作用，因此胚胎移植前应对子宫环境尤其是子宫内膜进行仔细评估。术前如果存在子宫内膜息肉、宫腔积液、宫腔粘连、子宫内膜炎等病理状态，因提前予以纠正。

2. 预计会出现移植困难或既往有移植困难史，应在移植前 1 个月经周期的黄体期行预移植，以探索胚胎移植外管进入宫腔的路径并记录，有助于在实际移植过程中将胚胎顺利移植进入宫腔，减少因使用宫颈钳、探针等引起子宫收缩或出血等影响。

（二）移植前准备

1. 患者准备　移植前喝水稍充盈膀胱。

2. 物品准备　移植包、移植管、超声机。

3. 移植前护士核对患者夫妻双方身份信息，协助患者摆好体位。

（三）具体操作步骤

1. 患者取膀胱截石位，生理盐水常规冲洗外阴，铺单，用窥器暴露宫颈，生理盐水棉球清洗阴道、宫颈及周围，清除宫颈口黏液，用干棉球将阴道内多余液体擦净。

2. 腹部 B 超监测宫腔、宫颈口位置及弯曲度，调整移植管的弯曲度，轻轻插入含有金属内芯的移植外套管，越过宫颈内口时多有轻微突破感。

3. 退出金属内芯，将载有胚胎的移植内管插入移植外套管，直至距离宫腔底部 1~2cm的位置，将胚胎注入宫腔内，停留片刻。

4. 取出移植内外管并送回胚胎实验室，显微镜下检查有无胚胎残留，如有胚胎残留，则酌情需要再次移植。

5. 患者卧床休息片刻后,如果无特殊不适即可离院。

(四) 胚胎移植影响因素

1. 移植导管　如何选择胚胎移植中使用的导管,是一个尚存在争议的问题。有的研究认为硬导管优于软导管,有的认为软导管优于硬导管,还有的认为无差异。最近多项临床随机试验研究显示,与硬导管相比,软导管移植的临床妊娠率较高。

2. 建议使用腹部超声引导　目前绝大多数生殖中心均采用腹部超声引导下移植。超声引导下能够看清宫颈弯曲的角度,判断子宫轴的方向,指导移植外管顺利进入宫腔,减少损伤子宫内膜而诱发出血。超声引导下胚胎移植可以提高临床妊娠率和活产率。

3. 宫颈黏液　胚胎移植前移除宫颈黏液可以降低胚胎残留率,改善胚胎移植的结果。

4. 宫颈刺激　移植时使用宫颈钳和移植管反复刺激子宫颈,可能导致子宫收缩显著增加,降低胚胎种植率,困难移植过程中如果宫颈刺激不可避免,围术期可考虑及时使用间苯三酚等药物抑制子宫收缩。

5. 困难移植　由于生理解剖变异或宫颈病变引起的困难移植与 IVF 临床妊娠率和活产率降低密切相关,当遇到宫颈管狭窄,宫颈管管腔解剖异常或子宫过度屈曲等对于可能存在移植困难的患者,必须在正式移植前进行预移植以了解移植路线。

6. 胚胎加载和放出胚胎的间隔时间　在移植导管中加载胚胎并将其移植进入宫腔的时间影响临床妊娠,研究显示,时间超过 2 分钟将显著降低临床妊娠率。

(五) 胚胎移植注意事项

1. 移植操作应尽量轻柔,降低对子宫的刺激,以免引起出血或宫缩。

2. 胚胎移植过程中,胚胎装管后从移植管到进入患者子宫腔内时间不超过 2 分钟。如果内管进入困难,预计时间超过 2 分钟时应退管,将装有胚胎的移植内管送回胚胎培养室,重新置管,待顺利进入后再次移植。

3. 我国卫生行政部门已经明确规定了移植胚胎的数量,原则上移植胚胎数目不超过 2 枚。

4. 瘢痕子宫、双子宫畸形、宫颈内口松弛、身材过于矮小等高危患者,移植 2 枚胚胎会对母婴造成很大的安全风险,经充分知情同意,均建议单胚胎移植。

5. 建议尽量使用超声引导下移植。

6. 移植前尽量移除宫颈黏液以改善胚胎移植的结果。

7. 在装载移植管时,务必双人核对,在将含胚胎的移植管置入患者宫腔之前,应该双人核对患者姓名。

8. 移植记录应该详细记载胚胎移植数目、形态学评分、移植时间、移植过程中导管置入深度、有无出血等情况,以及临床医师和临床胚胎学家的姓名。

三、相关知识测试

胚胎移植影响因素包括哪些?

参考答案: ①移植导管的选择;②建议使用腹部超声引导;③宫颈黏液;④宫颈刺激;⑤困难移植;⑥胚胎加载和放出胚胎的间隔时间。

(李玉梅　施晓波)

第二十一章

经阴道超声引导下卵巢囊肿/盆腔包裹性积液抽吸术

一、概述

盆腹腔手术后可导致盆腔包裹性积液,当包裹性积液巨大导致患者出现腹胀、腹痛等不适,不适合再次手术时,可行经阴道超声引导下盆腔包裹性积液抽吸术来缓解患者症状,当患者有生育需求需行 IVF-ET 时,盆腔包裹性积液可影响取卵手术操作等,促排卵前可行阴道超声引导下盆腔包裹性积液抽吸术。子宫内膜异位囊肿可降低子宫内膜容受性,影响胚胎着床,同时,内异症患者血清中炎症因子浓度较正常人高,这些炎症改变可能会影响卵细胞和胚胎质量,导致临床妊娠率降低,临床上在促排卵前处理较大的子宫内膜异位囊肿,可先行阴道超声引导下异位囊肿抽吸术后再行 GnRH-a 处理改善内异症患者助孕结局。对于接受辅助生殖治疗的患者,如果存在输卵管积液,由于存在积液的机械冲刷作用,降低了子宫内膜容受性,对胚胎产生毒性作用,从各方面降低胚胎移植术后的妊娠率,一般建议在胚胎移植前对输卵管积液患者进行预处理。中华医学会生殖医学分会中国专家共识意见指出:对于胚胎移植前输卵管积液的预处理,输卵管切除和近端阻断术是首选,输卵管栓塞术课作为特殊病例的选择性处理方式;输卵管积液穿刺抽吸可提高胚胎移植后妊娠率。但穿刺后 2 周内有 20%~30% 的输卵管积液复发率。积液复发的患者妊娠率显著低于无复发者,因此,对于胚胎较多,行输卵管切除或结扎手术有顾虑的患者,可先尝试输卵管积液穿刺抽吸术。

二、经阴道超声引导下卵巢囊肿/盆腔包裹性积液穿刺术的操作规范流程

(一) 适应证和禁忌证

1. 适应证

(1)盆腔包裹性积液。

(2)卵巢良性囊肿影响促排卵。

(3)子宫内膜异位症(卵巢巧克力囊肿)。

(4)输卵管积液。

2. 禁忌证

(1)急性生殖道或全身炎症。

(2)卵巢恶性肿瘤。

(二)操作前准备

1. 术前患者阴道分泌物检查排除阴道炎。

2. 签署相关知情同意书。

3. 手术室护士核对患者身份信息。

4. 患者排空小便后,护士协助患者摆好膀胱截石位。

5. 护士准备好穿刺器械包,调节超声参数(放大倍数、增益强弱、打开穿刺线)。

(三)手术操作具体步骤

1. 常规络合碘三次消毒外阴、阴道,铺巾,摆好穿刺器具(套好阴道探头等),嘱患者尽量放松,阴道窥检,用棉球擦尽阴道穹窿部。用生理盐水冲洗取卵针,检查穿刺针是否通畅,负压是否合适。

2. 将阴道探头放入阴道内,调节超声参数(放大倍数、增益强弱、打开穿刺线),在穹窿部探测盆腔囊性包块位置,设计合适的穿刺路线,使其稳定在阴道穹窿与囊性包块的最近距离上,并避开膀胱、肠道、子宫肌层及宫颈等组织器官及宫旁血管丛。

3. 16号穿刺针沿穿刺线穿刺进入囊肿内,抽吸干净囊内液体,留取囊内穿刺液送病理检查。

4. 穿刺结束后,将穿刺针退至体外,常规超声扫查盆腔,检查有无盆腔出血形成的可能,如果发现出血,必要时可加用止血药物治疗。

5. 缓慢退出阴道探头,窥阴器扩开阴道,观察阴道壁或宫颈有无活动性出血(如有,可予以棉纱加力按压出血点),再次擦拭宫颈及阴道后无出血后退出阴道窥器。

(四)手术并发症及处理(同"经阴道超声引导下取卵术")

(五)穿刺注意事项

1. 认真核对患者身份信息。

2. 手术过程中关注患者的生命体征情况。

3. 穿刺时尽量减少反复进针次数,穿刺前设计好进针路线。

4. 尽量避免经过膀胱,如果因为囊肿位置特殊须经膀胱,争取1~2次内完成,嘱患者术后多喝水多小便,注意尿量和尿多颜色。

5. 术后适当使用抗生素。

(李玉梅　施晓波)

参考文献

［1］ DARPE S, FRANCESCHETTI S, CACCETTA J, et al. Management of hydrosalpinx before IVF: A literature review. J Obstet Gynaecol, 2015, 35 (6): 547-550.

［2］ Fouda UM, Sayed AM. Effect of ultrasound-guided aspiration of hydrosalpingeal fluid during oocyte retrieval on the outcomes of in vitro-fertilization-embryo transfer: A randomized controlled trial. Gynecol Endocrinol, 2011, 27 (8): 562-567.

［3］ FOUDA UM, SAYED AM, ABDELMOTY HI, et al. Ultrasound guided aspiration of hydrosalpinx fluid versus salpingectomy in the management of patients with ultrasound visible hydrosalpinx undergoing IVF-ET: A randomized controlled trial. BMC Women Health, 2015, 15 (1): 21.

第二十二章

子宫输卵管造影

一、概述

输卵管因素是导致女性不孕的主要因素之一,占女性不孕的 25%~35%。输卵管具有输送精子、卵子和受精卵以及提供精子储存、获能、定体反应和受精的场所等生理功能,是女性生殖系统的主要组成部分之一。输卵管任何部位病变都可能引起输卵管功能障碍而导致不孕。输卵管性不孕的高危因素:异位妊娠病史、盆腔炎性疾病后遗症、阑尾炎、盆腹部手术史、子宫内膜异位症、宫腔操作史。

目前检查输卵管通畅性的方法主要包括:输卵管通液术、子宫输卵管造影(HSG)、超声子宫输卵管造影(HyCoSy)、宫腔镜下插管通液术、腹腔镜下亚甲蓝输卵管通液术及输卵管镜检查等。输卵管通液术简单廉价,但准确度不高,是一种盲性操作,无直视指标,因此不能准确判断病变的具体部位及是否有粘连,目前一般作为疏通输卵管手术后的辅助治疗。宫腔镜下输卵管通液术可作为排除假性输卵管近端梗阻的一种检查方式,不作为不孕基本评估的常规检查。腹腔镜检查是目前评估输卵管通畅性最准确的方法,但对设备要求高,操作复杂,价格昂贵,不推荐作为临床诊断的首选。输卵管镜检查可作为评估输卵管功能的补充手段,目前没有充分证据证明其可作为常规诊断手段。HyCoSy 是近 20 年来新兴的检查手段,分为二维子宫输卵管造影和三维子宫输卵管造影,对输卵管通畅性诊断的敏感性和特异性分别为 92% 和 91%,但与 HSG 比较,检查结果的"不确定"(即无法确定输卵管是通畅还是阻塞)的比例更高,并且 HyCoSy 检查的准确程度对超声医生的依赖性很大,对其推广应用需要进一步验证。HSG 是指通过宫颈管注射显影介质对子宫腔和输卵管进行影像学评价,2014 年一项 Meta 分析报道其敏感性和特异性分别高达 94% 和 92%。目前 HSG 仍然是临床上最常用的诊断输卵管通畅性的首选。但 HSG 对输卵管近段梗阻诊断的敏感性不高,因此,对于 HSG 提示输卵管近段梗阻的患者需结合临床病史选择是否进一步检查排除假阳性。中华医学会生殖医学分会专家共识(2018 年)推荐:子宫输卵管通畅度检查首选 HSG (证据等级 A),可推荐超声下子宫输卵管造影(证据等级 B),不建议诊断性腹腔镜下通液检查作为不孕的常规检查(证据等级 B)。

二、子宫输卵管造影操作规范流程

(一) 适应证

1. 了解输卵管是否通畅及输卵管形态、阻塞部位。

2. 了解宫腔形态,确定有无子宫畸形及类型,有无宫腔粘连、子宫黏膜下肌瘤、子宫内膜息肉及异物等。

3. 内生殖器结核非活动期。

4. 不明原因的复发性流产,于排卵后做造影以了解子宫进口内口是否松弛,宫颈及子宫是否畸形。

(二) 禁忌证

1. 内外生殖器急性或亚急性炎症。

2. 不明原因的进行性子宫出血。

3. 严重的全身性疾病,不能耐受手术者。

4. 妊娠期,月经期。

5. 产后、流产、刮宫术后 6 周内。

6. 对造影剂过敏者。

(三) 造影操作前的准备

1. 患者准备

(1)造影日期应在月经干净后 3~7 天内检查,检查前 3 天内禁性生活。

(2)完善术前常规检查:白带检查,妇科 B 超检查,血常规检查。

(3)复发性流产者若是为了了解宫颈功能情况,建议排卵后检查。

(4)若所用造影剂需要做过敏试验的(如泛影葡胺),需要提前行过敏试验;非离子型造影剂不需要做过敏试验。

(5)术前排空大小便,不宜空腹造影。

(6)术前检测体温无发热。

2. 手术者的准备

(1)核对病史及辅助检查等临床资料。

(2)与患者进行手术谈话并签署相关知情同意书。

(3)准备好造影剂:HSG 可采用含碘水剂(如泛影葡胺、碘佛醇、优维显等)或含碘油剂(如超液化碘油、碘化油等)。

HycoSy 造影剂配制方法:配成 5ml 声诺维混悬液,再用生理盐水将混悬液按 1:(10~40)的比例(采用三维超声模式时所用浓度可高一些),稀释后摇匀。根据输卵管通畅情况,使用稀释后的混悬液剂量为 3~20ml 不等。

(4)准备好抗过敏的药物(如地塞米松、盐酸异丙嗪等)和休克抢救的准备。

(四) 操作步骤

1. HSG 操作步骤

(1)患者仰卧于造影检查台上,两膝弯曲,造影前先拍摄盆腔 X 线平片一张。

(2)常规消毒外阴、阴道、铺消毒无菌手术巾。

(3)置入阴道窥器,消毒阴道及宫颈。

(4)将专用的输卵管造影导管置入宫颈口。

(5)在透视下缓慢注入造影剂,见造影剂进入宫腔、输卵管、常规拍摄造影片 3~4 张。①盆腔平片:观察盆腔有无异常密度影;②宫腔对比充盈及输卵管全程图像;③输卵管内造影剂弥散至盆腔图像;④若造影剂为水剂,造影后 20 分钟拍摄盆腔复查片,若为油剂,则需要在 24 小时后拍摄盆腔复查片。

(6)去除造影器械,嘱患者室外休息,无不适后方可离开。

2. HyCoSy 操作步骤(根据医院具体情况选用二维造影或三维造影)

(1)经阴道超声检查:患者取膀胱截石位,常规消毒铺巾,阴道窥器暴露宫颈外口,将专用的输卵管造影导管或 12 号 Foley 导尿管经宫颈口送入至宫腔内,外腔管内注射入生理盐水 1.5~3ml 将导管固定于宫颈内口上方。置入阴道探头,外罩消毒安全避孕套,常规超声扫查子宫、双侧附件区及子宫直肠窝情况。若子宫直肠窝有积液,应记录积液量。探头声束朝向子宫方向,根据双侧卵巢位置,调整超声扫查角度。

(2)经阴道二维子宫输卵管造影(2D-HyCoSy):切换到低机械指数的造影特异性成像模式,调整图像增益以获取较佳的图像质量及足够的背景组织抑制。将已稀释的造影剂经造影导管注入宫腔内,持续均匀推注造影剂以保证管腔内始终有造影剂流动,观察双侧输卵管显影情况及盆腔内有无造影剂积聚。可先观察一侧输卵管然后观察对侧。推注造影剂过程中注意阻力大小、有无液体返流及患者下腹是否疼痛等。

(3)经阴道三维子宫输卵管造影(3D-HyCoSy):需使用腔内三维容积探头。显示子宫横切面,声束朝向宫角方向,根据双侧卵巢位置,确定三维超声扫查角度。注入造影剂后,当观察到造影剂到达双侧宫角方向时,启动三维容积扫查,固定探头不动直至数据采集结束。尽量一次进行双侧输卵管的容积数据采集,并保证获得足够的容积数据以便分析。若两侧输卵管走行难以同时显示,可分别采集单侧容积数据。保存所获得的三维超声造影数据,并利用分析软件进行分析和重建。

(4)检查结束后,观察患者 10 分钟,无特殊不适方可离开。

三、子宫输卵管造影并发症及处理措施

1. 造影剂过敏反应

临床表现:轻度过敏反应可出现荨麻疹、胸闷、气短、恶心、头晕、面部潮红等。重度过敏反应可出现大片皮疹、皮下或黏膜下水肿、喉头水肿、支气管痉挛、呼吸困难、过敏性休克。

处理:如果发生过敏反应,即刻按照造影剂过敏反应常规处理,立即停止操作,使用抗过敏药物如盐酸异丙嗪、地塞米松等,必要时吸氧,维持呼吸和循环功能。术前应做好抗过敏、抢救休克等准备。

2. 子宫内膜损伤　如果推注造影剂时用量过大导致宫腔内造影压力过高,可造成宫腔内膜损伤,造影剂可以进入子宫肌壁、淋巴管和静脉回流。如果出现此种情况应该立即停止注射造影剂。

3. 人流综合征反应

临床表现:造影过程中,患者出现恶心、呕吐、头晕、气喘、大汗淋漓、血压下降、心律不齐等症状。多为造影过程中刺激宫颈,引起患者迷走神经反射所致。

处理:一旦发生人流综合征反应,应立即停止操作,给予吸氧,一般能自行恢复,严重者

可加用阿托品 0.5~1mg 静脉注射。

预防：人流综合征反应的发生，与受试者的情绪、身体状况及手术操作有关，术前应重视精神安慰，术中动作轻柔可降低人流综合征反应的发生。

4. 腹痛及阴道流血　手术过程中可能损伤子宫内膜或宫颈导致少量阴道出血，注入造影剂时子宫和输卵管扩张导致轻微腹痛等症状，一般会自行消失，术后可给予腹部热敷处理。

5. 感染　术后可能出现白带异常、腰腹部疼痛、发热等急性阴道炎或盆腔炎症状，因此应注意术中的无菌操作，术后常规应用抗生素预防感染。

6. 淋巴管或静脉回流　由于可能存在子宫内膜损伤，子宫内膜炎或注射造影剂时剂量过大，导致淋巴管或静脉回流，严重时由于碘油进入淋巴管或静脉导致油性栓塞，患者出现咳嗽、胸闷、心悸、烦躁、休克昏迷等症状。因此术中发现淋巴管或静脉回流应该立即停止操作，并对症处理，术前应该做好抢救休克的准备，术中应动作轻柔，注意不要损伤子宫内膜。

四、常规诊断

（一）HSG 诊断

1. 输卵管通畅度的诊断　根据输卵管形态、输卵管内对比剂残留及盆腔造影剂弥散情况，对输卵管的通畅度进行诊断。具体输卵管诊断分级如下。

（1）输卵管通畅。

（2）输卵管通而欠畅。

（3）输卵管通而不畅。

（4）输卵管通而剂不畅。

（5）输卵管通而极不畅，伞端轻度粘连。

（6）输卵管显影不良 / 张力高，稍通盆腔。

（7）输卵管伞端粘连，稍通盆腔。

（8）输卵管阻塞：间质部阻塞、峡部阻塞、壶腹部阻塞，伞端粘连，闭锁积水。

2. 宫腔形态诊断

（1）宫腔内充盈缺损，包括宫腔粘连、息肉、黏膜下肌瘤、节育环、异物等。

（2）各种子宫畸形：鞍状子宫、纵隔子宫、单角子宫、双角子宫、双子宫等。

3. 盆腔情况的诊断

（1）输卵管伞端周围粘连。

（2）盆腔局部粘连。

（3）盆腔广泛粘连。

（二）HyCoSy 诊断

主要根据声像图进行输卵管通畅性的评价，分为通畅和阻塞两种。

1. 输卵管通畅　2D-HyCoSy 可见输卵管全程显影，呈现连续条状高增强，管腔内可见造影剂持续快速流动，伞端见造影剂溢出，部分患者卵巢周围可见环状增强，子宫直肠窝见含造影剂液体或原液体量增加。盆腔造影剂弥散均匀。3D-HyCoSy 重建后显示宫腔充盈良好，输卵管全程显示且走行较自然。造影剂推注无阻力，未见造影剂返流，患者无明显不适。

2. 输卵管阻塞 输卵管近段阻塞者,近宫角部输卵管未显示或部分显示,远端输卵管不显示;远端输卵管阻塞者输卵管近端大部分显示,但远端扩张呈"囊状或串珠状",伞端无造影剂溢出,宫腔造影剂均充盈饱满。三维重建后仅见宫腔及部分输卵管显示。造影剂推注阻力大,并见明显造影剂返流,患者有较明显不适或下腹痛感。

五、子宫输卵管造影注意事项

1. 应在月经干净 3~7 天(早卵泡期)检查,避免妊娠及分泌期子宫内膜增厚引起的影响。

2. 对于合并(或不合并)阴道纵隔的双宫颈或隔膜宫颈,应仔细检查阴道、宫颈形态,避免误诊;若为双宫颈,应进行双侧宫颈插管造影。

3. 造影前造影剂温度以接近体温为宜,冬天或天气较凉时可先将造影剂预热,以免因造影剂温度过低导致输卵管痉挛,产生梗阻假象。

4. 术前严格消毒外用、阴道及宫颈、预防感染的发生。

5. 手术操作应轻柔,若造影时推注液体阻力较大,不要强行推注,以免损伤子宫和输卵管。

6. 推注造影剂时必须排净空气,以免空气进入宫腔造成充盈缺损引起误诊。

7. 检查结束后需观察患者 10 分钟,以免发生与造影剂相关的副作用。

8. 如果造影时发生明显的静脉逆流或造影剂君如子宫间质,应立即停子造影,取出造影器械,降低宫腔内压力。若患者感到感到胸闷、呛咳等,应立即嘱患者取头低足高位,吸氧等治疗,建议术后预防性应用抗生素。

9. 术后禁性生活 2 周。

10. HyCoSy 造影注意事项

(1)插管时球囊导管内注水不宜太多,以免引起患者不适,甚至人流综合征反应,一般球囊内注水 1.5~3ml,刚好堵在宫颈内口即可。

(2)造影过程中,探头显示子宫横切面,且取样过程中始终保持不动。

(3)取样角度尽可能大,包括子宫剂双侧卵巢。

(4)注射造影剂后宫腔内出现造影剂灌注时,即开始采集容积数据或注入造影剂 3~5 秒开始采集数据以保证图像质量。

(5)如同时进行二维和三维造影,应首先进行三维造影检查,存储容积数据,然后再进行二维超声造影补充观察,以提高诊断的准确性。

六、HyCoSy 报告内容及要求

1. 常规超声描述子宫及双侧附件区情况。

2. 造影部分

(1)造影检查方式:经腹部还是经阴道超声,二维还是三维模式。

(2)造影剂用量。

(3)目标区域的造影表现:主要包括造影时宫腔充盈情况,输卵管走行及形态:子宫、卵巢周围及盆腔造影剂分布;有无子宫肌层及子宫周围造影剂逆流;子宫直肠窝积液情况。

(4)造影剂推注阻力、造影剂返流情况及不良反应。

(5)超声诊断提示部分包括：子宫附件区提示；输卵管通畅情况评估：(左、右或双侧输卵管)通畅/阻塞(近端或远端)。

七、相关知识测试题

30岁女性，结婚5年，性生活正常，婚后未避孕一直未孕。婚前有一次人工流产史。丈夫精液分析正常。婚后排卵监测3个周期均有优势卵泡发育排卵，同房未孕。月经规律，7/30天，经量中，无痛经。女方妇科检查正常。盆腔B超检查未见异常。该患者下一步的不孕检查应该是(　　)

A. 性交后试验
B. 子宫输卵管造影
C. 腹腔镜检查
D. 人工授精助孕
E. 抗精子抗体检查

参考答案:B

（李玉梅　施晓波）

参考文献

[1] 中华医学会放射学分会介入专委会妇儿介入学组，张靖，张国福，等．子宫输卵管造影中国专家共识．中华介入放射学电子杂志，2018, 6 (03): 7-9.

[2] HONORE GM, HOLDEN AE, SCHENKEN RS. Pathophysiology and management of proximal tubal blockage. Fetil Steril, 1999, 5: 785-795.

[3] Maheux LS, Boutin A, Moore L, et al. Hysterosalpingo sonography for diagnosing tubal occlusion in subfertile women: A systematic review with Meta-analysis. Hum Reprod, 2014, 29 (5): 953-963.

[4] Dessole S, Meloni GB, Capobianco G, et al. A second hysterosalpingography reduces the use of selective technique for treatment of a proximal tubal obstruction. Fertil Steril, 2000, 73 (5): 1073-1079.